口腔医学技术

实验教程

总主编 叶 玲

主 编 岳 莉

副主编 董 博 朱卓立

编 者（以姓氏音序为序）

陈建伟	四川大学华西口腔医学院	杨胜涛	四川大学华西口腔医学院
陈阳平	四川大学华西口腔医学院	杨兴强	四川大学华西口腔医学院
董 博	四川大学华西口腔医学院	岳 莉	四川大学华西口腔医学院
任 薇	四川大学华西口腔医学院	张倩倩	四川大学华西口腔医学院
王鹤云	四川大学华西口腔医学院	朱卓立	四川大学华西口腔医学院
熊 芳	四川大学华西口腔医学院		

人民卫生出版社

·北京·

U0208228

图书在版编目（CIP）数据

口腔医学技术实验教程/岳莉主编 . —北京：人民卫生出版社，2023.10

ISBN 978-7-117-35444-8

Ⅰ. ①口⋯　Ⅱ. ①岳⋯　Ⅲ. ①口腔科学 – 实验 – 医学院校 – 教材　Ⅳ. ①R78-33

中国国家版本馆 CIP 数据核字（2023）第 191166 号

人卫智网	www.ipmph.com	医学教育、学术、考试、健康，购书智慧智能综合服务平台
人卫官网	www.pmph.com	人卫官方资讯发布平台

口腔医学技术实验教程

Kouqiang Yixuejishu Shiyan Jiaocheng

主　　编：岳　莉

出版发行：人民卫生出版社（中继线 010-59780011）

地　　址：北京市朝阳区潘家园南里 19 号

邮　　编：100021

E - mail：pmph @ pmph.com

购书热线：010-59787592　010-59787584　010-65264830

印　　刷：鸿博睿特（天津）印刷科技有限公司

经　　销：新华书店

开　　本：787 × 1092　1/16　　印张：25

字　　数：435 千字

版　　次：2023 年 10 月第 1 版

印　　次：2023 年 11 月第 1 次印刷

标准书号：ISBN 978-7-117-35444-8

定　　价：158.00 元

打击盗版举报电话：010-59787491　E-mail：WQ @ pmph.com

质量问题联系电话：010-59787234　E-mail：zhiliang @ pmph.com

数字融合服务电话：4001118166　　E-mail：zengzhi @ pmph.com

前　言

1907 年林则博士将现代牙医学带入中国,口腔医学技术亦从此在我国开展。2005 年由四川大学华西口腔医学院在全国首先创立口腔修复工艺学本科专业(理学),2009 年设立口腔修复工艺学硕士及博士研究生点,2012 年教育部本科招生名录中将口腔修复工艺学更名为口腔医学技术,迄今为止,全国开设口腔医学技术专业的院校已达 120 余所,本科院校有 17 所,其中四川大学和北京大学设立了本专业硕士及博士研究生点,口腔医学技术高等教育体系日渐完善。

口腔医学技术是口腔医学的重要分支,是一门研究用符合生理的方法,进行各类口腔修复体及矫治器的设计、加工、制作和修补等工艺和管理的科学。从事口腔医学技术的专业人才称为口腔技师,其必须掌握的技能是口腔修复体的制作工艺。由此可见,口腔医学技术专业教学中对学生实践技能的培养至关重要,在专业课程的设置中,实验课与理论课的课时比可达到 4∶1,本专业实验教程教材的建设,对学生专业技能的培养起到举足轻重的作用。据此,我作为口腔修复体制作首位“全国技术能手”获得者,带领我院口腔医学技术教研室教师,结合自己近 30 年的教学实践经验和参考专业教材资料,编写了这本《口腔医学技术实验教程》,主要作为口腔医学技术专业本科生、专科生的实验课指导教材。本实验教材同时也是四川大学华西口腔医学院推出的实验教学系列教材之一。

《口腔医学技术实验教程》的主要内容包含了口腔医学技术专业核心课程的实验指导,包括固定义齿工艺学、可摘局部义齿工艺学、全口义齿工艺学、种植义齿工艺学和矫治器工艺学。在本实验教程的第一章为实验前技能训练,主要针对本专业的关键技术和未来热点技术设置创意实验,如模拟瓷粉堆塑训练、创意蜡件制作、显微镜的应用及数码相机微距摄影等,以期提高学生在实习训练时的接受能力,起到提前锻炼的作用;并望能激发学生对本专业实验的兴趣及调动学生的创新思维,为其未来的职业选择指明道路。近年来,随着科学技术的发展,口腔医学技术专业进一步与信息科学紧密结合,高科技技术已广泛促进了专业的发展,特别是种植牙技术的发展以及计算机辅助设计(CAD)与计算机辅助制作(CAM)及复合材料的出现与应用,从根本上改变了人们常规的修复观念与修复方式,为此,在本实验教程中的第六章,单独设置了数字化义齿的设计和制作,内容涵盖固定义齿、活动义齿及种植义齿的数字化应用手段和方法,使学生在掌握传统义齿制作工艺的同时,也对义齿制作的前沿方向能有更多的了解。

饮其流者怀其源。衷心感谢周敏老师、徐玲老师等口腔医学技术老前辈对我的鼓励和无私帮助!衷心感谢于海洋教授作为我院首任口腔修复工艺教研室主任所做的开拓性工作;衷心感谢我院修复学系、口腔医学技术教研室的全体师生及教务部的大力支持!

由于时间和水平的限制,教程如出现不足之处,还请同行们批评指正。

岳　莉

2023 年 9 月

目　录

第一章　实验前技能训练

实验一　蜡的性能训练与创意蜡件制作

【目的要求】

1. 掌握雕刀、大蜡刀、小蜡刀、滴蜡棒、电蜡刀、酒精灯、酒精喷灯的使用方法。
2. 掌握对基托蜡、嵌体蜡的蜡温控制、蜡量控制。
3. 熟悉基托蜡、嵌体蜡的性能特点。
4. 了解熔模的制作过程。

【实验用品】

雕刀、大蜡刀、小蜡刀、滴蜡棒、电蜡刀、酒精灯、酒精喷灯、红蜡片、嵌体蜡、直尺、蜡卡尺。

【方法和步骤】

1. 滴蜡训练

（1）画方格：取一张红蜡片，用直尺和雕刀将其表面轻轻刻画出 10mm×10mm 的方格（图 1-1）。

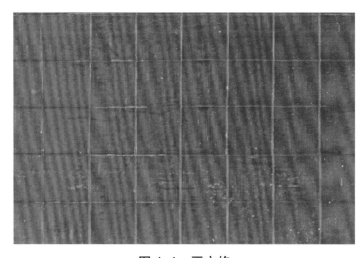

图 1-1　画方格

（2）滴蜡锥训练：使用小蜡刀和嵌体蜡，在红蜡片网格交叉处滴蜡锥，要求蜡锥底部直径不超过 2mm，圆心位于十字交叉处，高度分别为 1.0mm、1.5mm、2.0mm、2.5mm（图 1-2）。

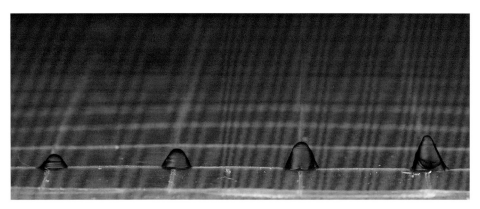

图 1-2　滴蜡锥

（3）滴蜡直线训练：使用小蜡刀和嵌体蜡，沿红蜡片上的直线刻痕滴蜡成直线，要求滴出的蜡线平直、顺滑，宽度约 1.5mm（图 1-3）。

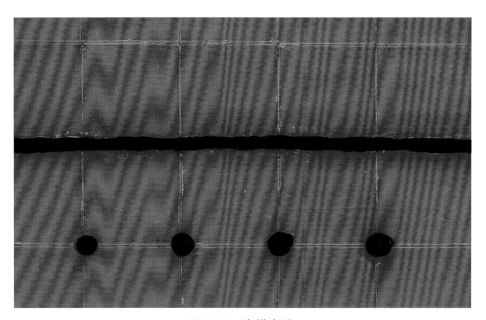

图 1-3　滴蜡直线

（4）滴蜡曲线训练：在红蜡片上的方格内，用小蜡刀和嵌体蜡滴出一个直径 10mm 的圆圈。要求蜡圆圈尽可能规整、圆滑，边缘不超过方格（图 1-4）。

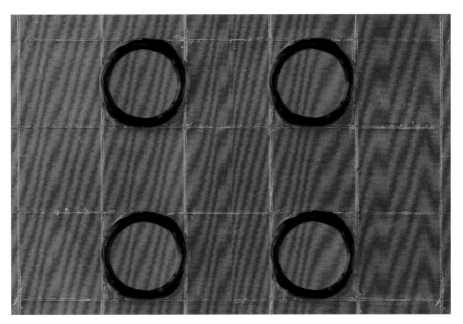

图 1-4　滴蜡曲线

（5）滴蜡平面训练：使用大蜡刀和红蜡，以一个方格为边界，滴出一个面积 10mm×10mm、高 2mm 的蜡块，要求蜡块边缘平直、不超过方格线，表面平滑，厚度均匀（图 1-5）。

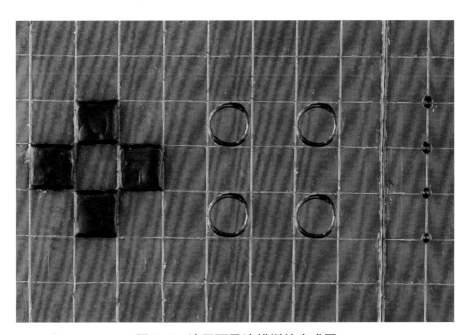

图 1-5　滴平面及滴蜡训练完成图

2. 烤蜡、压蜡、烫蜡、雕蜡及蜡的吹光训练

（1）烤蜡：用蜡卡尺测量蜡片的厚度，一般为 1.3mm。将蜡片烤软，烤软的蜡片折叠成约 2cm 宽，再次反折蜡片，三层蜡片叠加在一起，形成宽约 2cm 的蜡条，要求蜡条贴合紧密无缝隙，同时蜡条平整无弯曲变形。用蜡卡尺测量其厚度，要求叠加后的蜡条厚度在 3.9mm ± 0.2mm（图 1-6）。

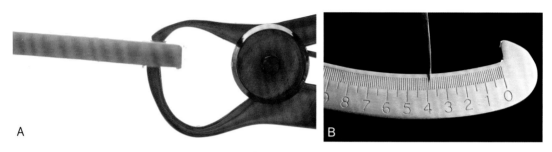

图 1-6　卡尺测量蜡条厚度
A. 蜡卡测量　　B. 卡尺数值

（2）压蜡：将一片蜡片烤软，压贴在上颌模型的腭顶，压蜡时从腭顶向牙槽嵴方向推压，注意力度，避免局部过薄，要求蜡片与模型贴合。冷却后取下蜡片，用蜡卡尺测量多点的厚度，进行记录，分析蜡片厚度变化最大的区域（图 1-7）。

（3）烫蜡：压蜡完成后，把蜡刀加热，用热的蜡刀将基托边缘和龈缘处蜡封牢，保证基托边缘密合（图 1-8）。

（4）雕蜡：用尖头的雕刀雕刻出舌侧龈缘线，先从殆龈方向，将雕刀与牙面成 15°，从一侧刻到另一侧；然后从龈殆方向，雕刀与牙面成 60°，逐个雕出舌侧龈缘线，使整个龈缘线对称、清晰（图 1-9）。

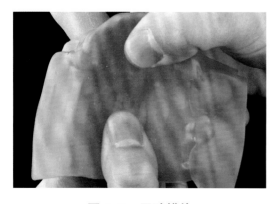

图 1-7　压贴蜡片

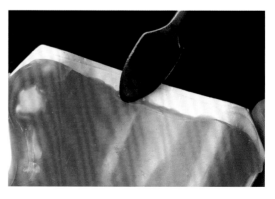

图 1-8　烫蜡，封闭边缘

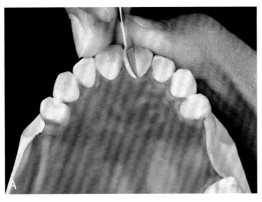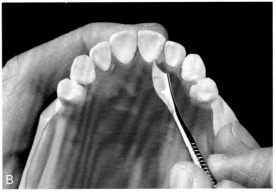

图 1-9　雕刻龈缘线

A. 先从𬌗龈方向,将雕刀与牙面成 15° 雕刻　B. 再从龈𬌗方向,将雕刀与牙面成 60° 雕刻

（5）蜡的吹光:在蜡片表面用雕刀刻画"十"字,深度在 0.5mm 左右,用酒精喷灯进行吹光,直至"十"字消失。要求吹光后蜡片表面平整,同时观察吹光过程中蜡的流动性和走向,用蜡卡测量厚度变化并记录(图 1-10)。

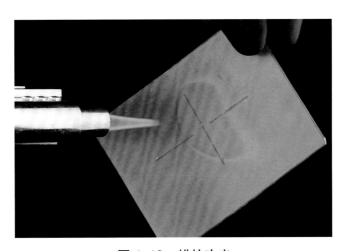

图 1-10　蜡的吹光

（6）创意蜡件的制作:构思一个蜡型物件。运用手中的工具加蜡或减蜡法动手制作完成;完成后插铸道包埋,用金属将其铸造,打磨抛光完成铸件。

【注意事项】

1. 使用酒精灯加热蜡刀时,注意蜡刀温度的控制。

2. 蜡刀不能长时间置于酒精灯上加热,否则蜡刀过烫,易导致手部烫伤。

3. 用蜡刀取蜡时注意蜡量蜡温控制,避免取蜡过多,蜡温过高,否则易造成蜡液的流布,铺散到不需要上蜡的表面。

4. 烤蜡时,要保持蜡片软化、可塑而不熔化的状态。

5. 使用蜡卡尺测量厚度时动作要轻柔,避免用力过大导致蜡片变形。

6. 创意蜡件为大小适宜的立体小物件,蜡重 0.5~0.8g。

【思考题】

1. 将蜡片压贴至模型上腭部后,厚度变化最大的是哪些区域？如何减少蜡片在压贴过程中的厚度变化？

2. 上蜡的方法有哪些？有哪些操作要点？

3. 如何在保留蜡件表面细节的情况下将蜡型做得更光滑？

4. 如何通过创意蜡件预估其完成铸造后金属的重量？

实验二　创意钢丝弯曲

【目的要求】

1. 掌握各种技工钳的使用方法。

2. 掌握不锈钢丝弯制的操作方法和技巧。

【实验用品】

直径 0.9mm 不锈钢丝、切断钳、长鼻钳、日月钳、红蓝铅笔、弯制形状图、微型电动打磨机、打磨磨头。

【方法和步骤】

1. 平面曲弯制训练　按照给定的图形形状,要求弯制的形状与给定形状重合在同一平面上(图 1-11)。

(1)切断钢丝:首先使用切断钳剪取一定长度的直径 0.9mm 不锈钢丝,切断钢丝时用手握住钢丝两端,避免切断的钢丝弹出。将钢丝两头使用微型电动打磨机磨圆钝。

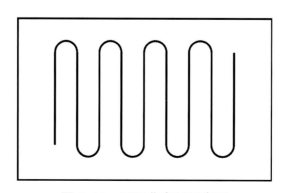

图 1-11　平面曲弯制示意图

（2）对不锈钢丝弯制弧度的控制：选用直径 0.9mm 不锈钢丝，完成直线和弧线钢丝的弯制。首先将钢丝捋直，目测所弯制的弧形大小，右手握长鼻钳夹紧钢丝的圆钝端，左手执钢丝，中指、无名指、小指夹住钢丝，示指顶在钳喙上作支点，拇指压住钢丝，两手同时向外旋转用力迫使钢丝形成所需要的弧形（图 1-12）。形成弧形后，对应形状图比试、调整（图 1-13）。在弯制弧形之前，先用红蓝铅笔描记弯制点，弯制时适当预留钢丝的厚度，在记号稍前方转弯（根据不同粗细不锈钢丝的直径来定，如直径 0.9mm 不锈钢丝为前方约 0.9mm 处），使弯制弧度与给定弧度相一致。如初学时难度大，可将图形分解弯制（图 1-14）。

2. 复杂图形弯制训练 练习不规则形状的钢丝弯制。此组由四个不规则图形组成（图 1-15），选用直径 0.9mm 不锈钢丝，每人可任选两个图形进行弯制。由于形状不规则，可以根据形状需要，灵活选用各种技工钳，掌握确定标记点位置以及根据钢丝直径估计转弯点的技巧，完成图形的弯制（图 1-16）。

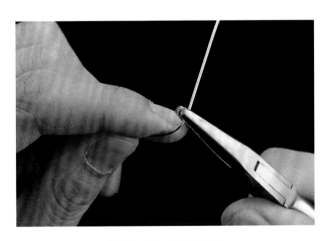

图 1-12　弯制弧形

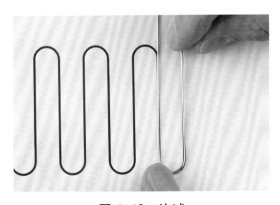

图 1-13　比试

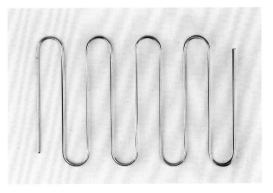

图 1-14　平面曲弯制完成

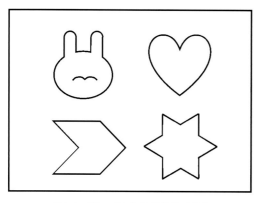

图 1-15 复杂图形示意图

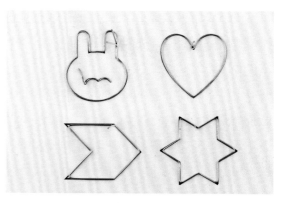

图 1-16 复杂图形弯制完成

【注意事项】

1. 切断钢丝时用手握住钢丝两端以免切断的钢丝飞出。弯制前先将钢丝两头打磨圆钝。

2. 应避免在同一点反复弯折钢丝,夹持要稳,防止打滑,减少钳痕。避免尖锐的弯曲,以防止应力集中。

3. 前一形状弯制完成后再进行后一形状的弯制。

4. 操作一定要有支点,动作要轻,勤比试。

5. 转弯记号一定要准确,钳夹位置一定要得当。

【思考题】

1. 弯制时过多的钳痕会造成什么危害?

2. 简述转弯点的弯制步骤和注意事项。

实验三 比色训练

【目的要求】

1. 掌握牙色分辨力的训练方法。

2. 熟悉各种常用的比色板。

3. 了解天然牙的颜色范围和分布规律。

【实验用品】

Vita Classical 比色板,Vita 3D-Master 比色板,Shofu Vintage Halo 比色板,Shofu Vintage NCC 比色板、3D 比色仪、比色纪录纸。

【方法和步骤】

1. 辨识比色板

(1)带习老师介绍各种比色板的颜色分布、比色方法。

1）Vita Classical 比色板：为 16 色比色板。VITA 比色板将牙色分为 4 个色调，A 为红棕色，B 为红黄色，C 为灰色，D 为红灰色。每一色调中又按照明度和饱和度分为 3~5 个梯度；数字越小，明度越高，饱和度越低，共有 16 个色标。比色方法为：先从 4 个色调中选出最接近的色调，再从本色调中选出最适合明度和饱和度的色标。

2）Vita 3D-Master 比色板：为 26 色比色板，将牙冠颜色按明度，色调和饱和度等距离划分。在实际使用时，该比色板标示为"数字 + 字母 + 数字"，第一个数字表示明度，字母表示色调，第二个数字表示饱和度。比色方法为：先从五组中选择最接近的明度，组 1 最亮；然后从中选择最接近的饱和度，数值 1 最淡；最后选出最相近的色调，M 中间，R 偏红，L 偏黄。

（2）比色板排序训练：将 Vita Classical 比色板的比色片取下，遮盖色标（图 1-17），打乱次序后由同学重新排列（图 1-18）。同样完成 Vita 3D-Master 比色板、ShoFU Vintage Halo 比色板、ShoFU Vintage NCC 比色板的比色片的排序训练。排序训练时，可分别进行明度值、饱和度的排序训练。

（3）辨识色标训练：两个同学一组，由一位同学随机抽取一个比色片，另一位同学辨识比色片的色标。

2. 辨识天然牙色

（1）同学互相观察中切牙的颜色，并以 Vita 3D-Master 比色板的色标系列进

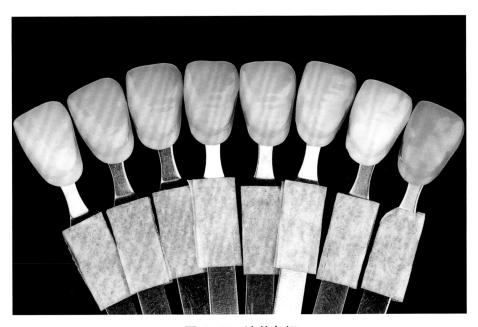

图 1-17 遮盖色标

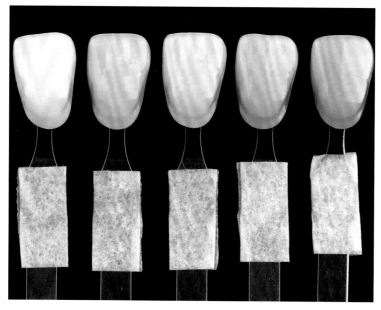

图 1-18　比色板排序训练

行记录,要求每位同学观察至少 10 例中切牙。

（2）利用 Vita 3D-Master 比色板,每位同学对上一步骤观察过的中切牙再次比色,并将结果记录在另一张记录纸上。

（3）将两次的结果进行比较,分析辨色的成功率。

（4）将不同学生对同一中切牙的比色结果进行比较,将分歧较大的中切牙挑选出来,由带习教师带领同学一起分析颜色。

3. 比色仪比色　比色仪不受比色者技巧、经验及外界环境的影响,可量化彩度、明度、色相(色调),将颜色以数字形式表达记录下来。

在完成比色后,可用电子比色仪再次测量刚才所比色的天然牙,观察比色仪与肉眼比色的辨认能力是否一致。

【注意事项】

1. 比色时要在自然光线下选色,减少灯光色的干扰,光线不能过强或过暗。

2. 被比色牙与选色者之间的距离 25~30cm,视线平行(观察者的眼睛与被观察者的牙齿位于同一平面)。

3. 快速扫描,凝视时间不宜超过 5s,以第一眼的感觉为最佳。

4. 被选色牙需保持湿润。

【思考题】

通常比色模式是医生比色后将比色片色标写在设计单上,交给技师制作。

但由于天然牙颜色复杂等各种情况导致的颜色偏差时有出现。请设想一下如何在医生和技师之间进行更有效的颜色信息传递。

实验四　前牙颜色与外形模拟

【目的要求】

1. 掌握前牙的颜色和外形特征。

2. 掌握绘制前牙分层比色图。

3. 熟悉前牙仿真蜡型的堆塑。

【实验用品】

Vita 3D-Master 比色板,Shofu Vintage Halo 比色板,Shofu Vintage NCC 比色板、红蓝铅笔、仿真蜡(黄色、白色、透明蜡)、基牙石膏代型、蜡刀、雕刀等。

【方法和步骤】

1. **对天然牙进行比色**　相邻座位的两名同学为一组,交互进行上颌中切牙的比色。应用 Vita 3D-Master 比色板比色时,先选择 5 组明度值中与天然牙接近的组别进行明度的选择,明度决定后,再选择同一明度值的比色板进行彩度和色相的选择,记录所选择的比色板。

2. **观察天然牙的分层结构**　仔细观察所选比色同学上颌中切牙牙本质与牙釉质的不同层次结构。

3. **绘制分层比色图**　绘制所观察同学上颌中切牙的外形平面图,用红蓝铅笔标识切端牙本质边缘线,以及天然牙表面的颜色特征(图 1-19)。

4. **制作前牙分层蜡型**

(1)牙本质色堆塑:根据比色记录,选择合适颜色的蜡在基牙代型上堆塑牙本质层,牙本质切端外形模仿绘制的牙本质边缘线(图 1-20)。

(2)牙釉质色堆塑:选择透明的蜡进行牙釉质层的堆塑,完成中切牙的大致外形(图 1-21)。

(3)精修外形:观察天然牙表面的细微结构,完成表面沟、嵴的刻画。精修完成上颌中切牙分层蜡型的制作(图 1-22)。

【注意事项】

1. 对天然牙切端的分层结构进行观察时,被比色同学前伸下颌,形成切𬌗,以利于对切端结构的观察和辨别。

2. 比色时选择合适的光源以及比色距离。

3. 制作前牙分层蜡型时,要注意蜡温的控制,避免颜色混杂。

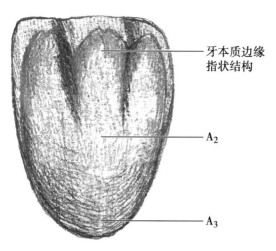

牙本质边缘
指状结构

A₂

A₃

图 1-19　绘制分层比色图

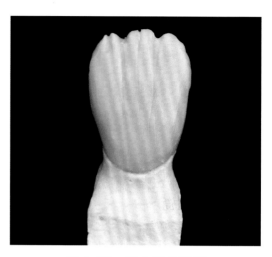

图 1-20　牙本质色堆塑

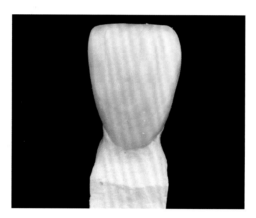

图 1-21　牙釉质色堆塑

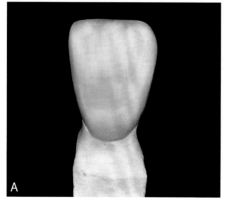

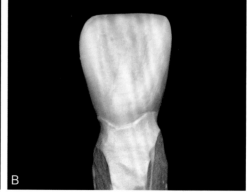

图 1-22　精修完成
A. 颊侧观　　B. 舌侧观

【思考题】

天然牙切端的分层结构有哪些不同形态,请分别绘制。

实验五 瓷层堆塑模拟

【目的和要求】

1. 熟悉瓷粉的特性及瓷粉构筑器械的操作。

2. 掌握填刀法、笔积法的堆塑技巧。

3. 掌握瓷层分层构筑的操作方法和技巧。

4. 掌握填压瓷泥、吸水的方法。

【实验用品】

240 目刚玉粉(瓷粉替代物)、各色水粉画颜料、塑瓷工具(塑瓷笔、调拌刀、回切刀、雕刻刀)、玻璃板、水杯、洁净毛巾、纸巾、吸水海绵等。

【方法和步骤】

1. **调拌训练** 取一定量刚玉粉和一色颜料(图 1-23),加入干净水,用调拌刀在玻璃板上调拌,直至颜料与刚玉粉混合均匀,形成容易塑型的湿砂状粉浆(瓷泥替代物)(图 1-24)。调拌均匀后,用小锤轻敲玻璃板以排出气泡(图 1-25),并将析出的多余的水用纸巾吸去(图 1-26)。同法调拌,分别调拌出五种颜色的刚玉粉浆(瓷泥替代物)(图 1-27)。

2. **调刀法堆塑训练** 此法最适合于牙本质瓷的堆塑,因牙本质瓷通常只有一种颜色,可以大量的堆塑。训练方法为:用调拌刀或雕刀一次获取较多瓷泥(图 1-28),填压在干净玻璃板上,逐渐堆塑成直径约 10mm、高约 2mm 的圆柱体,边堆塑边用小锤震动玻璃板,并用纸巾从一侧吸取多余水分,以使瓷泥聚集紧密并排除气泡(图 1-29)。当直径约 10mm、高约 2mm 的圆柱形瓷体形成后,再用

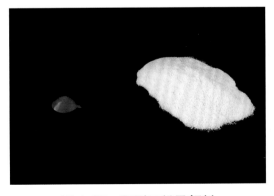

图 1-23 取刚玉粉及颜料

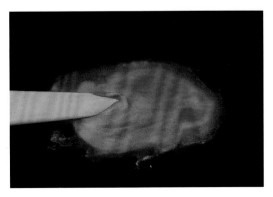

图 1-24 加水混合调拌

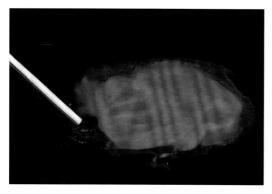

图 1-25　轻轻振荡

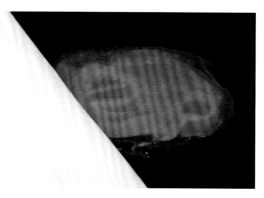

图 1-26　从一侧吸水

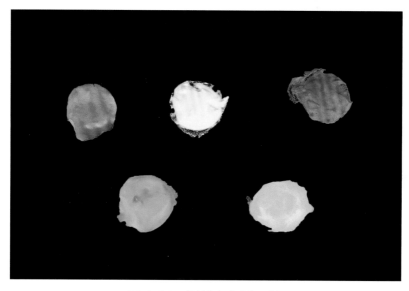

图 1-27　调拌各色刚玉粉

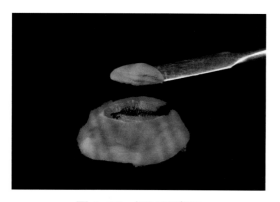

图 1-28　调刀取瓷泥

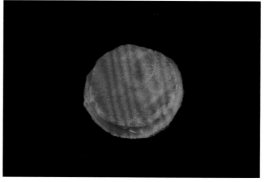

图 1-29　逐层堆塑

同色瓷泥在其上添加,形成同样大小的圆柱体,一层一层加高,始终保持圆柱体外形而不坍塌、变形,直至圆柱体的高度达到 10mm 左右(图 1-30)。

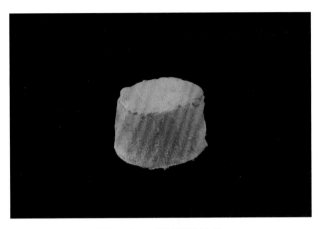

图 1-30　堆塑圆柱体

3. 笔积法堆塑训练　训练使用不同型号塑瓷毛笔的堆塑技巧。首先用 4 号或 6 号塑瓷毛笔获取瓷泥(图 1-31),层层添加、堆塑形成合适外形(图 1-32)。在塑瓷毛笔添加瓷泥的过程中,可以轻轻抖动笔杆,一边填压瓷泥,一边振荡,从而使瓷粉颗粒下沉,水分和气体渗出,再用洁净的纸巾将水分吸去(毛笔填压法);或者用填压槌轻轻敲击玻璃板,通过此操作使过多的水分渗到瓷泥表面来,然后使用纸巾进行吸水操作(振荡法);当瓷泥过干,有气泡不易排出时,可以先用毛笔加少量的水,使瓷粉颗粒向下运动,从而排除气泡,达到填压瓷泥的目的(加水沉淀法)。堆塑过程中始终保持圆柱体外形不坍塌、变形,直至圆柱体的高度达到 10mm 左右(图 1-33)。然后换用 2 号塑瓷毛笔获取瓷泥,在圆柱体顶部堆塑 2 个直径约 4mm、高约 2mm 圆锥体(图 1-34)。

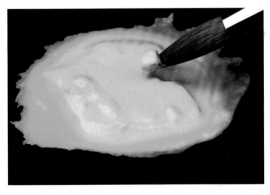

图 1-31　瓷笔取瓷泥

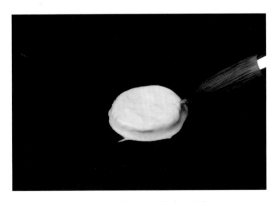

图 1-32　堆塑形成合适外形

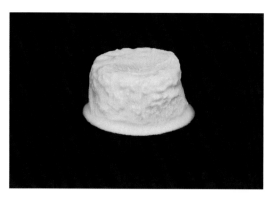

图 1-33　堆塑形成圆柱体

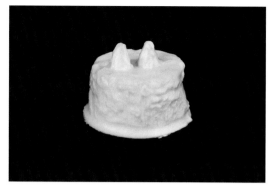

图 1-34　堆塑形成小圆锥

4. 分层构筑训练　首先用 4 号或 6 号塑瓷毛笔获取一色瓷泥,填压在干净玻璃板上,逐渐堆塑成直径约 10mm、高约 2mm 的圆柱体;然后获取另一色瓷泥,添加在圆柱体顶面,形成同等大小的圆柱体第二层;层层添加、堆塑,共形成五层不同颜色的圆柱体。填压瓷泥、吸水操作可选择毛笔填压法、振荡法、加水沉淀法等。添加、堆塑瓷泥过程中尽量保持圆柱体外形不坍塌、变形,并保证各层颜色不混杂(图 1-35)。

5. 断面检查瓷层是否混杂、移位　分层构筑完成后,再次轻振玻璃板,用纸巾吸取多余水分,待多色圆柱体较干燥后用回切刀沿圆柱体顶向底垂直纵切,检查纵切断面各色瓷层是否混杂、移位(图 1-36)。

【注意事项】

1. 瓷泥调拌应均匀,堆塑过程中如瓷泥变干燥,应加水再次调拌。

2. 瓷层堆塑时振荡、吸水应适度,否则易出现瓷层变形、坍塌。

3. 堆瓷时,塑瓷笔或刀填压力量应适度,保证瓷层填压密实又不致瓷层变

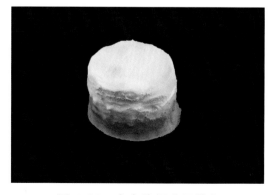

图 1-35　各色瓷泥分层堆塑

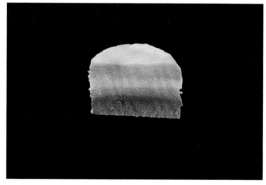

图 1-36　纵切检查断面瓷层是否混杂、移位

形、坍塌、混杂。

4. 堆塑应熟练无误,以免操作时间过长,瓷层混杂而影响色泽。

5. 堆塑时,毛笔应保持干净与湿润,并保证有稳定的笔锋,以便于涂瓷工作。

6. 每次添加瓷泥时,应保证已涂布瓷面的湿润,以免瓷层间产生气泡。

【思考题】

1. 比较调刀法、笔积法的优缺点。

2. 填压瓷泥、吸水的方法有哪些?

实验六　显微镜的应用

【目的和要求】

1. 掌握数码体视显微镜的使用方法。

2. 掌握在数码体视显微镜的辅助下观察并测量头发直径的方法。

3. 使用数码体式显微镜识别微型文字,并记录。

4. 使用数码体式显微镜检测固定义齿边缘密合性。

【实验用品】

数码体视显微镜一套(含数码体视显微镜、电子目镜、配套电脑),头发丝(自备),微型文字载体,固定义齿一副。

【方法和步骤】

1. 显微镜下观察并测量头发直径

(1)打开数码体视显微镜背后的电源开关与右侧 LED 照明灯开关。

(2)将头发丝拉直,并使用载物台压片将发丝固定在载物台上,使发丝通过载物台中心。

(3)调整坐姿,眼睛靠近目镜,双手旋转目镜调节转臂来调整目镜瞳距,以没有重影为宜(图 1-37)。

(4)双手旋转数码体视显微镜的调焦旋钮,进行对焦,以获取清晰发丝图像。

(5)旋转右侧 LED 照明灯旋钮,调整照明灯的强弱,获得正确曝光度。

(6)旋转放大倍率旋钮,获得 40 倍放大率的图像,并再次对调焦旋钮以及 LED 照明灯进行微调,获得清晰放大 40 倍的发丝图像。

(7)将数码体视显微镜的电子目镜数据线连接到电脑并将切换拉杆向外拉出,使电子目镜获得图像。

(8)在电脑上打开 toupview 软件并选择电子目镜,使电脑同步显示显微

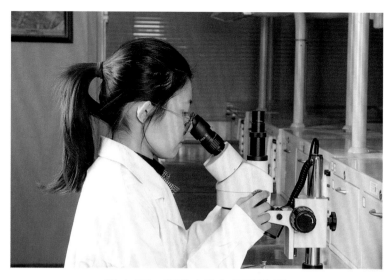

图 1-37　调整坐姿与目镜瞳距

图像。

（9）再次旋转调焦旋钮进行调焦以及旋转右侧 LED 照明灯旋钮进行光线调整，使电脑上图像清晰并获取正确的曝光度。

（10）选择菜单测量—线段，在测量头发丝的两侧分别点击一次，以获得头发丝宽度数据并记录。

（11）多次测量不同位置的头发丝宽度，并取平均数以获得头发丝的直径。

2. 显微镜下识别微型文字

（1）将微型文字载体的微型文字放于体视显微镜的中间，再按如上所述对焦并调整照明灯强度。

（2）旋转放大倍率旋钮，直到电脑屏幕上能够清晰辨识微型文字为止，并记录微型文字内容。

3. 显微镜下检测固定义齿边缘密合性

（1）将固定义齿放在代型上，肉眼观测其边缘的密合性（图 1-38）。

（2）将模型放在体视显微镜下，进行对焦并调整照明灯强度，旋转模型，检测义齿的边缘密合性（图 1-39）。

【注意事项】

1. 放大倍率改变后，需要再次进行对焦。

2. 放大倍率越大，视野越小，所需要的照明亮度越高。

3. 不同人使用前，需要调整瞳距。

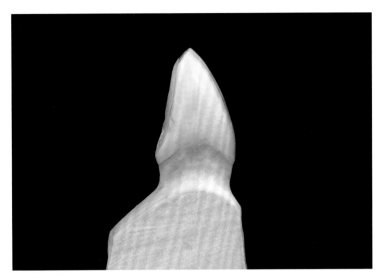

图 1-38　肉眼观测边缘密合性

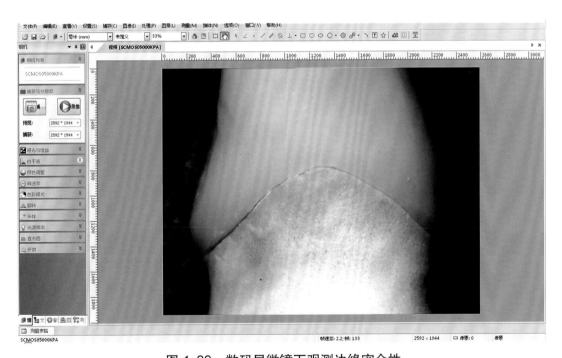

图 1-39　数码显微镜下观测边缘密合性

【思考题】

1. 为什么我们需要推广使用显微制作技术?

2. 你认为显微制作技术还需要在哪些方面进行改进?

3. 你认为固定义齿边缘适合性的重要性是什么?

实验七　数码相机微距摄影

【目的和要求】

1. 掌握数码相机微距摄影的方法。
2. 熟悉利用数码相机拍摄面容照。
3. 熟悉利用数码相机拍摄口内照。
4. 了解数码相机的结构。

【实验用品】

数码相机(单反相机、微距镜头、闪光灯)、口角拉钩、反光镜、背景板。

【方法和步骤】

1. 介绍单反相机的结构　包括机身、镜头、闪光灯以及辅助器材等(图1-40)。

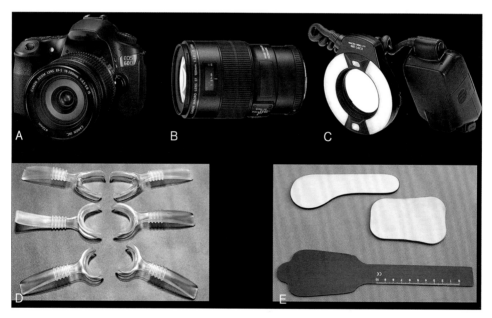

图 1-40　相机结构及辅助器材
A. 机身　B.镜头　C.环形闪光灯　D.开口器　E.黑板与反光板

2. 口腔摄影的参数设置

(1)拍摄部位:包括拍摄面容照和口内照。面容照又包括颌面部整体照和面下 1/3 口唇照,口内照包括正中颌位和非正中颌位照。

(2)放大倍率:拍摄口内照时,可设置 1:1 或 1:2 的放大倍率,拍摄面容照时,可设置 1:8 或 1:10 的放大倍率。

（3）对焦方式：拍摄时采用手动对焦，通过拍摄者身体的移动调整对焦点完成拍摄。

（4）拍摄参数：需要设置相机光圈、快门、白平衡以及感光度等数值。口内照需要以较小的光圈值获得足够的景深，建议光圈值设定小于F22，口外照的拍摄光圈值一般设定为F5.6~F2.8。设定光圈值后，再调节其余参数修正曝光量，曝光不足或过量都会导致图片信息的丢失。推荐快门速度设定为1/125，感光度选择最低的值，白平衡设置推荐使用闪光灯白平衡或者中性白平衡，或者根据周围环境以及闪光灯、辅助灯的色温调节白平衡。

3. 拍摄面容照 每两名同学为一组，相互拍摄图片。

（1）拍摄自然放松全面部照：拍摄正面照时，面中线位于图像中部，双侧耳廓露出量一致，眉弓与水平线平行；拍摄45°侧面照时，对焦于口唇部，以颧部为中心构图；拍摄90°侧面照时，对焦于侧面口唇轮廓，以耳屏前为构图中心（图1-41~图1-45）。

（2）拍摄微笑时面下1/3口唇照：拍摄正面照时，头部要正，牙列中线位于图像中部，前咬合平面与水平线平行，对焦于尖牙，构图中心为上颌中切牙；拍摄45°侧面照时，对焦于侧切牙；拍摄90°侧面照时，对焦于侧面轮廓中切牙的位置（图1-46~图1-50）。

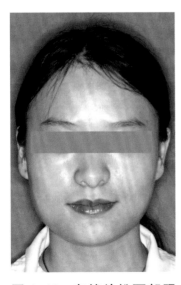 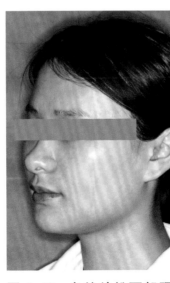 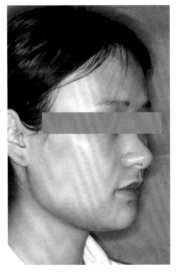

图1-41　自然放松面部照（正面）　　图1-42　自然放松面部照（45°左侧面）　　图1-43　自然放松面部照（45°右侧面）

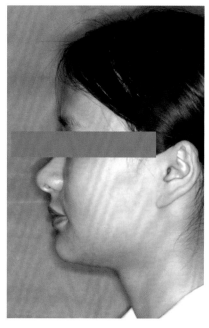 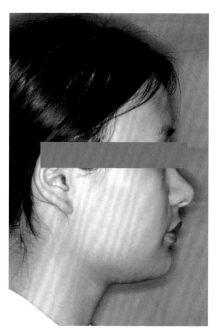

图 1-44　自然放松面部照（90°左侧面）　　图 1-45　自然放松面部照（90°右侧面）

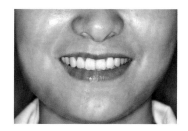 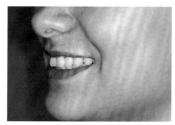 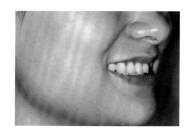

图 1-46　微笑时面下 1/3 口唇照（正面）　　图 1-47　微笑时面下 1/3 口唇照（45°左侧面）　　图 1-48　微笑时面下 1/3 口唇照（45°右侧面）

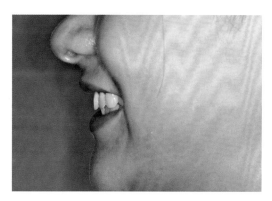 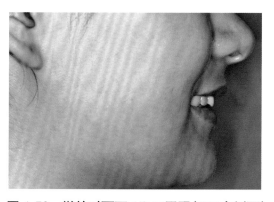

图 1-49　微笑时面下 1/3 口唇照（90°左侧面）　　图 1-50　微笑时面下 1/3 口唇照（90°右侧面）

4. 拍摄口内照

（1）拍摄正中咬合牙弓照:拍摄正面照时,牙列中线位于图像中部,牙列左右水平不偏斜,双侧颊间隙大小一致;拍摄45°侧面照时,对焦中心和构图中心为上颌尖牙,前牙前方留出一定空位,尽量暴露后牙(图1-51~图1-55)。

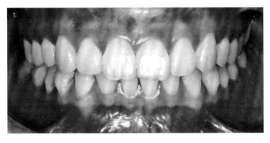

图 1-51　正中咬合牙弓照(正面)

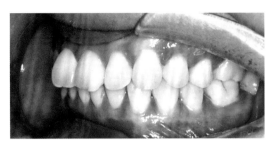

图 1-52　正中咬合牙弓照(45°左侧面)

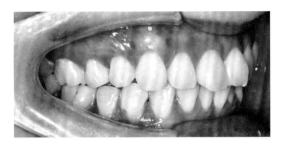

图 1-53　正中咬合牙弓照(45°右侧面)

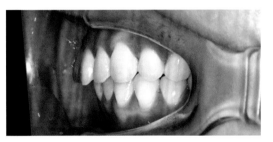

图 1-54　正中咬合牙弓照(90°左侧面)

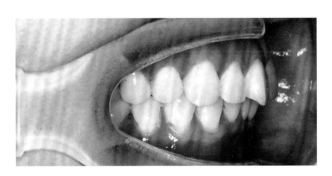

图 1-55　正中咬合牙弓照(90°右侧面)

（2）拍摄𬌗面观牙弓照:图像要正,牙列中线位于图像中部,对焦中心为第一磨牙咬合面(图1-56,图1-57)。

（3）拍摄前牙列照:使用黑底板,图像要正,牙列中线位于图像中部,牙列左右水平不偏斜(图1-58,图1-59)。

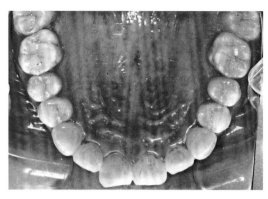

图 1-56　殆面观牙弓照（上颌）

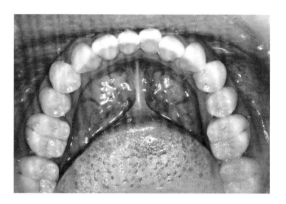

图 1-57　殆面观牙弓照（下颌）

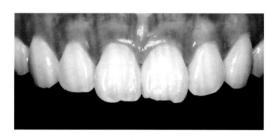

图 1-58　前牙列照（上颌）

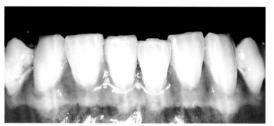

图 1-59　前牙列照（下颌）

【注意事项】

1. 拍摄参数的设置要正确。

2. 拍摄面容照时，头部要正，并注意对焦点的选择。

3. 拍摄口内照时，需要使用拉钩充分暴露牙齿与牙龈，注意拍摄图片应无唾液气泡等干扰物。

【思考题】

谈谈口腔摄影与普通摄影的异同。

（岳　莉）

第二章　固定义齿实验

第一节　固定义齿的初步认识

实验一　固定义齿基本流程及实验器械介绍

【目的和要求】

1. 熟悉固定义齿制作所使用的设备和工具。

2. 了解固定义齿的基本组成部分。

3. 通过观看录像,对固定义齿及其制作方法有初步的了解。

【实验用品】

设备:石膏模型修整机、石膏配比机、真空搅拌机、舌侧打磨机、种钉机、振荡器、蒸汽清洗机、微型电动打磨机、放大镜、融蜡器、电蜡刀、茂福炉、高频离心铸造机、超声清洗机、铸瓷炉、烤瓷炉、笔式喷砂机、简单𬹼架、半可调节𬹼架、全可调节𬹼架、气凿、气枪等。

工具:橡皮碗、石膏刀、石膏调拌刀、代型底座盒、成品底座盒、模型锯、雕刀、蜡刀、手术刀、蜡型卡尺、金属卡尺、量筒、包埋圈、烤瓷笔(0号、6号、8号)、夹持钳、内置钳、回切刀、玻璃板、水杯、调色盘、烧结盘、支撑钉、缩聚刀、瓷粉调拌刀等。

材料:模型、普通石膏、超硬石膏、零膨胀石膏、代型钉、颈缘线笔、石膏强化剂、间隙涂料、分离剂、各色雕刻蜡、颈缘蜡、红蜡片、烤瓷合金包埋材料、铸瓷专用包埋材料、三氧化二铝砂、烤瓷合金、大砂片、橡皮轮、各型钨钢打磨车针、金刚砂打磨车针、全瓷材料打磨车针、绒轮、鬃毛轮、砂纸圈、抛光膏、咬合纸、铸瓷全瓷瓷块、氧化锆全瓷瓷块、各种瓷粉、瓷粉调拌液、吸水海绵、洁净毛巾、纸巾、烧结膏、502胶、橡皮筋、𬹼架梯形板、印泥或适合性检查剂(fit checker)等。

【方法和步骤】

1. 讲解实验课基本要求。

2. 介绍固定义齿制作所使用的设备、工具及材料。

3. 分发个人使用的实验工具(图 2-1)。

4. 在老师组织下观看固定义齿制作流程录像和固定义齿标模。

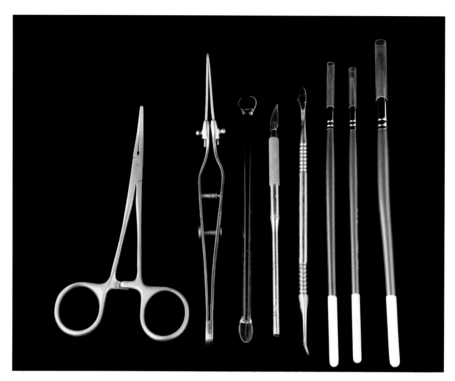

图 2-1　所需部分工具

【注意事项】

1. 保管好个人使用的实验工具,若损坏或丢失,应照价赔偿。

2. 遵守秩序和实验室规定,白大褂穿着工整,不高声喧哗。

3. 加强安全意识,严格按照操作手册使用实验室的设备和仪器。

【思考题】

固定义齿的基本组成部分有哪些?　各组成部分的作用分别是什么?

实验二　对𬌗架的认识

【目的和要求】

1. 掌握𬌗架的结构和参数调整。

2. 熟悉𬌗架的分类。

【实验用品】

𬌗架。

【方法和步骤】

1. 通过各种不同的𬌗架实物,介绍𬌗架的分类。

(1)简单𬌗架:又称为不可调节𬌗架,分为单向运动式与多向运动式两种。

1)单向运动式𬌗架:结构最简单,上下颌体之间为铰链轴,仅可模拟下颌的开闭口运动,但这种开闭运动与口内真实的运动存在差异。可保持上下颌模型的位置关系及上下颌牙列的正中咬合接触关系,不能模拟前伸𬌗及侧方𬌗的咬合关系。一般用于个别牙缺损的冠修复,不宜用于牙列缺损及牙列缺失的义齿修复(图2-2)。

2)多向运动式𬌗架:又称为平均值𬌗架,通过对大样本人群口颌系统个体运动参数进行测量和分析,取得平均值,以此值作为设定多向运动式𬌗架参数的依据。平均值𬌗架两髁突间的正常值范围为(105±5)mm,前伸髁导平均值约为25°~35°,侧方髁导依Hanau提出的L=H/8+12经验公式,约为15°。切导平均约为10°。可用于跨度较小的固定桥、可摘局部义齿修复病例(图2-3)。

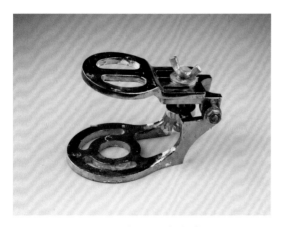

图2-2 单向运动式𬌗架

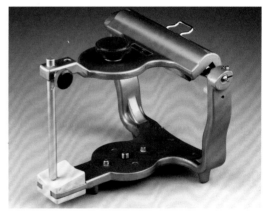

图2-3 多向运动式𬌗架

(2)半可调节𬌗架:该类𬌗架均配有面弓,能通过面弓将上颌与颞下颌关节的位置关系准确地转移到𬌗架上。在模拟下颌运动程度上优于平均值𬌗架,其髁导和切导斜度均可调节,通过面弓转移将患者铰链轴与上颌之间的关系转移到𬌗架上,并可在很大程度上模拟下颌的前伸及侧方𬌗运动。适用于牙列缺损较严重的固定义齿、可摘局部义齿和全口义齿的修复(图2-4)。

（3）全可调节殆架:全可调节殆架模拟下颌运动程度比半可调节殆架更精确,除髁导斜度可调节外,也可模拟迅即侧移等下颌运动特征,还可利用运动面弓将患者下颌三维运动特征转移至殆架上,在殆架上建立可准确模拟患者髁道特征的个体化运动功能特征。多用于调殆前分析、全口咬合重建治疗或科研工作(图2-5)。

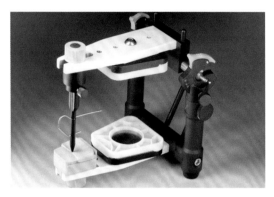

图2-4 半可调节殆架

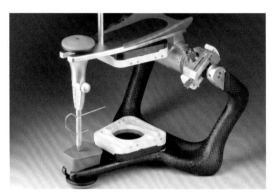

图2-5 全可调节殆架

2. 半可调节殆架的结构

（1）上颌体:上颌体相当于人体的上颌,呈T形。其前部有上下方向的穿孔,切导针可通过螺丝固定于此穿孔。上颌体中部底面有一连接装置,用于固定上颌模型。其后部的横行部的两外侧端连接有髁杆,髁杆外有髁球,借髁球与侧柱的髁导盘相关联。

（2）下颌体:下颌体相当于人体的下颌,也呈T形。前部连有切导盘。下颌体的后外侧部连接侧柱下端。在相当于下颌体的切导盘和侧柱的下面有三个柱脚。下颌体中部也有一个连接装置,用于固定下颌模型。

（3）侧柱:侧柱上端具有一圆形的髁导盘,其外侧面可见前伸髁导指标刻度(15°~60°)。侧柱内侧可见侧方髁导指标刻度(0°~20°)。髁导盘中部有一髁槽,槽内容纳一髁球,髁球中心有髁杆穿过。当髁槽处于水平位置时,刻线指向前伸髁导指标的0,就表示前伸髁导斜度为0°。髁导盘的后上方附有螺丝可改变髁槽的方向。松开螺丝,前后向扳动螺丝可改变髁槽的方向。

（4）切导针与切导盘:切导针与上颌体前端连接,下端支撑于下颌体前端的切导盘上。调节上下颌体之间切导针的长度,可改变上下颌开闭的程度(垂直距离),通常将切导针置于零刻度位置,使上下颌体平行。切导盘的倾斜角度可调节,可根据需要确定下颌前伸和侧方运动时的切导斜度。

3. 调整𬌗架参数　将切导针固定在零刻度,分别调整前伸髁导斜度、侧方髁导斜度、切导斜度为不同数值,观察𬌗架的运动。可将两侧前伸髁导斜度调为35°,侧方髁导斜度调为15°,切导斜度调为15°~35°。打开正中锁,推动上颌体,观察𬌗架的运动。

【注意事项】

1. 手持𬌗架时应双手紧握侧柱,并保证轻拿轻放。
2. 应妥善保管𬌗架的各个配件。
3. 随时保证𬌗架的清洁。

【思考题】

1. 𬌗架的分类有哪些?
2. 指出半可调节𬌗架的结构。

第二节　诊断蜡型的制作技术

实验一　模型修整与上𬌗架

【目的和要求】

1. 掌握模型修整的方法。
2. 掌握上平均值𬌗架的方法。
3. 熟悉个性化切导盘的制作方法。

【实验用品】

模型、超硬石膏、零膨胀石膏、石膏模型修整机、成品底座盒、半可调节𬌗架、𬌗架梯形板、橡皮碗、石膏调拌刀、橡皮筋等。

【方法和步骤】

1. 修整模型　用石膏模型修整机修整模型底部,使之与𬌗平面平行,龈缘以下的石膏底座的厚度大于10mm;修整模型后壁,使模型的后壁与底面及牙弓中线垂直;修整模型侧壁,使两边的侧壁与前磨牙及磨牙牙尖连线平行;修整上颌模型前壁,使尖顶角正对中线,下颌模型可以修整成与牙列一致的弧形;修整模型的夹轴壁,修整两边的侧壁与后壁所形成的夹角后成一短壁。保留模型黏膜转折处的宽度,用雕刀修去牙列表面的小突起,去除咬合障碍。工作模型高度不够时可用成品型盒内加石膏的方法加高模型底座,注意要预留上𬌗架石膏的空间距离,约5~10mm(图2-6,图2-7)。

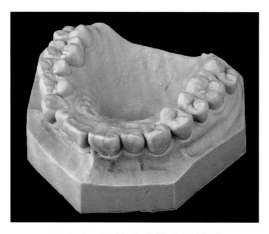

图 2-6 修整完成的上颌模型

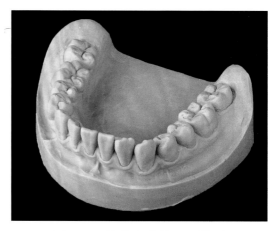

图 2-7 修整完成的下颌模型

2. 按平均值调整𬌗架 检查𬌗架的螺丝是否已固定,当正中锁锁住时,𬌗架稳定无晃动。将𬌗架梯形板衔铁放置于上下颌体相应位置使其稳定。调节切导针,使数值对准 0 位,且位于切导盘的正中与其接触。将两侧前伸髁导斜度固定在 35°,侧方髁导斜度调整到 15°。绷橡皮筋位于切导针零刻度和侧柱垂直向中部凹槽内形成三角平面,便于上𬌗架时确定𬌗平面位置关系(图 2-8)。

3. 将下颌模型固定在下颌体上 为了加强模型与零膨胀石膏的结合,先用打磨车针在下颌模型底部形成固位型,放入水中吸水至无气泡从模型表面冒出,再调拌适量零膨胀石膏至其呈奶油状,放在𬌗架下颌体的梯形板上,然后将下颌模型固定于𬌗架下颌体上,注意下颌𬌗平面位置与𬌗架上橡皮筋确定的𬌗平面位置重合,下颌切牙近中切角与切牙指针尖端接触,模型中线与𬌗架中线对齐(图 2-9)。

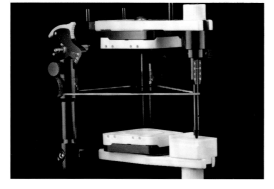

图 2-8 调整好平均值𬌗架

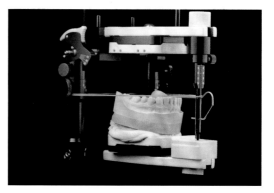

图 2-9 将下颌模型固定在下颌上

4. 将上颌模型固定在上颌体上　在上颌模型底部形成固位型,放入水中吸水以加强其与零膨胀石膏的结合;待下颌石膏凝固后与上颌模型对好咬合。在上颌模型底面与上颌梯形板之间加石膏,合上上颌体,使切导针与切导盘接触(图 2-10)。

5. 检查切导针是否上浮　在上𬌗架完成后,应检查切导针是否上浮,在切导针与切导盘之间放置咬合纸检查其是否接触。如切导针上浮,则需拆除上颌模型重新固定于上颌体,此时应注意调整上颌模型与上颌体之间的空间,固定石膏的厚度在 5~10mm,以减少石膏膨胀引起垂直高度的改变。

6. 制作个性化切导盘　在切导盘中盛满光固化树脂材料,打开正中锁,从牙尖交错位开始推动上颌体后退,使下颌前牙切缘沿上颌前牙舌侧前伸至上下颌前牙切对切,此时在光固化树脂材料中留下下颌前伸运动时切导针的运动轨迹。推动左侧髁球滑动,此时保证右侧髁球仅转动不滑动;然后推动右侧髁球滑动,此时保证左侧髁球仅转动不滑动,在光固化树脂材料中留下侧方运动时切导针的运行轨迹。取下切导盘,将光固化树脂材料在光固化机中固化成型后就得到个性化切导盘(图 2-11)。

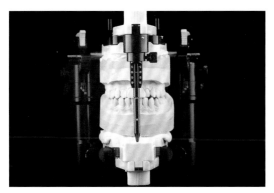

图 2-10　将上颌模型固定在上颌体上

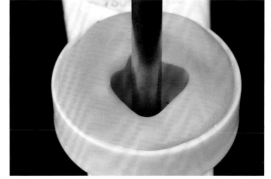

图 2-11　形成个性化切导盘

【注意事项】

1. 模型修整时不能伤及模型的牙列部分。

2. 上𬌗架时,模型的中线和𬌗架的中线一致,𬌗平面与𬌗架𬌗平面重合。

3. 上𬌗架时,为控制石膏的膨胀带来的咬合误差,预留零膨胀石膏间隙约 5~10mm。

4. 上𬌗架后,检查咬合及𬌗架,咬合关系应稳定,切导针应与切导盘接触。

【思考题】

上𬌗后切导针上浮的原因是什么？应如何预防出现此现象？

实验二　美学诊断蜡型的制作

【目的和要求】

1. 熟悉牙体预备的空间大小。

2. 掌握诊断蜡型的制作方法和步骤。

【实验用品】

已上𬌗架的模型、电蜡刀、雕刀、蜡型分离剂、各色雕刻蜡、微型电动打磨机、打磨车针等。

【方法和步骤】

1. **模型牙体预备**　首先按照制定的修复计划,确定基牙牙体预备方案,需要增加牙齿唇面突度的病例无需对模型进行特殊处理;如需减少牙齿唇面突度及减小牙齿长宽比例或改变牙齿排列位置,则需要对诊断模型进行牙体预备。牙体预备前应保留一幅原始诊断模型作为参照对比,并在原始诊断模型上制作硅橡胶导板,用以检查模型牙体预备量(图 2-12);然后用车针在另一诊断模型上制备深度指示沟(图 2-13),所需牙体预备空间如下表(表 2-1),按照预备空间的要求完成模型上全冠的牙体制备,用硅橡胶导板检查牙体预备情况(图 2-14)。

表 2-1　所需牙体预备空间

牙体部位	金属烤瓷冠预备量	全瓷冠预备量
颈部肩台	0.8~1.0mm	0.8~1.0mm
唇(颊)面	1.2~1.5mm	1.2~1.5mm
切缘(𬌗面)	1.5~2.0mm	1.5~2.0mm
舌面	0.8~1.5mm	1.2~1.5mm
邻面	上颌前牙 1.8~2.0mm 下颌前牙 1.0~1.6mm	1.2~2.2mm

2. **涂布分离剂**　在制备模型的工作区涂布分离剂,邻牙和对颌牙模型表面也要涂布(图 2-15)。

3. **遮色蜡堆塑**　控制好蜡温,用遮色蜡遮盖石膏模型的颜色,可将基牙模型的唇、舌侧及近远中面全覆盖,以达到理想的遮色效果(图 2-16)。

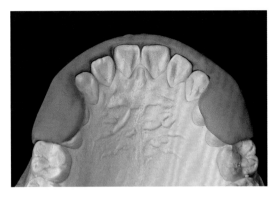

图 2-12 在原始诊断模型上制作硅橡胶导板

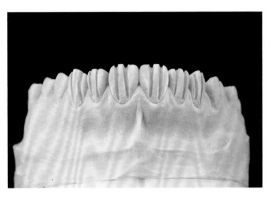

图 2-13 在诊断模型上制备上颌前牙的唇侧、舌侧深度指示沟

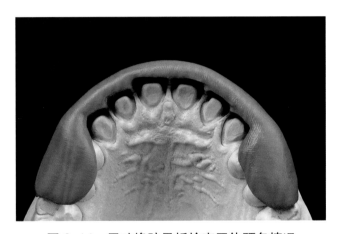

图 2-14 用硅橡胶导板检查牙体预备情况

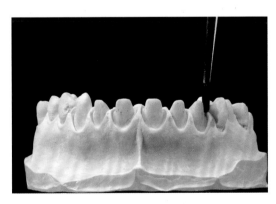

图 2-15 涂布分离剂

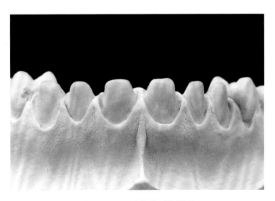

图 2-16 遮色蜡堆塑

4. **牙本质蜡堆塑**　选择合适的牙色蜡进行主体部分牙本质蜡的堆塑,要形成上颌中切牙牙体的唇侧突度和切端长度(图2-17),同时可回切模仿发育叶的效果,选浅色蜡用堆塑法或回切法形成指状突,使牙齿更生动逼真(图2-18)。

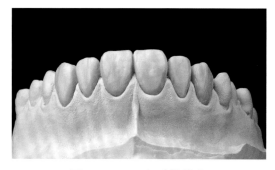 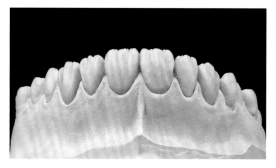

图 2-17　牙本质蜡堆塑　　　　　图 2-18　模仿发育叶的效果

5. **切端蜡的堆塑**　切端用浅色蜡,或者在表面加透明蜡模拟牙釉质的半透明效果(图2-19),以呈现不同的层次感;用浅色或透明蜡恢复边缘嵴,完成诊断蜡型初形(图2-20)。

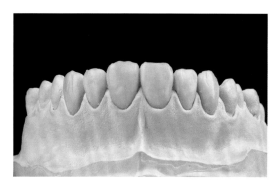 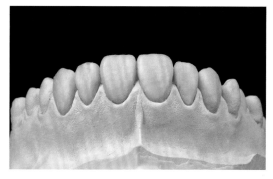

图 2-19　模拟牙釉质的半透明效果　　　　图 2-20　完成诊断蜡型初形

6. **牙尖交错𬌗和前伸𬌗、侧方𬌗调整**　在𬌗架上完成牙尖交错𬌗的咬合接触,同时应具有适宜的覆𬌗覆盖(图2-21);前伸𬌗调整时,需做到前牙引导,后牙无𬌗干扰(图2-22)。侧方𬌗调整时,需达到工作侧为尖牙保护𬌗或组牙功能𬌗,对侧无𬌗干扰(图2-23)。

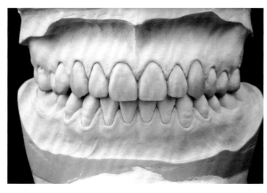

图 2-21　牙尖交错𬌗的咬合接触

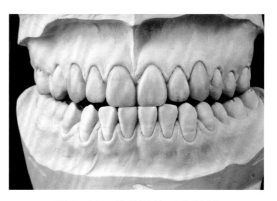

图 2-22　前伸𬌗的咬合接触

7. 精细雕刻　触点接触良好,形态适当,形成外展隙;使完成的外形与邻牙的外形协调一致,进行表面纹理的雕刻,完成蜡型的制作(图 2-24)。

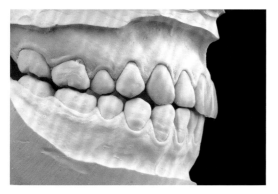

图 2-23　侧方𬌗的咬合接触

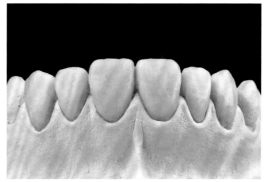

图 2-24　美学诊断蜡型的完成

【操作要点】

1. 控制好蜡温,不同的蜡混合后会影响美观。

2. 在堆塑的过程中恢复正确的解剖外形,建立良好的咬合及接触点。

3. 外表面光滑,有表面纹理的刻画。

【思考题】

1. 制作诊断蜡型时,本实验为什么要预备石膏模型基牙?

2. 什么叫尖牙保护𬌗、组牙功能𬌗?

实验三　个性化仿真诊断蜡型的制作

【目的和要求】

1. 掌握个性化仿真诊断蜡型的制作。
2. 了解仿真蜡的种类及用途。

【实验用品】

工作模型、电蜡刀、雕刀、外形雕刻蜡、微型电动打磨机、打磨车针、蜡型分离剂等。

【方法和步骤】

1. **模型分析与准备**　模型分析的内容包括牙弓形态、牙列拥挤度、缺牙间隙大小、咬合关系等,同时也要观察天然牙尤其同名牙的形态特征,以利于仿真诊断蜡型对于天然牙美学及个性化特征的模仿(图 2-25)。

2. **分离剂涂布及遮色层蜡型的制作**　涂布分离剂的目的是防止蜡渗入模型表面,以利于蜡型的摘取,所以在模型的工作区域,包括基牙、邻牙及对颌牙的表面都需要进行分离剂的涂布,注意涂布基牙的分离剂应超出颈部。遮色层是最接近模型的一层蜡型,选择具有遮色效果好的、韧性较好的蜡,可用浸蜡法或滴塑法制作,遮色层的蜡型厚度约 0.5mm(图 2-26)。

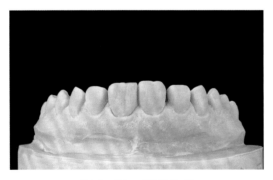

图 2-25　模型分析

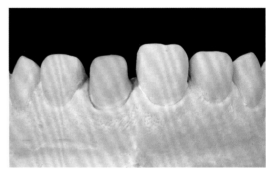

图 2-26　遮色层蜡型的制作

3. **牙本质蜡堆塑**　选择不同颜色的蜡形成牙本质层。颈 1/3 处的颜色较深,颈部厚并向牙体中部移行变薄,形成水滴状。牙体中部蜡的颜色比牙颈部蜡的颜色浅,可用滴塑法形成牙体的大致外形,然后用回切法在切端形成发育叶(图 2-27)。

4. **个性化特征的模拟**　完成牙本质层的大致形态后,开始个性化特征的模拟,主要模拟切端的透明效果及牙釉质裂纹。切端使用蓝色的蜡,增加切端透明效果(图2-28)。牙釉质裂纹刻画时,可选棕色的蜡,在放大镜下,用蜡刀滴出细线,并用雕刀修整(图2-29)。在其上滴塑透明蜡,形成牙体唇侧大致形态(图2-30)。

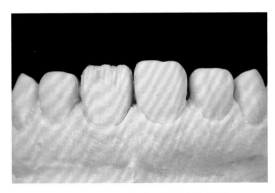

图 2-27　牙本质层蜡型的制作

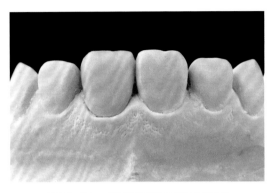

图 2-28　切端透明效果的模拟

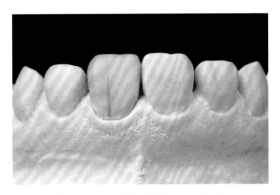

图 2-29　牙釉质裂纹的模拟

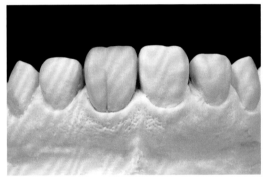

图 2-30　形成牙体唇侧大致形态

5. **舌侧外形堆塑**　确定咬合接触关系,根据咬合位置形成舌侧形态,包括舌窝及沟、嵴外形,注意沟、窝处选用颜色较深的蜡,边缘嵴选用颜色较浅或透明的蜡(图2-31)。

6. **精细调整牙体外形**　调整牙体形态,与对侧同名牙形态协调一致,并模拟天然牙表面纹理做出横纹与竖纹,个性化仿真诊断蜡型完成(图2-32)。

【操作要点】

1. 要充分掌握上颌中切牙解剖外形及颜色特征。

2. 个性化特征模拟时,蜡温的控制尤为重要。正确的蜡温控制才能避免不

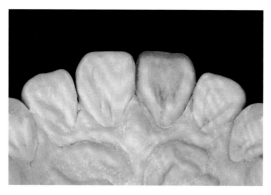

图 2-31　舌侧外形的堆塑

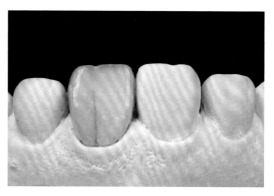

图 2-32　个性化仿真诊断蜡型完成

同颜色蜡的混杂。

【思考题】

1. 年轻恒牙的颜色有哪些特点？
2. 老年人牙齿的颜色有哪些变化？

第三节　暂时修复体的制作技术

实验一　硅橡胶导板的制作

【目的和要求】

1. 掌握硅橡胶导板制作的方法和步骤。
2. 熟悉硅橡胶导板的作用。

【实验用品】

完成诊断蜡型的模型、已备牙的模型、硅橡胶、橡皮碗、石膏调拌刀、托盘、藻酸盐印模材料、超硬石膏、手术刀、红铅笔等。

【方法和步骤】

1. **复制模型**　将完成的诊断蜡型复制成石膏模型，用手术刀在牙颈部与牙龈边缘交接的地方画线，明确修复体的边缘（图 2-33）。

2. **混合硅橡胶**　取适量加成型硅橡胶，将两组分等比例混合，混合时手保持洁净，不戴有滑石粉的手套，用手指混合，不能将硅橡胶置于手心。混合时间根据材料要求，大约 30s 后形成颜色均匀的塑形条（图 2-34）。

3. **硅橡胶导板塑形**　将硅橡胶条置于复制模型前牙的切端，向腭侧和唇颊侧同时施压，将材料向下推到颈缘下约 5mm 的位置，使材料完全覆盖并超过牙

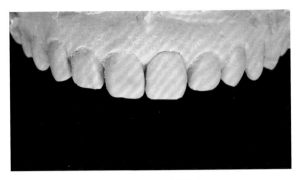

图 2-33 复制模型

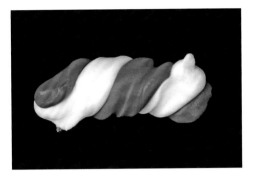

图 2-34 混合硅橡胶

体到修复体边缘位置。

同时导板的跨度要覆盖修复牙位及每侧至少两个邻牙,一般前牙修复时,导板跨度应到双侧第一前磨牙。导板材料要保持一定的厚度,以确保导板在模型及口内可以稳定就位且不变形(图 2-35)。

4. 修整硅橡胶导板 待硅橡胶导板完全凝固后,小心地从模型上取下。根据需要对导板进行修整,用手术刀去除腭侧软组织多余的部分,唇侧沿颈缘线切割成波浪线,修整完成后再次确认硅橡胶导板可在模型上完全就位,摘戴过程中硅橡胶导板未变形(图 2-36)。

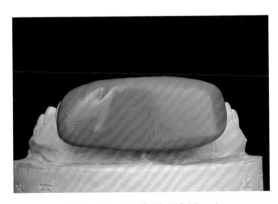

图 2-35 硅橡胶导板塑形

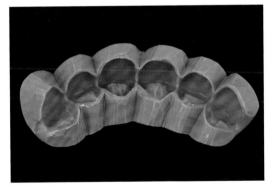

图 2-36 修整硅橡胶导板

【操作要点】

1. 硅橡胶导板的厚度要适宜,即具备一定的强度,又不影响口内就位。

2. 唇侧颈缘线修整时应选择锋利的手术刀片,切割时应有支点,避免划伤手指。

【思考题】

硅橡胶导板的作用是什么？

实验二　间接法暂时修复体的制作

【目的和要求】

1. 掌握间接法暂时修复体的制作步骤。

2. 熟悉暂时修复体制作的其他方法。

【实验用品】

完成诊断蜡型的模型、已备牙的模型、硅橡胶导板、自凝丙烯酸树脂、雕刀、藻酸盐分离剂等。

【方法和步骤】

以间接法为例介绍暂时修复体的制作。

1. 检查硅橡胶导板　检查硅橡胶导板能否复位于已备牙的模型上(图 2-37)。

2. 模型颈缘画线　在模型基牙的颈缘用铅笔画线,待树脂充填后铅笔印迹会翻制到树脂上,以确定暂时修复体的颈缘位置(图 2-38)。

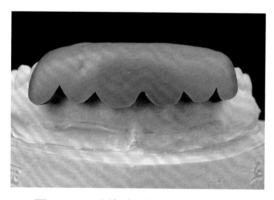

图 2-37　硅橡胶导板复位于模型上

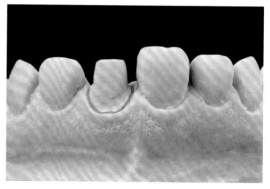

图 2-38　用铅笔在模型基牙的颈缘画线

3. 涂布分离剂　在模型的修复区及邻牙上涂布藻酸盐分离剂,以防止树脂渗入模型表面,造成树脂暂时修复体与模型不能分离(图 2-39)。

4. 调拌树脂　选择所需要颜色的树脂材料,按比例调拌均匀的树脂材料,放入专用的大口注射器中,将树脂材料注入印模中需要制作暂时修复体的牙位,从硅橡胶导板的切端开始缓慢注入,注射头应一直浸没在树脂材料内以免产生气泡(图 2-40)。

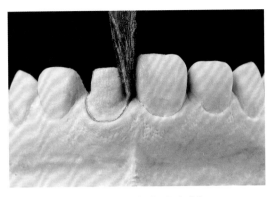

图 2-39　涂布分离剂

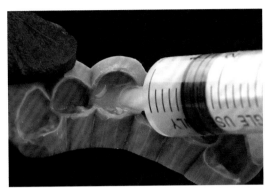

图 2-40　灌注树脂材料

5. 暂时修复体形态修整　将硅橡胶导板重新准确复位于模型上保持约 3 分钟,待暂时修复体材料完全聚合后,取下导板,小心地将暂时修复体与模型分离,就得到与诊断蜡型外形一致的暂时修复体。根据铅笔的印迹确定颈缘线后,去除树脂菲边,并对修复体进行修整,如有缺陷可进行树脂的添加。修整时用钨钢磨头进行粗打磨,用超薄切片进行牙间隙的修整,用橡胶磨头进行细打磨,用布轮绒轮加抛光膏进行精细抛光,得到暂时性修复体的最终形态(图 2-41)。

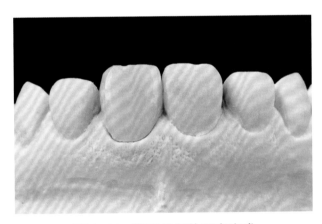

图 2-41　暂时修复体形态完成

【操作要点】
1. 暂时修复体形态修整时,应选择合适的磨具。
2. 注意保护颈缘,确保暂时修复体的边缘完整。

【思考题】
1. 暂时修复体的作用是什么?
2. 有哪些制作暂时修复体的方法?

第四节　可卸式代型的制作技术

实验一　单冠单钉代型的制作

【目的和要求】

1. 掌握模型的修整及可卸式代型的制作方法。
2. 了解活动代型的临床意义、分类及结构。
3. 完成 2 个前牙单冠、2 个后牙单冠代型。

【实验用品】

工作模型、石膏模型修整机、石膏配比机、真空搅拌机、舌侧打磨机、种钉机、振荡器、微型电动打磨机、放大镜、橡皮碗、石膏调拌刀、代型底座型盒、模型锯、手术刀、代型钉、气枪、502 胶、红蜡片、分离剂(稀释肥皂水)、颈缘线笔、石膏强化剂、隙料、超硬石膏、钨钢磨头等。

【方法和步骤】

1. **修整模型**　用石膏模型修整机修整牙弓后部多余石膏,形成模型后壁;唇、颊侧沿牙弓弧形修整为光滑的侧壁;模型底部平整且与𬌗平面平行,龈缘以下石膏基底的高度约 10mm,保证足够的强度(图 2-42);上颌模型的腭顶区、下颌模型的舌体区用舌侧打磨机修除,使其形成马蹄形牙列模型。

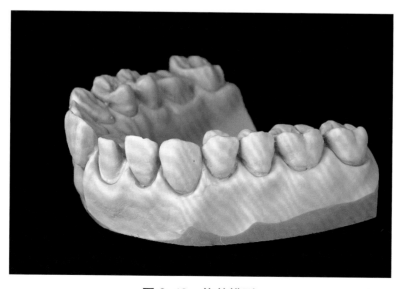

图 2-42　修整模型

2. **预备代型钉孔**　用铅笔在牙列模型牙齿的𬌗面上标记出代型钉孔的位置,尽量将代型钉孔设计在基牙颊舌向及近远中向的中央。将模型平放于种钉机台面上,激光点对准标记好的钉孔位置(图 2-43),用恒定的压力将种钉机台面向下按压,模型接触快速旋转的种钉钻头形成钉孔。代型钉孔的深度及直径以能容纳代型钉的固位基台部为准(图 2-44)。

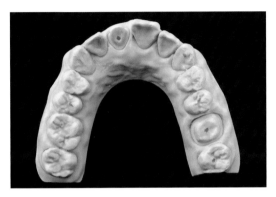

图 2-43　标记激光点位置

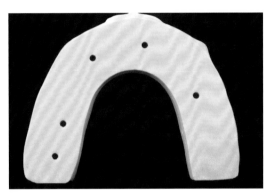

图 2-44　预备代型钉孔

3. **制备固位沟**　用钨钢打磨车针在模型底部孔周围制备与牙弓弧度一致的横向固位沟,同时制备出与牙弓垂直的纵向固位沟。要求固位沟内不能有倒凹,便于与底座的分离(图 2-45)。

4. **粘固代型钉**　用气枪吹净孔内石膏粉,试戴代型钉与孔是否匹配;取适量 502 胶将代型钉粘固于孔内,粘固时模型表面应无多余胶水溢出,钉与模型底面垂直,钉与钉之间相互平行,钉的固位基台部应正好与模型底面平齐(图 2-46)。可在代型钉末端加小蜡球,以方便代型钉末端的暴露。

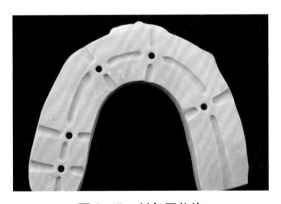

图 2-45　制备固位沟

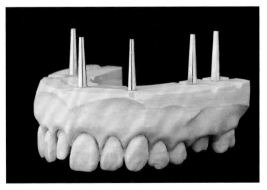

图 2-46　粘固代型钉

5. **形成底座** 浸湿模型后在模型的底面涂布分离剂,便于牙列模型石膏与底座的分离(图 2-47)。在石膏配比机上取适量的超硬石膏,经真空搅拌机调拌均匀,在振荡器上将模型底座型盒灌满石膏;在牙列模型底面代型钉之间添加适量石膏包围代型钉(图 2-48),以防止模型放入底座型盒时产生气泡。在石膏流动性减弱之前将牙列模型放入底座型盒内,代型钉应接触型盒最底部,牙列模型中线与底座型盒中线一致,牙列模型秴平面与底座平行(图 2-49)。

6. **脱模** 将多余石膏刮干净,充分暴露模型,牙列模型与底座石膏的分界线要清晰可见(图 2-50)。待石膏硬固后,去除模型底座型盒(图 2-51)。

7. **分割模型** 可用铅笔在模型上垂直向画出分割标记线,然后用代型锯沿标记线进行分割,切缝至牙列模型与底座石膏交界下 1mm 左右。注意前牙分割线的腭(舌)侧应略向牙弓中心聚合,如邻牙也要拆卸,分割线则应相互平行,以保证每一分割段可以从底座上互不干扰的取戴;切割时勿伤及基牙及邻牙(图 2-52)。

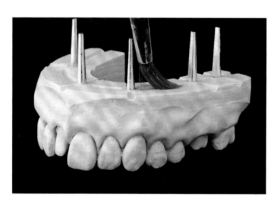

图 2-47 涂布分离剂

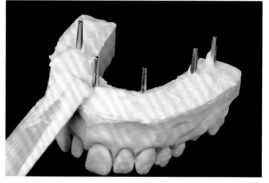

图 2-48 代型钉间放置石膏

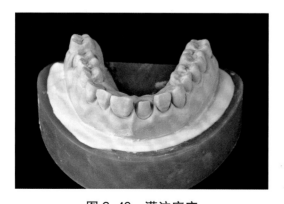

图 2-49 灌注底座

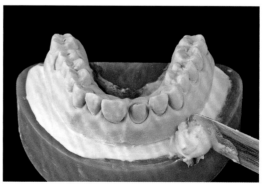

图 2-50 去除多余石膏

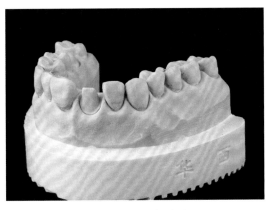

图 2-51　形成底座

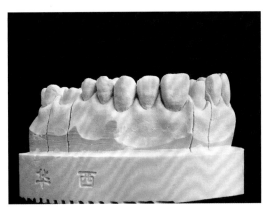

图 2-52　分割模型

8. 修整代型并标记边缘　在放大镜下仔细观察边缘线的位置，首先用钨钢打磨车针在游离龈缘根方约 5mm 的位置修整出一条水平沟，从此处开始磨除预备体四周一圈石膏；再调慢转速，从根方向龈端磨除边缘 0.3~0.5mm 外的石膏（图 2-53A）；在靠近边缘线的位置用手术刀修整，使边缘线显露，边缘以下形成略缩窄的形状。用专用颈缘线笔标记出边缘线（图 2-53B）。

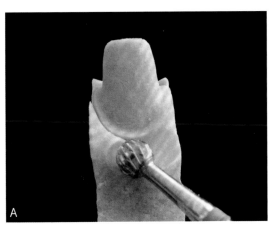

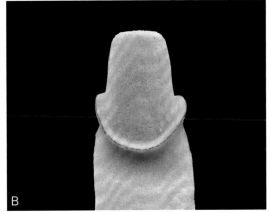

图 2-53　修整、标记颈缘线
A. 修整颈缘线　B. 标记颈缘线

9. 涂布强化剂及代型隙料　在颈缘线滴石膏强化剂以保护颈缘（图 2-54）。在石膏基牙表面用小毛刷蘸隙料，离开肩台 0.5~1mm 区域向切端或𬌗方涂布，使基牙表面覆盖完整均匀的间隙剂。隙料一般需涂布 2 遍，厚度约 20~40μm（图 2-55）。

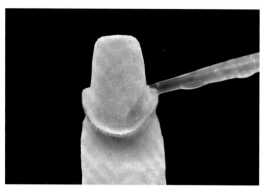

图 2-54　涂布强化剂

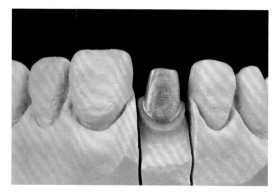

图 2-55　涂布隙料

【注意事项】

1. 模型修整时注意保护牙列的完整性,切忌伤及基牙和邻牙。

2. 代型边缘修整对冠的适合性起到关键性作用,需极为慎重,应在放大镜下仔细辨认基牙边缘位置。

3. 修整代型时,为保证操作区视野清晰,最好使用高压空气喷吹边缘区的石膏打磨屑,不要用手或其他硬质毛刷清除,以免损伤模型边缘。

4. 代型单钉应制作抗旋转的固位结构,如双钉则钉孔位置间需有足够间距。

5. 灌注底座的材料最好选用坚硬且细颗粒者,如超硬石膏等,防止模型折断或破损。

6. 隙料厚度 20~40μm,一般均匀涂布 2 次,切忌来回反复涂布。

【思考题】

1. 何谓代型,制作代型的目的是什么?

2. 有哪些制作代型的方法?

实验二　固定桥双钉代型的制作

【目的和要求】

1. 掌握制作桥体活动代型的方法。

2. 完成前牙桥体代型的制作。

【实验用品】

模型、石膏配比机、真空搅拌机、石膏模型修整机、微型电动打磨机、球钻、振荡器、代型钉、种钉机、代型底座型盒、放大镜、气枪、502 胶、蜡片、石膏调拌碗及调拌刀、分离剂、代型锯、石膏打磨磨头、手术刀、颈缘线笔等。

【方法和步骤】

1. **修整模型**　修整模型底部、后壁、侧壁、前壁及舌、腭侧，形成马蹄形的牙列模型。牙列模型要求：龈缘以下模型的厚度约 10mm，颊舌侧宽约 10mm，模型底面平整且与𬌗平面平行。

2. **代型钉打孔**　先在两个基牙下方、桥体底部及邻牙的模型底部打孔，可预先标记激光打孔的位置（图 2-56），双钉孔设计在前牙基牙、桥体的唇侧和舌侧靠近中央部位，后牙可以颊、舌尖的位置作参考，要保证钉孔之间有足够的间距，从而使代型钉和钉鞘在空间位置上互不干扰（图 2-57）。

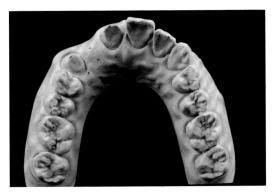
图 2-56　标记激光打孔位置

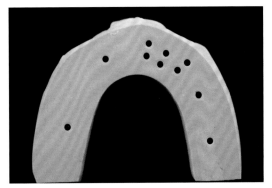
图 2-57　代型钉打孔

3. **粘固代型钉**　用气枪吹除孔内石膏粉，用 502 胶将代型钉粘固于孔内。要求：无多余胶水溢出，代型钉与模型底面垂直，代型钉与代型钉之间相互平行，代型钉的固位基台部应正好与模型底面平齐，末端放置小蜡球（图 2-58）。

4. **灌注底座**　浸湿模型，在模型底面涂布分离剂，便于牙列模型、代型与底座分离。在石膏配比机上取适量超硬石膏，经真空搅拌机调拌均匀，在振荡器上将模型底座型盒灌满，牙列模型底面代型钉之间添加部分石膏，在石膏流动性减弱前将模型放入底座型盒内，用石膏刀去掉多余石膏，充分暴露模型，牙列模型与底座石膏的分界线要清晰可见。注意模型中线与底座型盒中线对准，模型𬌗平面与底座平行（图 2-59）。

5. **脱模**　待石膏硬固后，去除模型底座型盒（图 2-60）。

6. **分割模型**　先用铅笔画出分割标记线，唇颊侧分割线相互平行，前牙腭侧分割线向牙弓中心聚合。用代型锯沿标记线分割至两种石膏交界下 1mm 左右，切勿伤及基牙及邻牙，尽量保持缺牙区龈乳头的形态。从基牙代型底部推代型钉末端，使基牙代型从模型中取出（图 2-61）。

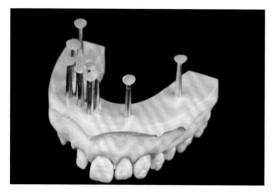

图 2-58　粘固代型钉

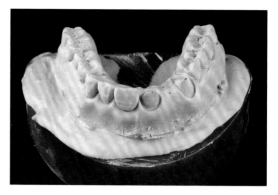

图 2-59　灌注底座

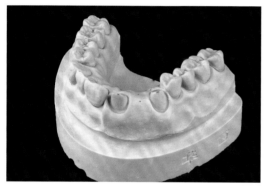

图 2-60　底座完成

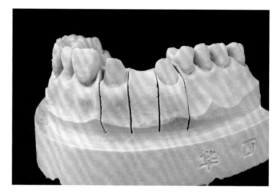

图 2-61　分割模型

7. 在放大镜下修整代型及标记边缘　用钨钢打磨车针修整代型根方和龈缘处石膏,注意切勿伤及颈缘肩台,代型的根面形态应微凹且表面光滑。如后续需要数字化扫描,则不需要对代型进行处理(图 2-62)。

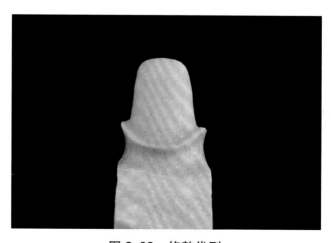

图 2-62　修整代型

【注意事项】

1. 调拌石膏应先水后粉,不能在调拌过程中加水或加粉。

2. 分割时切忌伤及基牙边缘肩台,并避免伤及基牙和邻牙。

【思考题】

代型边缘修整的目的是什么?

第五节　金属全冠的制作技术

实验一　金属全冠的蜡型制作和包埋

【目的和要求】

1. 掌握上颌第一磨牙的解剖外形、咬合和邻接关系。

2. 掌握蜡型制作的方法和要求。

3. 熟悉包埋方法及包埋中的注意事项。

4. 了解固定修复用不同蜡型材料的性能差别。

【实验用品】

工作模型、浸蜡器、电蜡刀、振荡器、真空搅拌机、放大镜、基底蜡、嵌体蜡、颈缘蜡、电蜡刀、雕刀、蜡型分离剂、铸道座、硅胶铸圈、包埋材料、毛笔、手术刀等。

【方法和步骤】

1. 金属全冠的蜡型制作

(1)上𬭩架:方法同本章第二节实验一。

(2)涂布分离剂:在已涂布隙料的石膏基牙上薄薄的涂布一层分离剂,包括颈缘线以下的部分,邻牙及对颌牙需适当涂布(图 2-63)。

(3)形成全冠蜡型内层:采用滴蜡法或浸蜡法,先用基底蜡形成约0.3~0.5mm 的内层。若用浸蜡法,采用快速旋转浸入,直至浸过颈缘线,再慢慢匀速取出,完全取出的时候稍作停顿,形成蜡型内层(图 2-64)。

(4)牙尖的堆塑:先建立功能尖,采用嵌体蜡从舌侧功能尖开始堆成蜡锥,参照咬合确定功能尖的位置与外形,然后进行颊侧非功能尖的堆塑。在蜡凝固前需随时核对咬合,确定牙尖高度(图 2-65)。

(5)边缘嵴与中央窝的确定:参照咬合,根据下颌颊尖确定上颌的边缘嵴及中央窝位置,将牙尖连接形成𬑞边缘嵴(图 2-66)。

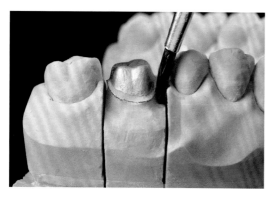

图 2-63　涂布分离剂

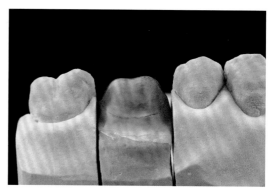

图 2-64　全冠蜡型内层的形成

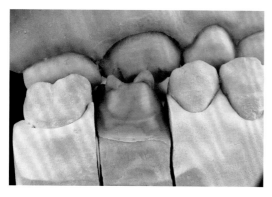

图 2-65　堆塑牙尖

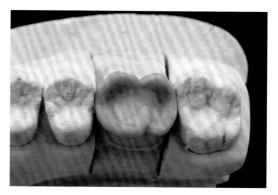

图 2-66　边缘嵴与中央窝的确定

（6）近远中邻面的形成：加蜡恢复近远中邻面，采用咬合纸检查接触点的位置与形态（图 2-67）。

（7）牙尖三角嵴的堆塑：根据咬合，按照一定的顺序堆塑各牙尖颊舌尖三角嵴、近远中向边缘嵴，在近中舌尖与远中颊尖间形成斜嵴（图 2-68）。

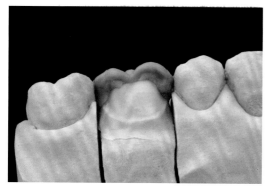

图 2-67　近远中邻面的形成及接触点检查

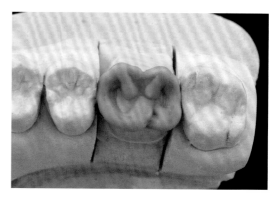

图 2-68　牙尖三角嵴形成

（8）𬌗面形态的雕刻：用咬合纸检查与对颌模型的正中咬合接触，以指导𬌗面形态的雕刻和修整，可以用细小的探针刻画窝沟点隙（图2-69），同时应参照同名牙的解剖形态，形成𬌗面形态，注意各牙尖大小的比例。

（9）轴嵴及轴面的堆塑：先在相应的位置堆塑颊轴嵴、舌轴嵴（图2-70），确定颊、舌面外形高点，注意参照对侧同名牙的颊舌面特征，确保形成正确的颊舌侧外形，同时形成颊沟、舌沟及正确的外展隙和邻间隙（图2-71）。

（10）咬合关系的检查：从邻面观，在牙尖交错位时，后牙形成A、B、C三点咬合接触，A点为上颌颊尖舌斜面与下颌颊尖颊斜面的接触点，B点为上颌舌尖颊斜面与下颌颊尖舌斜面的接触点，C点为上颌舌尖舌斜面与下颌舌尖颊斜面的接触点。如后牙不能形成A、B、C点接触，则至少应形成AB点或BC点咬合接触，应避免形成AC点咬合接触形式，B点接触很重要，A、B、C三点为颊舌向的稳定点。在𬌗架上检查功能运动，无𬌗干扰（图2-72）。

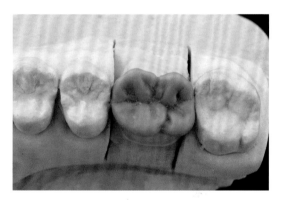

图2-69　𬌗面形态形成

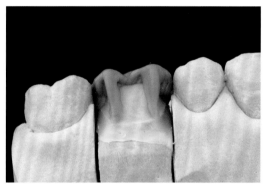

图2-70　颊轴嵴形成

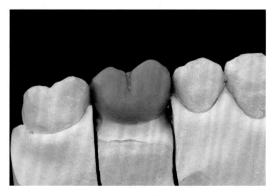

图2-71　颊面形成

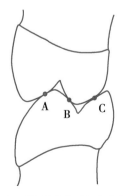

图2-72　形成良好的咬合接触点

（11）颈缘重塑：在放大镜下将全冠颈部边缘约 1~2mm 用手术刀削去，出现 360°的环状空隙（图 2-73），然后在该区域重新加颈缘蜡恢复颈部边缘外形。修整时注意雕刀不伤及基牙颈部边缘，蜡边缘有一定厚度（图 2-74）。

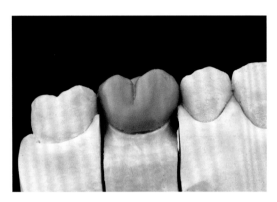

图 2-73 去除颈部边缘部位蜡

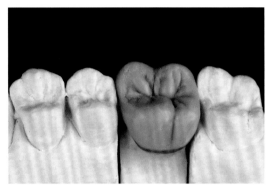

图 2-74 重塑颈缘

（12）检查蜡型冠：取出全冠蜡型，检查组织面是否完整，有无裂纹及缺损，如有，则将蜡型重新软化修整。取出全冠蜡型后，可在邻面接触点区追加微量蜡，避免打磨抛光后邻接不良。

（13）安插铸道：在非功能尖蜡型最厚处用直径约 2mm、长 7~10mm 的圆柱型铸道蜡形成铸道，铸道大致与各相连轴面、𬌗面成 135°，与蜡型成喇叭口状连接。为了补偿铸造合金冷却过程中的收缩，可以安放一个铸道 2 倍粗的圆储金球，位于铸道上距蜡型约 1.5~2mm。然后取出蜡型冠，并将铸道连接到铸道座上（图 2-75）。

2. 金属全冠蜡型的包埋

（1）蜡型脱脂：用蜡型清洗剂均匀地喷到蜡型内外表面以达到脱脂减张的目的，注意吹干（图 2-76）。

（2）选择铸圈：选择适当大小的铸圈，调整铸道长度，使蜡型位于铸圈上 1/3 内（热中心外），铸道座位于下 1/3 处，蜡型距离铸圈顶部及侧壁至少有 5mm 的距离。

（3）包埋：取包埋粉适量，按照正确的粉液比在真空状态下调和成糊状，通过振荡排除包埋料中的气泡，然后用笔涂法进行包埋（图 2-77）。先从蜡型组织面开始，用笔尖推压、蠕动，使包埋料由蜡型内壁逐渐推移，以免埋入空气。用包埋料均匀覆盖蜡型表面，厚约 2~3mm。顺铸圈一侧内壁，使包埋料缓慢流入并

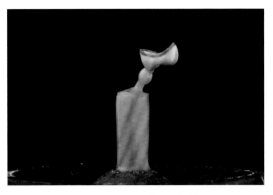

图 2-75　铸道的安插

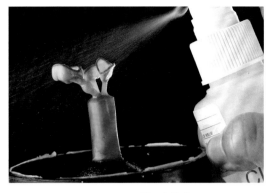

图 2-76　蜡型脱脂

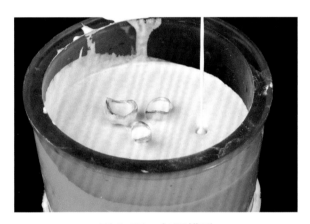

图 2-77　包埋蜡型

充满铸圈,静置 1 小时以上,以便焙烧铸造。

【注意事项】

1. 堆塑𬌗面解剖外形时,注意手的支点、用刀的方向和力的大小,以免在修形时造成蜡型移动、变形、脱落。

2. 重塑颈缘去除颈缘蜡时,应在放大镜下操作,应注意不要损伤模型。

3. 取出蜡型时,注意要沿戴入的相反方向取出,以免折断蜡型;取下的蜡型应在放大镜下检查是否有裂纹和损伤。

4. 包埋的时候应特别注意排掉残留在熔模点角、线角处的空气,否则在铸件的相应部位会出现金属小瘤子。

【思考题】

1. 上颌第一磨牙的解剖特征有哪些?

2. 铸道为何要安置在非功能尖上?

实验二　金属全冠的铸造和开圈

【目的和要求】

1. 掌握金属全冠的铸造方法。

2. 熟悉茂福炉、高频离心铸造机、喷砂机等的使用方法。

【实验用品】

包埋完成的铸圈、茂福炉、高频离心铸造机、喷砂机、铸造合金、坩埚、三氧化二铝砂等。

【方法和步骤】

1. **去蜡及焙烧**　在茂福炉内烧结铸圈,按包埋材料厂商推荐的程序进行,通常分为低温和高温两个阶段。如用磷酸盐包埋料,则从室温开始加热,此阶段浇铸口向下,在300℃时保持30分钟,保证加温均匀,再翻转铸圈使其浇铸口向上,缓慢升高温度,到900℃时保持30分钟(图2-78)。

2. **铸造**　用高频离心铸造机铸造,将铸圈放入铸造机内相应位置,调整平衡,使坩埚紧靠铸圈,坩埚流出口与铸圈口一致。掌握好熔金温度,坩埚内合金受热塌陷后呈熔融状态,当熔金镜面刚破碎之时为最佳铸造时机。按动铸造按钮进行铸造,约5s后按下停止键,离心机停止转动。铸造完成从机器中取出铸圈,铸道口向上待其自然冷却(图2-79)。

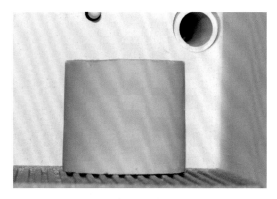

图 2-78　将铸圈放入茂福炉内

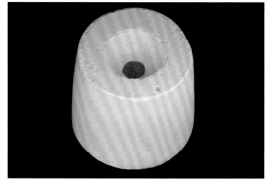

图 2-79　完成铸造

3. **开圈及喷砂**　用石膏剪去除大部分包埋材料后,再喷砂去除冠内和窝沟处残余包埋料。喷砂时不断转动铸件,喷砂一般用200μm的三氧化二铝砂,压力为0.2~0.4MPa,注意保护薄弱边缘(图2-80)。

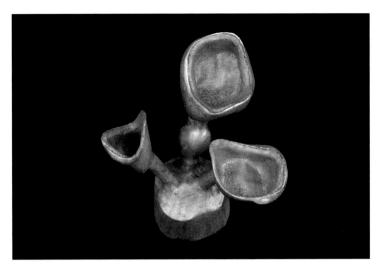

图 2-80　铸件形成

【注意事项】

1. 焙烧时升温不能过快,应严格按照包埋材料要求设置升温速率与维持时间。

2. 注意应先预热坩埚,合金块在坩埚内正确叠放。

3. 铸造时熔金温度不可过低或过高。铸圈从茂福炉中取出到完成铸造时间不要超过 30s。

4. 铸圈应自然冷却,不能用冷水浇注而速冷。

【思考题】

焙烧时,为何铸圈在茂福炉内浇铸口要先向下再向上?

实验三　金属全冠的打磨和抛光

【目的和要求】

1. 掌握调𬌗的原则和方法。

2. 熟悉修复体打磨抛光的原则及方法。

【实验用品】

工作模型及铸件、立式喷砂机、微型电动打磨机、超声波清洗机或高压蒸汽清洗机、打磨石、长柄裂钻、长柄球钻、橡皮轮、绒轮、抛光膏、咬合纸、放大镜、夹持钳、金属卡尺、印泥或适合性检查剂(fit checker)等。

【方法和步骤】

1. **切除铸道**　用金刚砂片切割铸道,切割点与铸件尽量靠近,注意不要伤及金属冠的外形结构(图 2-81)。

2. **金属冠在基牙代型上就位**　在放大镜下检查组织面是否光滑,有无缺陷或小瘤子。如铸件合适,一般轻轻用力就可以戴入就位。如不能顺利就位,从工作模上取出基牙代型,可用毛笔在基牙代型表面涂布一薄层印泥或专用的适合性检查剂(fit checker),用较小的力量逐一试戴出阻碍就位的高点,在放大镜下用球钻、裂钻小心调磨组织面的印记,直至在基牙代型上就位后边缘完全密合(图 2-82)。

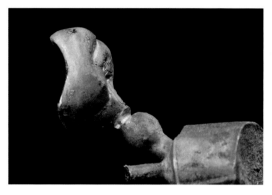

图 2-81　切除铸道

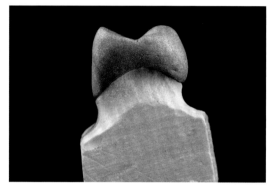

图 2-82　检查就位

3. **金属冠在模型上就位**　将基牙代型就位于工作模型上,取下一侧邻牙代型,用咬合纸检查金属冠与另外一侧邻牙的邻接关系是否正常,少量多次调磨接触点,单侧完成后用同法调磨另一侧接触点,调改时注意接触区的形态、位置、大小。接触点的松紧度以金属冠在模型上就位时,单层咬合纸可有阻力拉出但不破碎为准(图 2-83)。

4. **咬合调整**　在𬌗架上用咬合纸检查正中咬合时有无早接触点。对𬌗面进行调整时,注意用金属卡尺检查需调整部位的厚度,防止磨穿。尽量不要破坏𬌗面形态,使窝沟、各牙尖的关系能正确再现。同法检查非正中咬合时有无早接触点,直至正中咬合均匀广泛接触而无高点,前伸及侧方咬合时无干扰为止(图 2-84)。

5. **修复体外形修整**　按照由粗到细的原则修整出金属冠的外形结构,选择合适型号的打磨车针打磨修复体外表面,用细小的磨头对𬌗面的窝沟进行调整和打磨,用毛刷轮去除窝沟点隙的残屑(图 2-85)。

6. **抛光**　遵循先磨平后磨光、由粗到细的原则,用细粒度的车针对各表面进行磨平,橡皮轮顺着修复体的外形进行初步磨光,最后用绒轮蘸抛光膏抛光表面,抛光后金属全冠呈镜面样外观,用高压蒸汽清洗干净(图 2-86)。

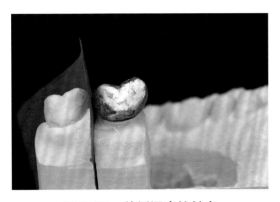

图 2-83 单侧调磨接触点

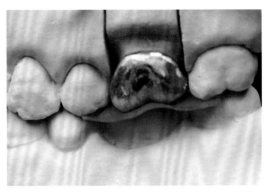

图 2-84 调改咬合

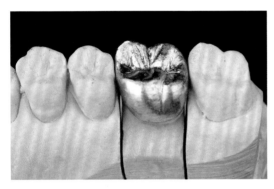

图 2-85 外形打磨完成

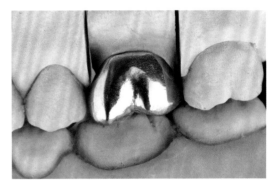

图 2-86 抛光完成

【注意事项】

1. 检查铸件是否有明显的铸造缺陷,如缩孔、边缘铸造不全等需要重新制作。

2. 打磨抛光时,应注意对边缘及邻面的保护,以免造成适合性及邻接不良。

3. 由粗到细使用打磨磨具,逐步进行打磨抛光。

【思考题】

1. 试述调𬌗的原则和方法。

2. 模型上试戴合适的全冠在临床上是否需调改,为什么?

第六节 烤瓷冠的制作技术

实验一 烤瓷单冠(中切牙)基底冠的蜡型制作

【目的和要求】

1. 掌握前牙基底冠蜡型的制作方法和步骤。

2. 掌握基底冠蜡型铸道的安插方法和要点。

3. 熟悉蜡及工具的使用。

4. 熟悉蜡型的包埋方法。

【实验用品】

工作模型、放大镜、融蜡器、电蜡刀、滴蜡器、小蜡刀、雕刀、蜡型分离剂、颈缘蜡、嵌体蜡、铸道蜡、玻璃板、铸圈、铸道座、烤瓷合金包埋材料、真空搅拌机、调拌刀及橡皮碗、振荡器等。

【方法和步骤】

1. 用回切法制作基底冠蜡型

（1）在代型、对颌牙及邻牙上涂布分离剂（图 2-87）。

（2）形成全冠解剖形态蜡型：先完成浸蜡，厚度约 0.5mm，然后用嵌体蜡恢复牙冠外形。唇面的细微结构不需做出，但需恢复颈部至切端的形态、边缘形态、邻接面形态、切端长度及正确的咬合关系（图 2-88）。

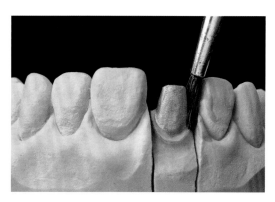

图 2-87 涂布分离剂

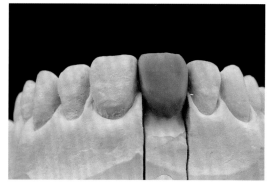

图 2-88 形成牙冠外形

（3）回切：回切前制作硅橡胶导板以指导和确认回切空间，导板应覆盖蜡型和左右侧 2 个以上邻牙（图 2-89）。对蜡型需回切部分（将来瓷粉构筑空间）进行标记，并做几条引导沟（图 2-90）。切端用锐利刀片切除蜡约 1.5~2mm，唇侧、邻面及舌面用蜡钻或刀片切除蜡约 1mm，消除锐利的线角，用硅橡胶导板来确定检查是否预留了均匀的瓷层空间。同时标记出舌侧金属加强带的位置，保留不回切的部分（图 2-91）。

（4）重塑颈部边缘：将蜡型颈部边缘去除 1~2mm（图 2-92），再用颈缘蜡重塑颈部边缘外形，瓷覆盖边缘应形成凹斜面，蜡边缘保持一定的厚度，并在放大镜下检查边缘适合性，精修完成（图 2-93，图 2-94）。

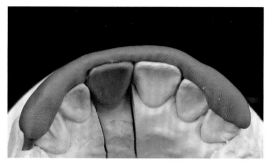

图 2-89 制作硅橡胶导板

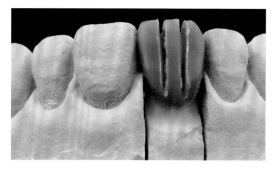

图 2-90 标记引导沟

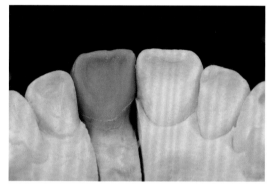

图 2-91 标注腭侧金瓷交界位置

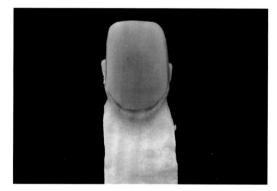

图 2-92 重塑边缘

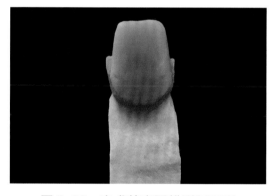

图 2-93 完成基底冠蜡型唇面观

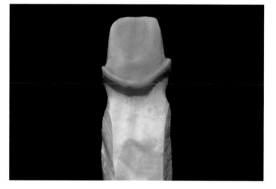

图 2-94 完成基底蜡型舌侧观

2. 用正蜡法制作基底冠蜡型

（1）涂布分离剂,用气枪吹去多余的分离剂。

（2）在代型表面均匀浸一薄层软蜡(图 2-95)。

（3）添加不同颜色的嵌体蜡,形成 0.5mm 厚的基底冠蜡型,预留均匀的瓷层厚度,腭侧及邻面腭 1/2 靠近颈部的非瓷覆盖区加厚至 0.7mm(图 2-96)。

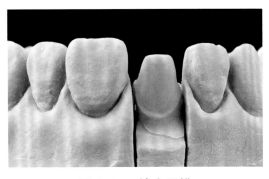

图 2-95 铺底层蜡

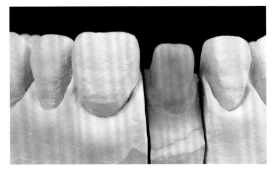

图 2-96 形成蜡型帽状冠

（4）金-瓷交界线成型：腭侧及邻面腭 1/2 靠近颈部的金瓷交界线应为近似直角的凹型。腭侧交接线应避开对颌牙咬合点 2mm 左右（图 2-97）。

（5）边缘再成型：在放大镜下用薄刀片将边缘削去 1~2mm 长，重加颈缘蜡，使蜡型与基牙密切贴合，瓷覆盖边缘应形成凹斜面。

（6）边缘修整：唇侧及邻面唇 1/2 的边缘应做成凹型。在放大镜下修整过长边缘，用雕刀沿代型边缘线做水平修整，消除过厚边缘。取下蜡型时，如蜡型边缘超过边缘线以下，蜡型会因代型颈部缩窄产生的倒凹作用断裂而留在代型上，故应保证边缘不能过长。

（7）检查厚度及边缘适合性，精修，消除锐利的线角，形成圆缓外形（图 2-98）。

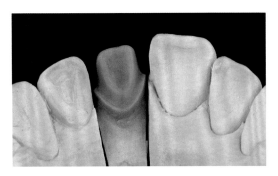

图 2-97 金-瓷交界线成型

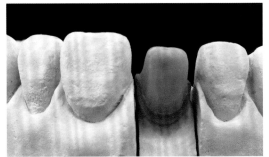

图 2-98 基底冠蜡型完成

3. 铸道的安插

（1）原则上铸道的安插位置应在蜡型的最厚处，位于切端或非功能尖殆面边缘并向轴面移行，过渡圆缓。铸道与蜡型的角度应使基底冠的方向与铸道方向一致，尽量使蜡型位于铸道附着点远心端。铸道截面应呈圆形，外形圆缓、光滑，直径应比蜡型最厚处大（一般 2.0~2.5mm）（图 2-99）。

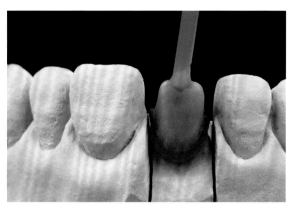

图 2-99　铸道安插

（2）安装铸道座：安插好铸道后，取下蜡型，安装铸道座，使铸道及储金球位于铸圈的热中心内，蜡型则位于热中心的上方，距铸圈顶部及侧壁至少 5mm。

4. 蜡型包埋

（1）用蜡型清洗剂对蜡型进行脱脂。

（2）按厂商提供的说明在真空搅拌机内调拌包埋料，排除气泡。先在蜡型表面涂少许包埋料，蜡型组织面的包埋更需小心排除气泡，可用细毛笔蘸少许包埋料缓缓注入冠壁，直至冠内充满包埋料，然后在振荡器振荡下倒入包埋料，将蜡型包埋到铸圈内，直至包埋料注满铸圈。

【注意事项】

1. 舌侧金-瓷交界线应避开对颌牙咬合点 2mm 左右，位于咬合点的切方或龈方。

2. 滴蜡器或蜡刀的温度不可过高。从代型上取下蜡型时不可用力过大，以防蜡型变形。

3. 蜡型完成后如暂时不包埋，可以将蜡型连同代型一起置于室温水中保存。

4. 应避免蜡型处于铸圈热中心，否则会出现铸造缺陷，金属内出现气泡，影响金瓷结合。

5. 先用小毛笔或小调拌刀取少许包埋料对组织面、冠表面进行包埋。进行组织面包埋时，使包埋料从一侧逐渐覆盖整个冠内面，可有效防止埋入气泡。

6. 脱脂及清洗时，用力不可过大，以防蜡型变形、损坏。

【思考题】

1. 瓷覆盖边缘及金-瓷交界线为何要做成特定的形态？

2. 分析回切法制作基底冠蜡型的优点及缺点。

实验二　铸造和开圈

同本章第五节实验二。

实验三　基底冠的打磨

【目的和要求】

1. 掌握基底层冠打磨的方法。

2. 了解基底层冠打磨的注意事项。

【实验用品】

工作模及铸造完成的金属基底冠、笔式喷砂机、微型电动打磨机、金属卡尺、超声清洗机或高压蒸汽清洗机、打磨砂片及打磨车针等。

【方法和步骤】

1. 切除铸道　可用石膏剪或气凿大致去除包埋料后,用喷砂的方法去除残余包埋料,用砂片切除铸道(图2-100)。

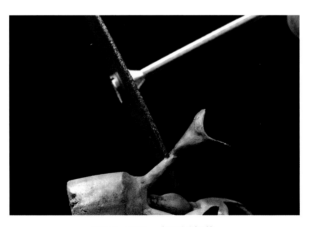

图2-100　切除铸道

2. 金属基底冠的打磨　选用合适形状的磨头进行打磨,金-瓷结合面必须用专用的打磨工具(钨钢磨头)。

(1)基底冠在代型上就位:在放大镜下用细钨钢钻磨除组织面的小瘤子。用适合性检查剂(fit checker)检查并调磨,不加重压使基底冠就位。

(2)基底冠在模型上就位:打磨基底冠邻面影响就位的部位,使基底冠在模型上就位。

（3）外形打磨：打磨基底冠切端、邻面、唇（颊）面、舌面。需瓷覆盖的基底冠表面必须用专门的打磨工具，顺同一方向进行金属表面打磨，金属底层冠厚度为0.3~0.5mm，并预留出 1.5~2.0mm 的均匀瓷层空间（图 2-101）。基底冠边缘应密合，肩台区域形成凹斜面，精修完成后边线圆钝无锐边、锐角（图 2-102）。

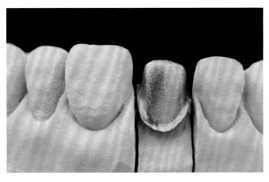
图 2-101　基底冠打磨完成

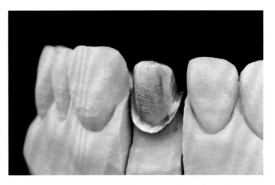
图 2-102　肩台（侧面观）打磨完成

（4）金-瓷衔接线的打磨：金-瓷衔接处用圆头钻针打磨成 90° 肩台或深凹型。

（5）适合性检查：在放大镜下检查边缘的适合性。

【注意事项】

1. 为防止粉尘和金属碎屑的危害，必须使用抽风机，佩戴眼罩、口罩加以自我保护。

2. 基底冠在模型上试戴时，切不可用重压强迫就位，以防损伤代型，造成口腔内就位困难。

3. 金-瓷结合面必须用专用的打磨头打磨，不能用硅尖、碳化硅尖等打磨，因其粘接剂易附于金属表面并不易除去，在高温下会发生气化而在瓷结合面产生气泡，其中的金属也会在金属表面产生过多的氧化物，影响金-瓷结合强度。

【思考题】

为什么要沿一个方向打磨金属基底冠的瓷覆盖面？

实验四　基底冠的处理和遮色瓷的构筑

【目的和要求】

1. 掌握基底冠的表面处理技术。

2. 掌握遮色瓷的构筑和烧结方法。

3. 了解瓷粉体系的组成、烤瓷炉的操作方法。

【实验用品】

工作模及打磨好的基底冠、超声清洗机或高压蒸汽清洗机、烤瓷炉、微型电动打磨机、夹持钳、糊剂 + 结晶粉型遮色瓷、塑瓷工具、玻璃板、水杯、洁净毛巾、纸巾、烧结盘、支撑钉、三氧化二铝砂等。

【方法和步骤】

1. 底层冠的处理

（1）喷砂：用三氧化二铝砂对基底冠金-瓷结合面进行喷砂，笔式喷砂机的压力为 0.2~0.4MPa，喷砂角度为 45°，三氧化二铝粒度为 80μm。喷砂时注意保护边缘，组织面也可适当喷砂（图 2-103）。

（2）清洗基底冠：用超声波清洗机或者高压蒸汽清洗机彻底清洗基底冠（图 2-104）。

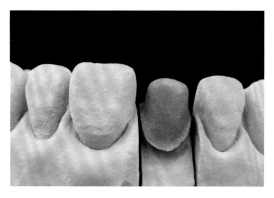

图 2-103 喷砂处理完成

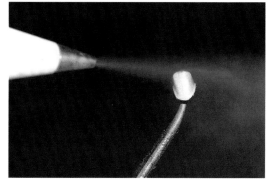

图 2-104 高压蒸汽清洗机清洗基底冠

（3）除气、预氧化：在烤瓷炉内进行除气和预氧化处理。应按合金制造厂商提供的说明进行，表面处理后的基底冠不能再与手接触，应用夹持钳夹持（图 2-105）。

2. 遮色瓷的构筑与烧结 本实验采用的是糊剂 + 结晶粉型遮色瓷。

（1）第一层遮色瓷的涂布：先在基底冠的瓷覆盖区涂布第一层不透明瓷糊剂。方法为：取适量不透明瓷，以瓷泥能在玻璃板上轻微扩散为最佳稠度；用塑瓷笔在瓷结合面均匀涂一层，厚度以在湿润状态下刚能完全遮盖金属色为最好；用夹持钳夹住修复体的金属带位置，用正确型号的结晶粉均匀的洒上一薄层，注意不要提震，按不透明瓷粉的烧结程序烧结（图 2-106）。

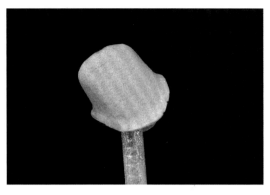

图 2-105　预氧化完成

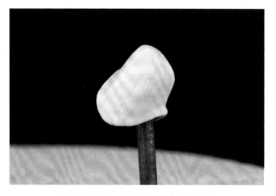

图 2-106　不透明瓷的涂布

（2）第二层遮色瓷的涂布：第一层遮色瓷冷却后再均匀涂布第二层遮色瓷，在第二层遮色糊剂上均匀撒上结晶粉，注意不能使结晶粉局部堆积，置炉口干燥 1~2 分钟后入炉烧结，按厂家推荐的说明进行干燥和烧结，烧结后的不透明瓷应能完全盖住金属色，表面呈砂纸状的粗糙表面。保证不透明瓷层厚度均匀为 0.2mm（不同产品的厚度要求不尽相同），遮色不完全或有裂纹者可再涂布、烧结（图 2-107）。

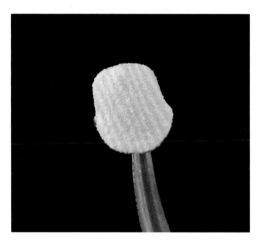

图 2-107　第二层遮色瓷的涂布

【注意事项】

1. 烤瓷冠桥修复原则上都应该上𬌗架。

2. 涂布遮色瓷的笔应清洗干净并擦干。

3. 根据不同的颜色选择合适的遮色糊剂，稀释只能用专用液，不能用水混合。

4. 不透明瓷根据材料不同,制作方法也各有不同,如粉剂的不透明瓷可以将第一层不透明瓷涂得极薄,能防止与金属间出现气泡和缺陷。为进一步增加结合强度,第二层不透明瓷才完全遮盖金属颜色。不同厂商生产的瓷粉遮色所需的最低厚度不尽相同。

5. 遮色层太厚易出现开裂或出现缝隙,太薄易出现颜色变灰或明度降低。

6. 组织面的边缘区域不要有遮色瓷或结晶粉存在。

【思考题】

1. 除气、预氧化的目的是什么?

2. 遮色瓷的构筑还有哪些方法?

实验五　烤瓷单冠(中切牙)体瓷、釉瓷、透明瓷的构筑

【目的和要求】

1. 了解瓷粉体系的组成、烤瓷炉的操作方法及各种瓷粉的烧结程序。

2. 熟悉瓷粉的特性及瓷粉构筑工具的操作。

3. 掌握瓷粉分层构筑的操作方法和步骤。

【实验用品】

工作模及完成了遮色瓷的基底冠、超声波清洗机、烤瓷炉、夹持钳、同一色系的颈瓷、牙本质瓷、牙釉质瓷、透明瓷、瓷粉调拌液、塑瓷笔、调拌棒、回切刀、玻璃板、水杯、洁净毛巾、海绵、纸巾等。

【方法和步骤】

1. 瓷粉分层构瓷-回切法

(1)调拌瓷粉:清洗干净所需工具,在玻璃板上将调拌专用液与瓷粉混合,不能太稀或太稠,振动玻璃板排除气泡,多余的液体用纸巾吸去,形成容易塑型的湿砂状。

(2)颈部瓷的构筑与烧结:湿润遮色瓷表面,在颈缘一圈堆塑颈部瓷(图 2-108),形如水滴状(图 2-109)。

(3)牙本质瓷的构筑:用塑瓷笔或雕刀配合,将调和好的瓷粉堆筑到不透明瓷表面,恢复牙体的解剖外形。注意控制瓷泥的稀稠度,保证塑形时瓷泥不坍塌。如遇瓷体空间不足 1mm 时,可在遮色瓷表面先用少量遮色体瓷,再在其上覆盖牙本质瓷(图 2-110)。

(4)唇面回切:唇面回切包括切 1/3 和中 1/3 的回切。先标记出唇面回切标志线,需标出切 1/3 和中 1/3 的标志线,以及在牙本质瓷的切端唇侧边缘 1mm 处

画标志线（图 2-111），以这条线为参考，对唇面切 1/3 进行回切（图 2-112）。中 1/3 回切时，应先在已回切的切 1/3 做两条标志线，将其分为上、中、下三部分，从下标志线开始，进行唇面中 1/3 的斜面回切，注意唇面中 1/3 回切后要形成与牙面相适应的突度（图 2-113）。用塑瓷笔对回切面修整后（图 2-114），用刀片刺刻检查瓷层厚度，保证瓷层厚度至少 0.7mm（图 2-115），不足部分要进行牙本质瓷的添加。

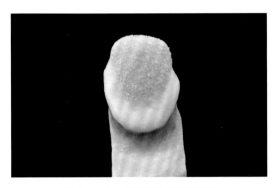

图 2-108 颈部瓷（唇面观）

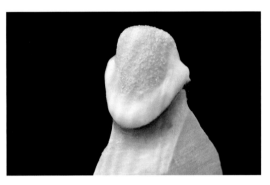

图 2-109 颈部瓷（侧面观）

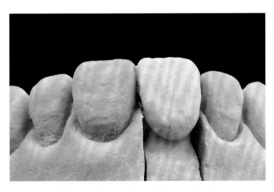

图 2-110 牙本质瓷的构筑

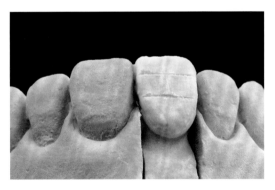

图 2-111 唇面回切标志线

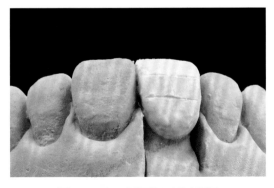

图 2-112 唇面切 1/3 回切

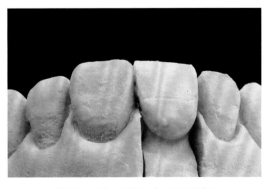

图 2-113 唇面中 1/3 回切

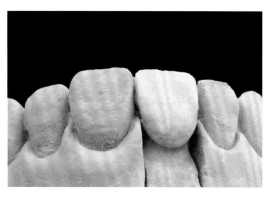

图 2-114　用塑瓷笔对回切面修整

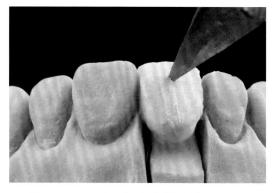

图 2-115　用刀片刺刻检查瓷层厚度

（5）邻面回切：邻面回切从切端向邻面边缘方向进行，可分别从唇侧和舌侧回切，操作时注意回切后维持邻面的突度。

（6）形成指状突结构：先在唇面画出发育沟的标志线，然后用刀片沿着标志线切割，形成浅"V"型沟，修整"V"型沟在切端形成指状突结构，指状突为 2 个或 3 个山峰状突起，以模仿天然牙的发育叶（图 2-116）。

（7）牙釉质瓷的构筑：可先在指状突的突起间构筑少许透明瓷，然后选择不同牙釉质瓷或其他效果瓷纵向堆塑。从切端 1/3 处开始堆，直至填满回切空间，使牙体的大小与对侧同名牙基本相同（图 2-117）。

（8）舌侧回切：从构筑好透明瓷的切端向金瓷交界线方向斜形回切，回切出的空间用牙釉质瓷及透明瓷恢复（图 2-118）。

（9）透明瓷的构筑：在牙釉质瓷表面构筑透明瓷，为补偿瓷粉烧结收缩，瓷粉应放量堆筑（放量 15%~20% 塑型），以补偿烧结收缩（图 2-119）。注意透明瓷的厚度应适中，烧结后一般为 0.2~0.3mm，过厚会使牙颜色变暗发灰，太薄又不能体现出透明度和层次感。

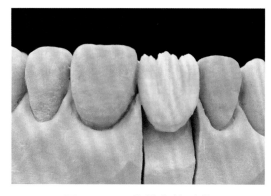

图 2-116　指状突的形成

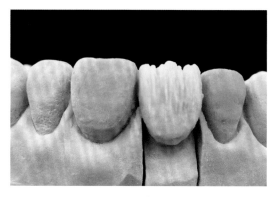

图 2-117　牙釉质瓷的构筑

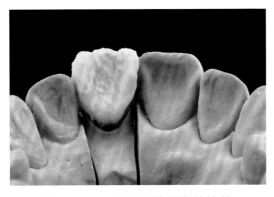

图 2-118　舌侧牙釉质瓷的构筑

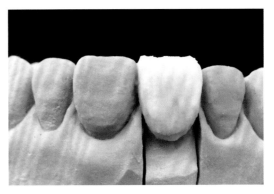

图 2-119　透明瓷的构筑

（10）邻面接触点的恢复：取出牙冠，近远中邻面凹陷区用牙釉质瓷追加，同样放量塑型，可以稍提震吸水（图 2-120）。用干的烤瓷笔清扫干净冠内面及非瓷覆盖区多余的瓷粉，堆塑完成以后进行预干燥，真空烧结（图 2-121）。第一次烧结后进行必要的追加构筑，并按修补烧结程序烧结。

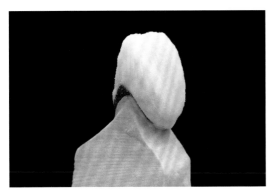

图 2-120　邻面瓷的追加

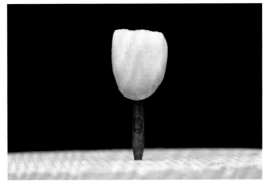

图 2-121　瓷体堆塑完成

2. 瓷粉分层构瓷-直接堆塑法（图 2-122）

（1）颈部瓷的涂布和烧结。

（2）牙本质瓷的构筑：在不透明瓷及颈瓷上构筑牙本质瓷，在唇面、邻面、舌面预留出构筑牙釉质瓷的空间，切端形成指状突，用毛笔抹平表面。

（3）堆筑牙釉质瓷及透明瓷，稍放量塑型。

（4）邻面用牙釉质瓷追加。

（5）清扫冠内面及非瓷覆盖区。预干燥，烧结。

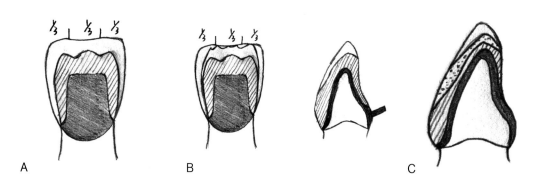

图 2-122　指状突的形成及牙釉质瓷及透明瓷的构筑
A. 构筑牙本质层,在切端的近 1/3、中 1/3、远 1/3 交界处形成指状突　B. 构筑牙釉质瓷至与邻牙同等大小　C. 追加透明瓷并放量 15%~20%

【注意事项】

1. 烤瓷冠桥修复原则上都应该上𬌗架,以方便调整功能咬合。

2. 调拌瓷泥应稀稠合适,不能过分干燥;追加瓷粉时,稍稍提振,使水分浮出后再行追加。堆好瓷后置保湿箱内保存,等待烧结。

3. 塑瓷时,提振缩聚不可过于激烈,以防止外形塌陷。

4. 为达到更好的效果,可进行效果瓷的运用。

5. 及时清洗堆筑工具,避免调拌瓷粉时瓷粉之间相互混杂。

6. 如需加瓷,用超声清洗机清洗后再制作。

7. 烧结时,应按照瓷粉厂家说明书设置烤瓷炉参数,降温速度不可过快,以防瓷裂。

【思考题】

1. 分析回切与非回切瓷粉分层构筑法的优缺点。

2. 发生瓷裂和崩瓷的原因有哪些?

3. 为什么要尽量减少反复烧结的次数?

实验六　烤瓷单冠(中切牙)瓷体形态修整和上釉

【目的和要求】

1. 掌握烤瓷单冠的外形修整方法。

2. 熟悉烤瓷外形修磨工具及其使用方法。

【实验用品】

工作模及已完成烧结的烤瓷单冠、咬合纸、超声波清洗机、烤瓷炉、放大镜、夹持钳、微型电动打磨机、打磨车针等。

【方法和步骤】

1. 形态修整

（1）单冠在代型上就位：在放大镜下检查冠组织面，小心磨除组织面沾染的瓷粉等，使单冠在代型上就位（图 2-123）。

（2）接触点的调整：用咬合纸作检测，单侧进行调磨，接触点松紧适宜后调磨另一侧，使烤瓷冠在模型上完全就位，注意接触点要求符合生理形态（图 2-124）。

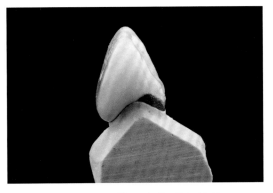

图 2-123　单冠在代型上就位

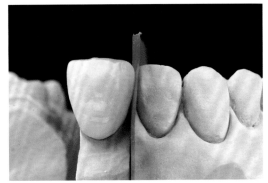

图 2-124　接触点调磨

（3）唇颊面外形突度、宽度的调整：掌握牙体的外形特点，参照牙弓弧度及对侧同名牙进行调整（图 2-125）。

（4）牙冠长度及切端厚度的调整：参照对侧同名牙形态，使牙冠形态与对侧同名牙对称，与邻牙协调（图 2-126）。

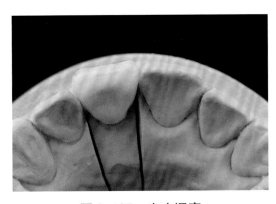

图 2-125　突度调磨

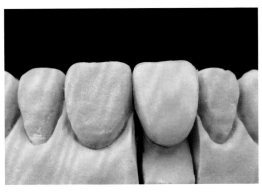

图 2-126　长度调磨

（5）咬合关系的调整：调整前牙舌面外形，通过咬合纸，调出正确的咬合关系。检查及调整正中、前伸及侧方咬合，使正中咬合稳定，前伸及侧方咬合无殆干扰（图 2-127）。

（6）细微结构的形成：进行横纹和竖纹的刻画等（图 2-128）。

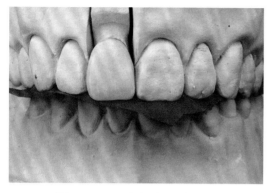

图 2-127　咬合关系的调整

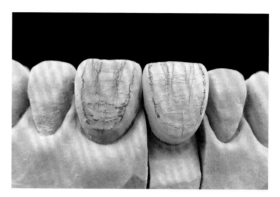

图 2-128　细微结构调磨

2. 上釉　上釉分为自身上釉和釉粉上釉。

（1）自身上釉：指的是将修复体烧结到一定温度的过程，自身上釉温度常比体瓷烧结温度约高 5°~10°。不同品牌瓷粉的上釉温度和维持时间不尽相同。

（2）釉粉上釉：在修复体表面涂附一薄层釉浆，然后放入烤瓷炉内烧结，其烧结温度比牙本质瓷烧结温度低。上釉之前要调拌均匀釉粉和釉液，涂抹的时候釉层不能太薄也不能太厚，使各部分均匀（图 2-129）。

3. 非瓷覆盖区金属表面打磨、抛光（图 2-130）。

（1）用打磨石磨除烤瓷冠桥金属部分的氧化层。

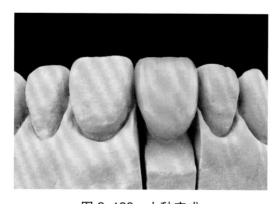

图 2-129　上釉完成

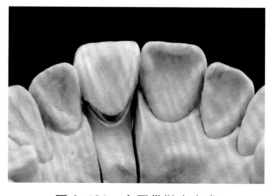

图 2-130　金属带抛光完成

（2）用橡皮轮、绒轮和抛光膏抛光烤瓷冠桥的金属部分。

（3）用专用抛光膏抛光烤瓷冠。

【注意事项】

1. 修整瓷体外形时要使用抽风机,佩戴口罩及眼罩进行自我保护。

2. 调整外形时,瓷的磨除应留有余地,以免磨除过多。如果瓷不够,清洗干净后可再行添加后烧结,但升降温的速度不可过快。

3. 打磨时,用力不要过猛,转速不能过快,以防引起瓷层折裂。磨具应按从粗到细的顺序使用。

4. 打磨时,应随时沾湿瓷体表面观察瓷层颜色。

5. 上釉前要用高压蒸汽清洗机或超声波清洗机将打磨好的瓷体清洗干净。

6. 打磨、抛光金属带时要特别注意不能损伤高精度的颈缘,不能改变金属冠桥的形态。

【思考题】

1. 烤瓷冠就位的标准是什么?

2. 烤瓷冠与邻牙间接触点应满足什么要求?

第七节　全瓷冠的制作技术

实验一　铸瓷基底冠的蜡型制作

【目的和要求】

1. 掌握铸瓷基底冠蜡型制作的方法和要求。

2. 掌握压铸全瓷铸道的设计与安插方法。

【实验用品】

工作模型、放大镜、电蜡刀、融蜡器、基底蜡、嵌体蜡、颈缘蜡、雕刀、玻璃板、气枪、蜡型分离剂、成型座、铸圈等。

【方法和步骤】

1. 涂布分离剂　在制备基牙代型表面、缺牙区牙槽嵴、邻牙、对颌牙涂布蜡型分离剂。

2. 形成基底冠　同本章第六节实验一,要求基底冠与组织面贴合;根据修复间隙调整基底冠的大小及厚度,确保最低厚度要求;基底冠是缩小的牙体外形,预留均匀的瓷层空间,对瓷层有足够的支撑(图2-131)。

3. 铸道的安插　在轴向且在蜡型最厚的部位安插铸道,连接部位光滑圆钝,无锐角锐边。铸道要求如下:蜡铸道的直径是 2.5~3mm,长度在 3~8mm,蜡型和铸道的总长度最大为 15~16mm。蜡型的间距最小为 3mm,铸道和包埋圈底座的角度为 45°~60°。放入硅橡胶圈检查,与硅橡胶圈的距离最小为 10mm(图 2-132)。

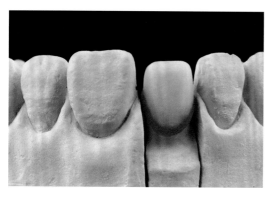

图 2-131　形成基底冠

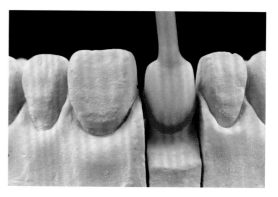

图 2-132　铸道的安插

【注意事项】

1. 要求使用的嵌体蜡为有机蜡,确保燃烧后无残渣。

2. 在制作蜡型前,必须检查代型各段是否已完全就位于代型底座上。如果未完全就位,将会导致制作出的固定桥翘动、无法就位及边缘适合性不良。

3. 从代型上取下蜡型时,不可用力过大以防止蜡型变形。取出蜡型检查其是否完整,有无裂纹,如有裂纹应将蜡型重新软化修整。

4. 铸道安插时,如果只有一个单冠蜡型,那么需要在对侧安插一个相同长短和粗细的铸道,即同一个硅胶底座上有两根铸道。

5. 如为三单位固定桥,铸道的安插要在基牙上,桥体无需加铸道。

【思考题】

铸瓷基底冠铸道安插时,如果只有一个单冠蜡型,需要再插一根铸道。请分析其原因。

实验二　铸瓷基底冠的包埋及铸造

【目的和要求】

1. 掌握蜡型冠不同的铸道安插和包埋。

2. 熟悉包埋方法及包埋中的注意事项。

【实验用品】

工作模型、电蜡刀、振荡器、真空搅拌机、放大镜、基底蜡、嵌体蜡、蜡刀、雕刀、玻璃板、气枪、成型座、硅橡胶铸圈、铸瓷专用包埋材料、铸瓷瓷块、三氧化二铝推杆、推杆分离剂粉、毛笔、手术刀等。

【方法和步骤】

1. 蜡型的包埋

（1）选择合适大小的包埋圈：硅橡胶铸圈必须紧密贴合于包埋圈底座。根据完成的蜡型重量来选择，蜡重 0.75g 以下使用 100 克的包埋圈，蜡重在 0.75~2g 之间，或者有三单位固定桥，应选择大的包埋圈（图 2-133）。

（2）选择合适的包埋材料和工具：确保精细的蜡边缘没有损伤，且应使用铸瓷专用的包埋材料。

（3）包埋：取包埋粉适量，按照厂家说明调拌包埋材料，在真空状态下调和成糊状，然后在包埋圈高频低幅振荡的情况下将包埋材料小心地倒入包埋圈内，通过振荡排除包埋料中的气泡，接近蜡冠时用小毛刷的笔尖向组织面推压、蠕动，使包埋材料灌满整个组织内壁，避免空气进入。待铸造圈快灌满时放入硅胶圈盖，使多余的包埋材料从中溢出，保证铸圈的底部平整（图 2-134）。

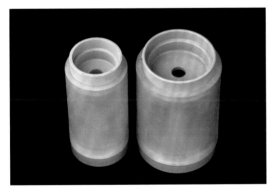

图 2-133 选择包埋圈

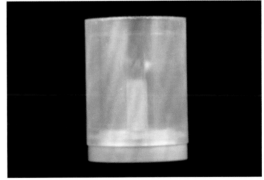

图 2-134 包埋

2. 预热

（1）包埋材料凝固后放置 1 小时，旋转移动去除硅橡胶圈和包埋圈底座。

（2）用石膏刀去除包埋圈底部的粗糙部位，注意去除的包埋材料不要进入铸道口。

（3）包埋圈放置的位置在炉膛的后部，铸道口倾斜向下（图 2-135）。

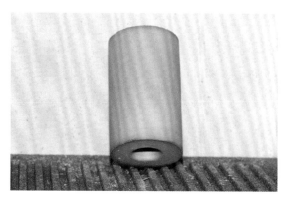

图 2-135　放入茂福炉

（4）按包埋材料的使用说明调节茂福炉,包埋圈达到预热的最终温度后保持 45~60 分钟。

3. 铸造

（1）打开铸瓷炉完成自检和预热功能,根据包埋圈大小和瓷块的种类选择正确的压铸程序。

（2）准备所需要的瓷块和三氧化二铝推杆,将推杆放入推杆分离剂粉中待用。

（3）当预热程序结束后迅速将铸圈从茂福炉中取出,放入热铸瓷炉的中央。将瓷块圆形无标识的一面放入包埋圈,有瓷块颜色标识的一面向上,将涂有分离剂粉的三氧化二铝推杆放入包埋圈中,放入铸瓷炉的中央后启动压铸程序。

（4）当压铸程序结束后（图 2-136）,从铸瓷炉中取出,让包埋圈自然冷却至室温。

4. 去除包埋料

（1）约 1 小时冷却到室温,在冷却的包埋圈上标记三氧化二铝推杆的长度（图 2-137）。

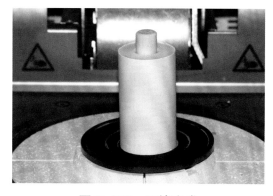

图 2-136　压铸完成

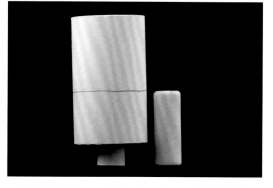

图 2-137　标记三氧化二铝推杆的长度

（2）用切割刀片分割包埋圈,使包埋圈在推杆和铸瓷材料的对接处分离（图 2-138）。

（3）用 0.2~0.3MPa 压力的玻璃珠喷砂,注意喷砂的角度和距离,让铸件显现（图 2-139）,不要损坏铸件,特别注意保护边缘的地方,直到完全去掉包埋材料。

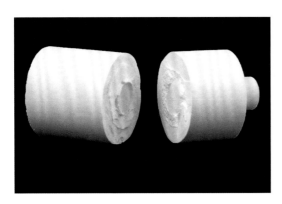

图 2-138　分割包埋圈

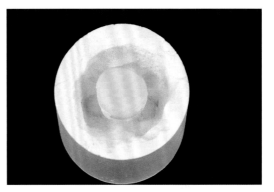

图 2-139　铸件显现

【注意事项】

1. 在包埋圈的选择上,蜡型的重量应包含铸道蜡型的重量。

2. 不同的修复体类别包埋时选择不同的粉液比,按说明书的参数正确使用和存放包埋材料。

3. 包埋材料含有石英粉末,在混合包埋材料时注意个人防护,以免吸入粉尘。

4. 包埋完成后,24 小时内应进行烧结和铸造。如果有多个包埋圈一起预热,包埋时间要错开,并且间隔 20 分钟放置在预热炉中,确保预热炉的温度。

5. 瓷块和三氧化二铝推杆不需要提前预热。

6. 包埋圈从茂福炉中取出到铸造的时间控制在 30s,防止包埋圈温度下降过多。

【思考题】

铸造的方法有哪些? 铸瓷的铸造方法与其他铸造方法有什么不同?

实验三　铸瓷基底冠的打磨

【目的和要求】

1. 掌握使用正确的打磨工具对铸件进行精修和调整。

2. 熟悉打磨的原则及方法。

【实验用品】

工作模型及铸件、喷砂机、微型电动打磨机、超声波清洗机或高压蒸汽清洗机、金刚砂片、打磨车针、放大镜、夹持镊、印泥或适合性检查剂（fit checker）等。

【方法和步骤】

1. **切除铸道** 用金刚砂片切割铸道，同时用水冷却。

2. **基底冠就位** 在放大镜下检查组织面是否光滑，有无缺陷或小瘤子。小心就位，要求边缘完全密合无悬突（图 2-140）。

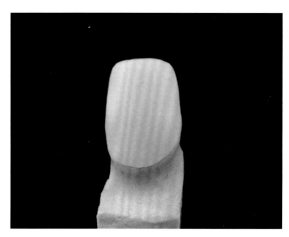

图 2-140 检查基底冠

3. **试戴调磨** 试戴合适后低速轻压将铸道的连接点打磨圆滑，打磨时避免基底冠材料过热。确保在打磨时基底冠有合适的厚度和外形。

4. 用 50μm 三氧化二铝砂在 0.2MPa 压力下短暂喷砂并清洗修复体。

【注意事项】

1. 打磨时，应注意对基底冠边缘的保护，避免出现边缘破碎。

2. 不要用切割砂片快速切割桥，以免造成隐裂点，对以后的全瓷修复带来隐患。

实验四 铸瓷单冠（中切牙）体瓷、釉瓷、透明瓷的构筑

【目的和要求】

1. 掌握分层构筑的操作方法和步骤。

2. 熟悉全瓷瓷粉的特性及瓷粉构筑工具的使用。

3. 了解全瓷瓷粉体系的组成、烤瓷炉的正确使用方法及各种瓷粉的烧结程序。

【实验用品】

工作模型及铸瓷基底冠、超声波清洗机、烤瓷炉、持针器、内置钳、同一色系的颈部瓷、牙本质瓷、牙釉质瓷、透明瓷、瓷粉调拌液、塑瓷工具、调拌刀、回切刀、玻璃板、水杯、洁净毛巾、海绵、纸巾等。

【方法和步骤】

1. **制作结合层** 用高压蒸汽清洗基底冠。用内置钳稳定修复体,在表面薄薄刷一层专用液,用干燥的笔取薄体瓷在上方均匀撒到已涂刷专用液的基底冠表面,使烧结完成的结合层成鸡蛋壳状(图2-141)。

2. **牙本质瓷的构筑** 同本章第六节实验六,按比色记录选取对应的瓷粉,用调拌刀在玻璃板上调拌牙本质瓷,振荡玻璃板排除气泡,形成容易塑型的湿砂状。用塑瓷笔将调和好的瓷粉按牙体外形进行分层堆筑(图2-142)。

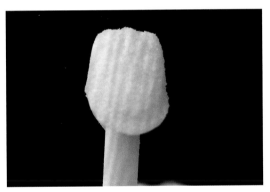 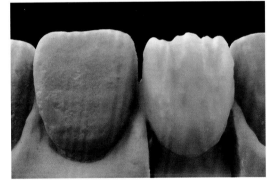

图2-141 制作结合层　　　　　　图2-142 牙本质瓷的构筑

3. **特殊效果瓷的运用** 可以根据需要选择不同的效果瓷,加强个性化特征,使修复体的效果更好。如可以选择白色效果瓷增加切端明度,放置发育叶效果瓷(图2-143),为了模仿天然牙裂纹可以采用不同颜色调配来设计牙釉质的裂纹等。

4. **切端瓷的构筑及最终成型** 在表面构筑切端瓷和透明瓷(图2-144),为补偿瓷粉烧结收缩,瓷粉应放量15%~20%堆筑塑型。取出牙冠后,近远中邻面凹陷区用牙釉质瓷追加,同样放量塑型,注意加瓷的位置。用干的毛笔清扫干净冠内面及非瓷覆盖区多余的瓷粉。瓷体堆塑完成以后进行预干燥,真空烧结。

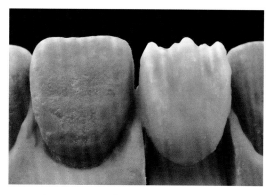

图 2-143　发育叶效果瓷的运用

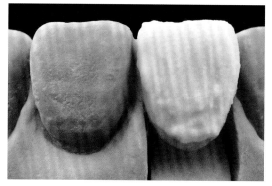

图 2-144　切端瓷的构筑成型

5. 修补加瓷　第一次烧结后根据邻牙外形和咬合情况进行必要的追加构筑，并按修补烧结程序烧结（图 2-145）。

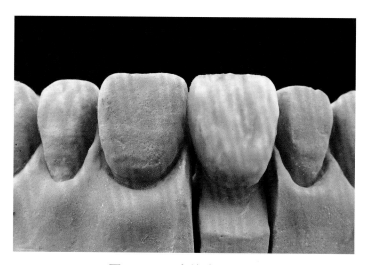

图 2-145　瓷的追加构筑

【注意事项】

1. 结合层烧结前必须保存内冠清洁无污染。

2. 降温速度不可过快，以防瓷裂。

3. 提振时不可过于激烈，以防止外形塌陷。

4. 堆筑瓷粉时，不能过分干燥；追加瓷粉时，稍稍提振，使水分浮出后再行追加。

5. 及时清洗堆瓷工具，避免调拌瓷粉时瓷粉之间相互混杂。

6. 全瓷烧结时需要在烧结钉上加少量的修复固位膏。

实验五 铸瓷单冠（中切牙）的瓷体形态修整和上釉

【目的和要求】

1. 掌握全瓷单冠的外形修整方法。

2. 熟悉牙体外形修磨工具及其使用方法。

【实验用品】

工作模及已完成烧结的铸瓷全冠、咬合纸、超声波清洗机、烤瓷炉、放大镜、持针器、微型电动打磨机、打磨车针等。

【方法和步骤】

形态修整

（1）单冠在代型上就位：在放大镜下检查冠组织面，使单冠在代型上就位（图 2-146）。

（2）接触点的调整：用咬合纸单侧调磨，接触点松紧适宜后调磨另一侧，使全冠在模型上完全就位，接触点要求符合生理形态（图 2-147）。

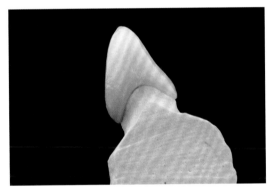

图 2-146 单冠在代型上就位

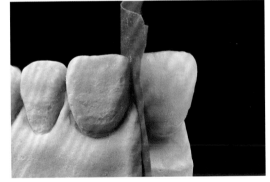

图 2-147 接触点调磨

（3）唇颊面外形突度、宽度的调整：掌握牙体的外形特点，参照牙弓弧度及对侧同名牙进行调整（图 2-148）。

（4）牙冠长度及切端厚度：参照对侧同名牙形态，使牙冠的形态与对侧同名牙对称，与邻牙协调（图 2-149）。

（5）咬合关系的调整：调整前牙舌面外形，通过咬合纸，调出正确的咬合关系。检查及调整正中、前伸及侧方咬合。

（6）细微结构的形成：模仿对侧同名牙刻画横向、纵向的纹理等（图 2-150）。

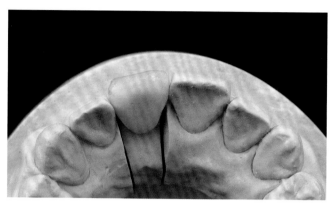

图 2-148　牙冠突度调磨

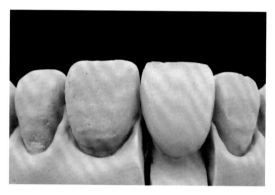

图 2-149　牙冠长度调磨

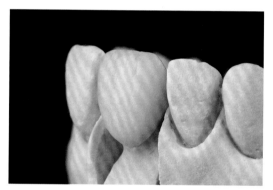

图 2-150　细微结构调磨

【注意事项】

1. 修整瓷体外形时要使用吸尘装置,佩戴口罩及眼罩进行自我保护。

2. 调整瓷体外形时,瓷的磨除应留有余地,以免磨除过多。如果瓷不够,清洗干净后可再行添加后烧结,但升降温的速度不可过快。

3. 打磨时,用力不要过猛,转速不能过快,以防引起瓷层折裂。磨具应按从粗到细的顺序使用。

4. 打磨时,应随时沾湿瓷体表面观察瓷层颜色。

5. 打磨要特别注意不能损伤高精度的颈缘。

实验六　氧化锆全瓷冠(磨牙)的形态修整、染色与上釉

【目的和要求】

1. 掌握全瓷单冠的外形修整方法。

2. 熟悉全瓷牙体外形修磨工具及其使用方法。

【实验用品】

工作模及已切削完成的氧化锆全瓷冠、咬合纸、超声波清洗机、烤瓷炉、放大镜、持针器、染色剂、烤瓷笔、微型电动打磨机、氧化锆专用打磨车针等。

【方法和步骤】

1. **去除连接杆**　切削的氧化锆全瓷冠是用预烧结氧化锆瓷块完成的，预烧结氧化锆瓷块强度低，去除连接杆时应选用氧化锆专用磨头，轻压、慢速地打磨，以防打磨过程中产生隐裂（图2-151）。

2. **终烧结**　按照厂家给定的烧结程序，对氧化锆全瓷冠进行终烧结。注意烧结盘应对全瓷冠形成均匀的支撑，以防止烧结变形。冷却后从烧结炉取出氧化锆全瓷冠（图2-152）。

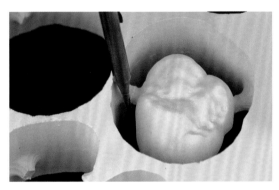

图2-151　去除连接杆

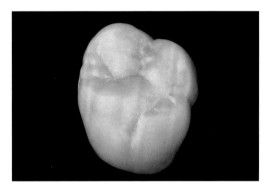

图2-152　氧化锆全瓷冠烧结完成

3. **邻接调整**　确定接触区的位置，可以选择小球形打磨头，用咬合纸检查接触点位置、大小、形态，使氧化锆全瓷冠在模型上就位（图2-153）。

4. **咬合调整**　调整𬌗面外形，通过咬合纸，检查是否有正确的咬合关系。检查及调整正中、前伸及侧方咬合，无早接触点与𬌗干扰（图2-154）。

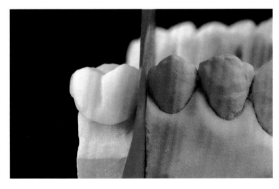

图2-153　邻接调整

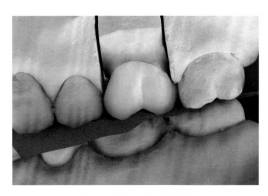

图2-154　检查咬合

5. **形态修整**　可以选用氧化锆专用打磨车针,调磨切除连接杆后的痕迹,对牙齿表面细节进行打磨。颈缘部位在放大镜下操作,调慢转速和选粒度更细的打磨车针减少崩边的风险。检查氧化锆全瓷冠外形,应与邻牙及对侧同名牙协调(图2-155)。

6. **抛光**　为了使表面光滑细腻、降低其对对颌牙的磨耗,可以调慢转速,选用合适的车针对整个表面进行抛光(图2-156)。

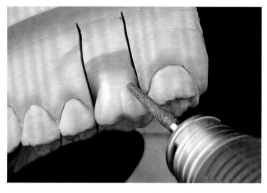

图2-155　形态调整

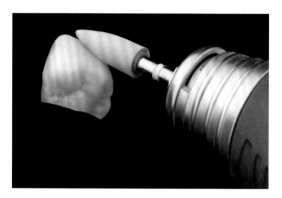

图2-156　抛光

7. **喷砂及清洗**　打磨好外形后可以细砂低压处理,用50μm的三氧化二铝砂,在0.2~0.3MPa下短暂喷砂约20秒,然后用高压蒸汽清洗机清洗(图2-157)。

8. **染色上釉**　在冠表面涂刷薄薄一层釉液,对照目标颜色用染色剂进行牙体颜色的调整,颈部根据体部颜色适当加深,从颈缘一直延伸到邻面的位置,窝沟点隙处颜色也应适当加深。调配暗蓝、灰等颜色放置在边缘嵴和切端位置增加半透明的视觉效果(图2-158)。染色后进行烧结,冷却后从烤瓷炉中取出全瓷冠。

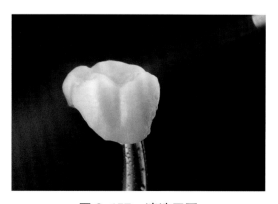

图2-157　清洗牙冠

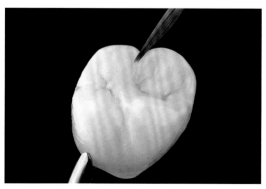

图2-158　染色

染色的烧结完成后在全冠的表面涂刷釉膏,如果效果未达到理想状态,可以在釉膏中调和染色剂重复上釉,达到理想的效果(图2-159)。

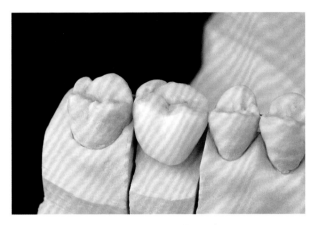

图2-159 完成上釉

【注意事项】

1. 染色后,烧结前先在烤瓷炉前烘干再烧结,可以防止烧结前染色剂流动产生堆积。

2. 染色和上釉烧结时,全瓷冠放入烤瓷炉后升温速率不宜过快,炉温冷却应降温至低于200℃拿出。

【思考题】

1. 颜色的三要素是什么?

2. 氧化锆全瓷冠的染色方法有哪些?

(任 薇 杨兴强 岳 莉)

第三章　可摘局部义齿实验

第一节　可摘局部义齿初步认识

实验　可摘局部义齿制作的基本流程及实验器械介绍

【目的和要求】

1. 了解可摘局部义齿制作所使用的工具及器械。

2. 了解人工牙的选择。

3. 通过观看录像,对可摘局部义齿及其制作方法有初步的了解。

4. 了解可摘局部义齿的基本组成部分。

【实验用品】

调拌刀、石膏刀、雕刀、手术刀、大蜡刀、蜡刀架、长鼻钳、日月钳、切断钳、梯形钳、红蓝铅笔、直尺、包埋圈、橡皮碗、小调拌杯、玻璃板、酒精灯、火柴、融蜡器、电蜡刀、半可调节𬌗架、微型电动打磨机、大砂片、橡皮轮、钨钢打磨车针、小裂钻、三氧化二铝打磨车针、金刚砂打磨车针、绒轮、绒锥、鬃毛轮、砂纸圈、抛光膏、咬合纸。

红蜡片、薄蜡片、毛笔、直径 0.9mm 不锈钢丝、电烙铁、焊锡、磷酸锌水门汀(焊媒)、托盘、普通石膏、超硬石膏、三氧化二铝砂、卡环蜡、网状蜡、花纹蜡、直径 0.8mm 蜡线条、直径 2mm 铸道蜡、直径 3.5mm 铸道蜡、蜡型分离剂、蜡型清洗剂、肥皂、铸造用钴铬合金、喷灯、琼脂复模材料、复模型盒、隔热手套、漏勺、玻璃纸、石膏剪、木槌、隐形义齿专用型盒。

藻酸盐印模材料、藻酸盐分离剂、热凝基托树脂粉、热凝造牙粉、热凝牙托水、自凝基托树脂粉、自凝造牙粉、自凝牙托水、磷酸盐包埋材料、隐形树脂。

模型观测仪、石膏模型修整机、电子天平、量筒、高速抛光机、去蜡机、加热聚合器、喷砂机、气凿、高速打磨机、电解抛光机、高压蒸汽清洗机、真空搅拌机、调拌杯、振荡器、茂福炉、高频离心铸造机、型盒、压榨器、型盒固定架、琼脂机、隐形义齿机。

不同品牌和规格的人工牙(图 3-1~图 3-5)。

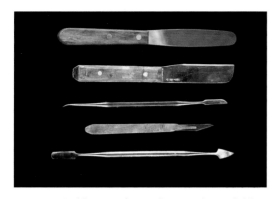

图 3-1 调拌刀、石膏刀、雕刀、手术刀、大蜡刀

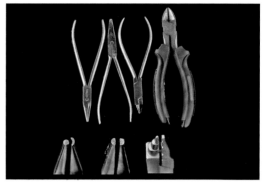

图 3-2 日月钳、长鼻钳、梯形钳、切断钳

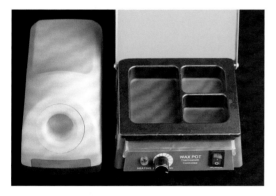

图 3-3 电蜡刀、融蜡器

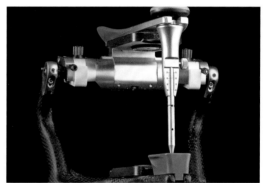

图 3-4 半可调节𬌗架

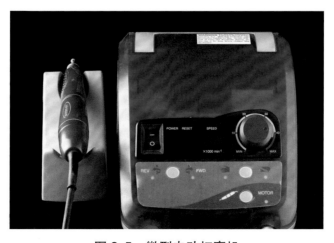

图 3-5 微型电动打磨机

可摘局部义齿制作流程录像,可摘局部义齿标模。

【方法和步骤】

1. 讲解实验课基本要求。

2. 介绍可摘局部义齿制作所使用的工具、设备及材料。

3. 分发个人使用的实验工具。

4. 在指导老师组织下观看可摘局部义齿制作流程录像和可摘局部义齿标模。

【注意事项】

1. 保管好个人使用的实验器械,若损坏或丢失,应照价赔偿。

2. 遵守秩序和实验室规定,白大褂穿着工整,不高声喧哗。

【思考题】

可摘局部义齿的基本组成部分有哪些? 各自的作用是什么?

第二节　印模和模型

实验　印模消毒和模型灌注、修整

【目的和要求】

1. 了解常用印模消毒方法。

2. 掌握模型灌注的基本方法。

3. 掌握模型修整的方法。

【实验用品】

托盘、藻酸盐印模材料、标准模型、超硬石膏、电子天平、量筒、橡皮碗、调拌刀、石膏刀、玻璃板、真空搅拌机、振荡器、石膏模型修整机、微型电动打磨机、雕刀、直尺等。

【方法和步骤】

1. **印模消毒**　带习老师讲解临床常用印模消毒方法。

2. **印模复制**　选择合适大小的托盘。浸泡标准模型至无气泡从石膏内逸出,模型从水中取出后吹去多余水分,保证模型表面湿润但无水渍。按藻酸盐印模材料说明书量取适量水,倒入橡皮碗中,用勺子量取相应量的藻酸盐印模材料倒入橡皮碗中,使用调拌刀施加压力顺一个方向调拌,使印模材料吸水均匀充分。将印模材料放入托盘内,用调拌刀取少量印模材料压到润湿的标准模型上有精细结构的部位,将模型压入印模材料中。待印模材料凝固后取出模型(图 3-6)。

3. **灌注模型**　量取 22mL 水加入调拌杯中,然后加入 100g 超硬石膏粉,用调拌刀搅拌湿润,使用真空搅拌机搅拌均匀。打开振荡器,左手持托盘手柄将印模置于振荡器上,右手用调拌刀取少量石膏置于印模腭顶或舌侧较高部位,使石膏逐渐缓慢流入并充满印模的每一牙冠部分(图 3-7)。继续灌注石膏,直至盛满整个印模。待石膏凝固后将模型顺牙长轴方向小心从印模中取出。

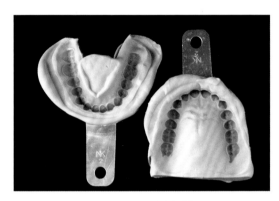

图 3-6　翻制印模

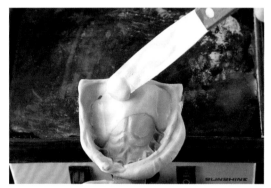

图 3-7　灌注石膏

4. **添加底座**　模型底面浸泡湿润。按水粉比调拌 100g 石膏,将其堆积在玻璃板上。然后将模型置于石膏上,轻轻加压,使𬌗平面与玻璃板平面平行(图 3-8)。待石膏流动性较差但还未凝固时,使用石膏刀修整周围多余的石膏及下颌的舌侧石膏,待石膏发热再冷却凝固形成底座。

5. **修整模型**　利用石膏模型修整机磨去模型周边多余的部分,用雕刀或微型电动打磨机修去咬合障碍点和黏膜转折处的边缘。下颌模型的舌侧亦要修平,使模型整齐、美观,并便于义齿的制作(图 3-9)。模型最薄处不低于 10mm。

【注意事项】

1. 印模消毒清洗后一定要吹干再灌注,否则会导致模型表面缺陷及强度下降。藻酸盐印模应及时灌注,以防脱水及过分吸水后膨胀变形。

2. 灌注时,应先使石膏逐一缓慢流入牙冠部位,以防止牙冠部位产生气泡。

3. 印模材料调拌时,应先水后粉,边调拌边加压。

【思考题】

灌注石膏时应注意哪些问题?

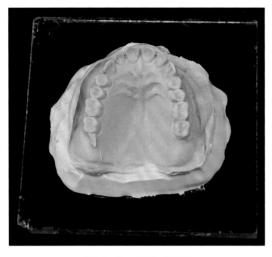

图 3-8　添加底座

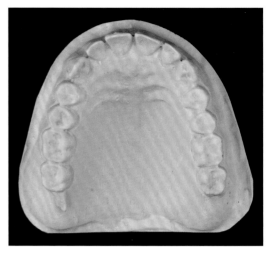

图 3-9　模型修整完成

第三节　肯氏四类前牙缺失的制作技术

实验一　模型设计和支架弯制

【目的要求】

1. 掌握模型设计的方法。

2. 掌握间隙卡环弯制的方法、步骤及其要点。

【实验用品】

A1B1 缺失模型、模型观测仪、红蓝铅笔、普通石膏、雕刀、切断钳、长鼻钳、日月钳、梯形钳、直径 0.9mm 不锈钢丝、微型电动打磨机、打磨车针、大蜡刀、蜡刀架、电蜡刀、电烙铁、焊锡、磷酸锌水门汀（焊煤）等。

【方法和步骤】

1. **模型观测和设计**　模型观测和设计包括绘制支架和基托设计图。本实验的工作模采用垂直就位，将工作模固定在模型观测仪的观测台上，使牙弓的𬌗平面与观测台底座平行，画出基牙的观测线（图 3-10）。采用蓝色铅笔绘制支架设计图，根据观测线确定卡环固位臂卡环尖及卡环体的位置，卡环尖进入倒凹的深度为 0.5mm，此深度使用倒凹规确定，卡环臂的弧线与基牙外形协调，支架连接体位于基托宽度的中部，并伸入缺牙间隙。使用红色铅笔画出基托范围，基托在天然牙的腭侧边缘应位于导线之上或与导线一致，且不妨碍对颌牙的咬合，若缺隙唇侧牙槽嵴丰满，可不设计唇侧基托，本实验适用于此情况（图 3-11）。

2. 填倒凹 基牙舌侧,缺隙处邻牙舌侧、邻面及基托范围内的软组织倒凹,基牙颊侧的倒凹用于固位,不能填除。先将模型局部浸湿,调拌普通石膏填补倒凹,填补区域为基牙和黏膜上两条观测线之间部分,然后去除多余的石膏(图 3-12)。

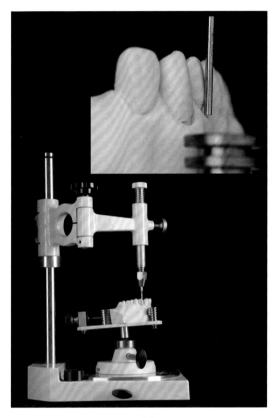

图 3-10 模型观测

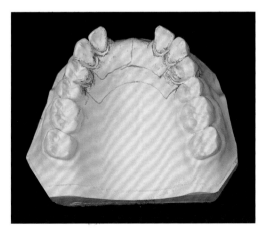

图 3-11 支架和基托设计图

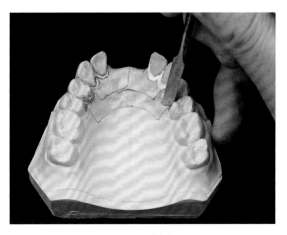

图 3-12 填倒凹

3. 支架弯制（间隙卡环的弯制）

（1）弯制卡环臂：取约 5cm 长度的直径 0.9mm 不锈钢丝。用微型电动打磨机将钢丝的一端打磨圆钝，将钢丝尽量挢直。目测基牙 A4 牙冠颈部弧形的大小，右手握长鼻钳夹紧钢丝的圆钝端，左手执钢丝，中指、无名指、小指夹住钢丝，示指顶在钳喙上作支点，拇指压住钢丝，两手同时向外旋转用力迫使钢丝形成所需要的弧形，形成弧形后，在模型上比试、调整（图 3-13）。在接近卡环体处可用日月钳作适当的弯曲使卡环臂贴靠颊外展隙（图 3-14）。

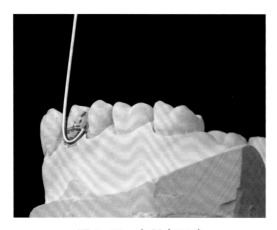

图 3-13　弯制卡环臂

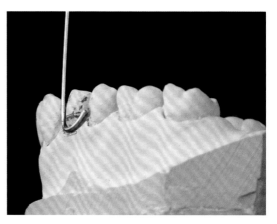

图 3-14　进入颊外展隙

（2）弯制卡环体：卡环臂形成后放在模型上比试，在钢丝位于颊𬌗边缘嵴处，用红蓝铅笔作一记号，长鼻钳夹着记号稍下方（离标记点距离等于钢丝直径）调整钢丝的方向，使之与𬌗面隙卡间隙的方向相一致。经比试、调整使之与𬌗面隙卡间隙完全贴合（图 3-15）。

（3）弯制连接体：在卡环体位于基牙舌侧𬌗边缘嵴处作记号，梯形钳夹住记号稍后方处（离标记点距离等于钢丝直径）的钢丝，左手向下压钢丝形成略小于90°的转弯。目测转弯处到腭侧龈乳突处的距离。再将钢丝游离端翘起放回模型上比试、调整，使钢丝沿着预先设计的连接体走向逐渐向前延伸，与组织面形态大体一致，并离开组织面约 0.5mm。

（4）用同样的方法弯制 B4 的间隙卡环，使其连接体与另一隙卡的连接体有 5mm 以上长度的水平重叠（图 3-16）。

4. 焊接支架

（1）检查支架的各部分位置是否准确：用蜡在远离焊接的地方将两个卡环

分别固定,加蜡位置不能影响咬合。

（2）在两个隙卡连接体水平重叠的地方涂少量的焊媒,然后用烧热的电烙铁将焊锡熔化后焊接连接点(图3-17)。

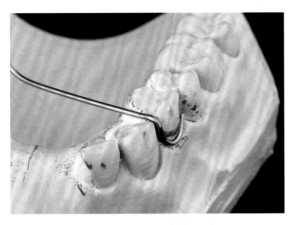

图 3-15　进入𬌗外展隙

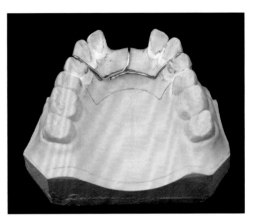

图 3-16　完成双侧隙卡

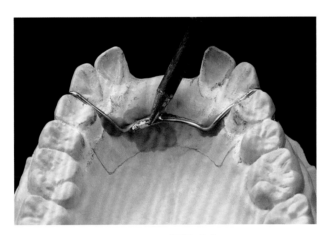

图 3-17　焊接支架

【注意事项】

1. 应避免在同一点反复弯折钢丝,夹持要稳,防止打滑,减少钳痕,避免尖锐的弯曲,以防应力集中。

2. 操作一定要有支点,动作要轻,不要损伤模型。

3. 转弯记号一定要准确,钳夹位置离标记点约一根钢丝直径的距离。

4. 连接体的走行方向应与基托的易折线垂直,连接体最好位于树脂基托的宽度和厚度中间。

5. 卡环连接体的末端应超过下颌前牙的咬合着力点。

6. 用蜡固定时,切忌将蜡滴到需要焊接的地方,以免影响焊接。

7. 焊接时应注意固定支架,以免引起支架移位,同时焊接不宜过多、过厚。

【思考题】

1. 间隙卡环弯制过程中如果在转弯时损伤了工作模型,将会对戴牙产生什么影响?

2. 支架焊接时如果支架发生移位,将产生什么后果?

实验二　排牙和蜡型制作

【目的和要求】

1. 掌握排列前牙的方法和步骤。

2. 掌握基托蜡型的制作方法和步骤。

【实验用品】

弯制好支架的 A1B1 缺失模型、A1B1 人工牙、蜡刀架、大蜡刀、电蜡刀、融蜡器、雕刀、蜡盘、喷灯、微型电动打磨机、钨钢打磨车针。

【方法和步骤】

1. **选择人工牙**　根据医生提供的信息(患者余留天然牙的颜色、形态、大小)和模型缺隙大小选择合适的 A1B1 两颗树脂人工牙。

2. **排牙**

(1)根据邻牙的牙冠切缘位置及覆𬌗、覆盖关系,调整人工牙。若人工牙过长,牙槽嵴阻挡人工牙排列到正确位置时,可对称地磨改两中切牙的盖嵴部,尽量不磨短唇侧颈缘。

(2)在模型上调整人工牙扭转度及倾斜度,使之与牙弓、颌弓协调。两中切牙的近中接触点恰好在中线上,并与对颌牙建立良好的咬合关系。

(3)用蜡固定人工牙(图 3-18)。

3. **蜡型制作**

(1)上蜡:可采用滴蜡法或铺蜡法,前者常用于制作小范围基托,后者则常用于大面积的基托制作,通常情况下是两者交替使用。根据前一实验绘制的基托设计图确定基托的伸展范围,基托蜡型厚度约为 1.5~2.0mm,边缘圆钝并可略加厚(图 3-19)。

(2)吹光蜡型:用喷灯将蜡表面吹光,注意不能破坏蜡型的形态。

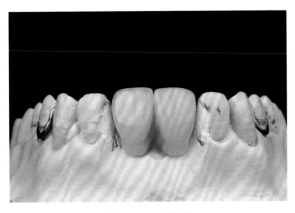

图 3-18　排牙

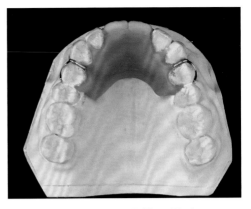

图 3-19　完成基托蜡型

【注意事项】

1. 选牙时应参考医生给的患者信息,参考余留天然牙的颜色、形态,缺牙间隙的大小,尽量与邻牙协调。

2. 排牙时,尽量不要磨改近中面和唇侧颈缘,两牙的近中邻接触点与中线一致。

3. 基托伸展范围大小要合适,厚度要适宜,边缘圆钝封闭良好。

4. 滴蜡时应把控蜡温,尽力避免蜡流出基托边缘线。

5. 吹光蜡型时,不能破坏蜡型表面形态。应注意火焰的大小、距离、方向,应让蜡保持融而不流的状态。

【思考题】

排列 A1B1 时,应注意些什么问题?

实验三　装盒(正装法)

【目的和要求】

1. 掌握各种装盒方法。

2. 掌握正装法的方法、步骤及适用范围。

【实验用品】

制作好蜡型的 A1B1 缺失模型、型盒、普通石膏、橡皮碗、石膏调拌刀、雕刀、手术刀、石膏模型修整机、毛笔、肥皂、微型电动打磨机、钨钢打磨车针等。

【方法和步骤】

1. 检查义齿蜡型　装盒前应再次检查义齿的蜡型,边缘是否密合、人工牙是否移位等,发现问题及时补救。

2. **选择型盒**　选择大小合适、上下盒对合良好、盒盖完整、下盒底板密合的型盒。

3. **模型修整**

（1）模型浸泡吸足水分。

（2）使用手术刀或微型电动打磨机修去余留牙切端及牙尖部分,使用石膏模型修整机修去模型上与蜡型无关的部分以方便暴露蜡型边缘,形成与选择型盒的大小、高度相适应的大小和厚度。要求模型置于下层型盒时,基托蜡型的下边缘与下层型盒的上缘平齐或略低,上层型盒合上后人工牙的最高点距上层型盒的上缘至少有 5mm（图 3-20）。

4. **装盒设计**　装盒有三种方法。

（1）正装法:其特点是模型、人工牙和支架全部固定在下层型盒,树脂完全充填在下层型盒。主要用于前牙缺失不设计唇基托的可摘局部义齿（图 3-21）。

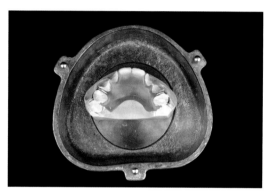

图 3-20　模型修整

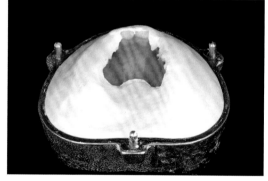

图 3-21　正装法

（2）反装法:其特点是仅模型在下层型盒,基托、人工牙翻置到上层型盒,充填树脂在上层型盒完成,常用于全口义齿（图 3-22）。

（3）混装法:其特点是模型和支架固定在下层型盒,人工牙翻置到上层型盒,充填树脂时人工牙在上层型盒完成,而基托在下层型盒充填,适合于大部分可摘局部义齿（图 3-23）。

本实验因缺隙区唇侧丰满,未设计唇侧基托,故适用正装法装盒。

5. **装下层型盒**

（1）包埋固定:将下层型盒内表面涂布肥皂水,然后将按比例调拌好的普通石膏倒入下层型盒,加入石膏量取决于被包埋模型的体积。振动型盒边缘,排除

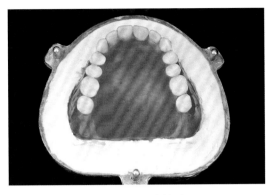

图 3-22 反装法

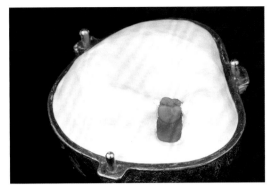

图 3-23 混装法

石膏内的气泡,将浸泡好的石膏模型平放于型盒中部的石膏内,使蜡基托的下边缘与下层型盒上边缘平齐。用石膏将模型支架、石膏牙和人工牙全部包埋。

（2）暴露蜡型:在不形成倒凹的情况下蜡型尽量暴露。

（3）抹光表面:在石膏未完全凝固之前,用水缓缓冲洗,用手指将石膏表面抹光,形成光滑而无倒凹的斜面。用排笔洗去人工牙舌面及蜡基托上的石膏,同时除去下层型盒边缘的石膏（图 3-24）。

6. 装上层型盒 待下层型盒的石膏凝固后,用毛笔在上层型盒内表面和下层型盒石膏表面均匀涂布一薄层肥皂水作分离剂。合上上层型盒,上下型盒间必须密合。调拌普通石膏,先用毛笔蘸取石膏在蜡型表面涂布一层,然后缓缓地从型盒的一侧注入石膏,边注入边振荡,直至充满上层型盒的所有部分（图 3-25）,盖上型盒盖轻压挤出多余的石膏,静置。

【注意事项】

1. 模型修整时,不要损伤支架蜡型和人工牙。

2. 石膏的调拌比例应适当,过稀则影响强度,过稠则易形成气泡。

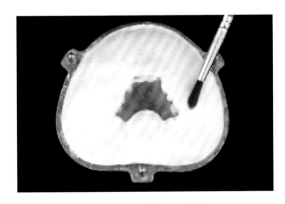

图 3-24 装下层型盒

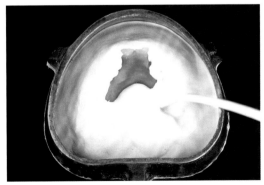

图 3-25 装上层型盒

3. 装下层型盒时,蜡型暴露要充分但又不能形成倒凹。

4. 装上层型盒时,石膏不宜注入过快,应边注入边振荡。

【思考题】

1. 装盒的方法有哪几种? 各自的适用范围是什么?

2. 为什么下层型盒的表面不能形成倒凹?

实验四 去蜡、充填树脂和热处理

【目的和要求】

1. 掌握去蜡、充填树脂的方法。

2. 了解热处理的程序和方法。

3. 熟悉热处理设备的使用方法。

【实验用品】

已完成装盒的型盒、去蜡机、隔热手套、石膏剪、石膏刀、型盒、手术刀、藻酸盐分离剂、毛笔、小调拌杯、调拌刀、热凝基托树脂粉、热凝牙托水、玻璃纸、型盒夹、型盒压榨器、雕刀、加热聚合器、长夹等。

【方法和步骤】

1. **去蜡** 在装盒石膏完全硬固后,将型盒置于沸水中数分钟(视型盒大小放置 5~10 分钟),使蜡受热软化。戴上隔热手套,用长夹将型盒从沸水中取出。然后用石膏刀将上下型盒撬松,分开上下型盒,除去软化的蜡;将上下型盒分开置于去蜡机内约 2 分钟或使用流动沸水,冲尽残余的蜡。用手术刀修去石膏印模腔中锐利的边缘。

2. **涂布分离剂** 用毛笔将藻酸盐分离剂涂布于上下型盒石膏表面。为防止人工牙与基托树脂的分离,应尽量避免涂在人工牙和支架上,或用棉签蘸取牙托水擦掉人工牙和支架上的分离剂(图 3-26)。

3. **充填树脂** 按水粉比在小调拌杯中加入热凝牙托水,再加入热凝基托树脂粉,调拌均匀后加盖。到达面团期时取适量树脂,置于下层型盒的基托部位,量略大于基托的厚度(图 3-27)。将湿的玻璃纸置于上下型盒之间,复位上下型盒,放在型盒压榨器上缓缓加压,挤出过多的树脂。分开上下型盒检查,用雕刀修除过多的树脂;如树脂不足,则涂少许单体后添加树脂再次加压。去除玻璃纸,在人工牙及相应基托表面涂少许单体,将上下型盒复位,用压榨器加压并使用型盒夹固定。

4. **热处理** 将型盒连同型盒夹一起置入加热聚合器内,按材料生产商推荐

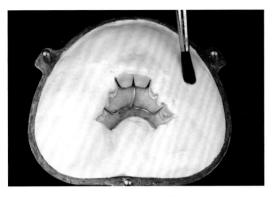

图 3-26　涂布藻酸盐分离剂

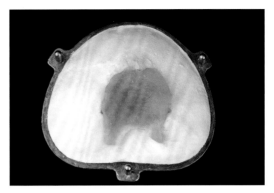

图 3-27　充填基托树脂

的程序进行热处理。

【注意事项】

1. 去蜡时型盒置于沸水中时间不可过长,否则熔化的蜡会渗入石膏,导致石膏松软和分离剂涂布困难;该时间也不能过短,否则蜡未软化,开盒时易损坏石膏印模腔边缘。冲蜡前,尽量去除软化的蜡。

2. 去蜡后,石膏印模腔锐利的边缘应修掉,否则在充填树脂时可能折断而埋入树脂中。

3. 石膏表面需涂布分离剂,必要时在第一层分离剂表面再涂一层,否则石膏附于树脂表面后难以去除。

4. 热处理前勿忘记完全取出玻璃纸,否则会造成人工牙与基托分离。

5. 压型盒时,应逐渐增加压力,避免将石膏压碎而导致义齿变形。

【思考题】

1. 热凝树脂调拌后会出现哪些分期?

2. 导致树脂出现气泡的原因有哪些?

实验五　开盒、打磨和抛光

【目的和要求】

1. 掌握开盒、打磨和抛光的方法和步骤。

2. 掌握打磨的基本原则。

3. 熟悉常用的打磨器械及其使用方法。

【实验用品】

热处理后的型盒、石膏刀、石膏剪、木锤、雕刀、气凿、微型电动打磨机、钨钢打磨车针、裂钻、砂纸圈、高速抛光机、布轮、绒轮、绒锥、抛光石英砂、抛光膏、高压蒸汽清洗机等。

【方法和步骤】

1. **开盒** 待型盒冷却后,用石膏刀将上下型盒撬开,用木锤轻敲型盒的四周和底部,使石膏和型盒分离。然后用石膏剪将义齿四周的石膏剪去(图3-28)。注意石膏裂缝不能通过义齿,否则会造成修复体损坏或卡环变形。剩余的少量石膏可用雕刀或气凿去除。

2. **打磨** 先用钨钢打磨车针打磨基托上的菲边,修整基托边缘外形(图3-29);用裂钻打磨卡环邻面和修整颈缘外形,注意勿伤及卡环和人工牙(图3-30)。最后用砂纸圈轻磨基托表面,磨平、去尽一切打磨纹路(图3-31)。

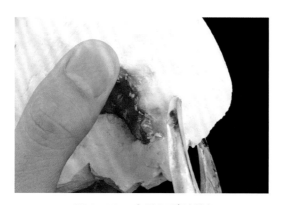

图3-28 去除石膏(剪)

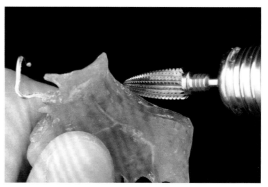

图3-29 钨钢打磨车针打磨

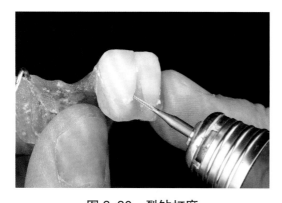

图3-30 裂钻打磨

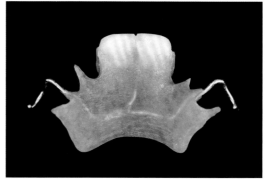

图3-31 砂纸圈打磨

3. **抛光** 先用湿布轮蘸湿石英砂进行初抛(图3-32),然后用绒轮蘸抛光膏高度抛光基托光滑面(图3-33)。外展隙和较深的腭顶可用绒锥加抛光膏进行精细抛光,尽量不损伤人工牙。

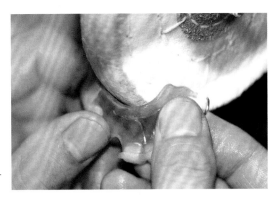

图 3-32 湿石英砂抛光

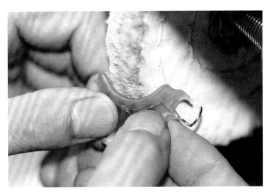

图 3-33 抛光膏精细抛光

【注意事项】

1. 打磨、抛光应遵循由粗到细,先磨平后抛光的原则来进行。

2. 邻面及外展隙不可磨除过多,以防止出现食物嵌塞,并注意勿伤及卡环和人工牙。

3. 布轮、绒轮的转动方向必须与卡环的伸展方向一致,否则高速旋转的抛光轮易挂住卡环而发生危险。

4. 抛光只是一种表面处理,不应改变修复体的外形,尤其是人工牙部分,成品牙最好不做打磨。

【思考题】

打磨抛光的基本原则是什么?

第四节　肯氏三类后牙缺失的制作技术

实验一　模型设计和上简单殆架

【目的和要求】

1. 掌握模型设计的方法。

2. 掌握模型上简单殆架的方法。

【实验用品】

A6 缺失的工作模型、模型观测仪、大蜡刀、电蜡刀、蜡刀架、雕刀、毛笔、普通石膏、石膏模型修整机、简单殆架等。

【方法和步骤】

1. **模型观测和画导线**(参见本章第三节实验一)(图 3-34)

2. 画出基托范围　用红色铅笔在缺牙区的牙槽嵴颊、腭侧画出基托的范围,基托的前缘位于 A5、A6 交接处,后缘位于 A6、A7 交接处。基托的颊侧边缘位于前庭沟,可靠近黏膜转折处,腭侧基托和颊侧基托大小相似,基托范围及大小不得妨碍颊黏膜和舌体活动(图 3-35)。

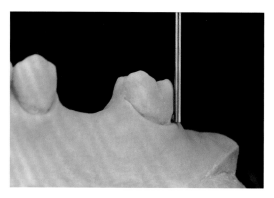

图 3-34　模型观测

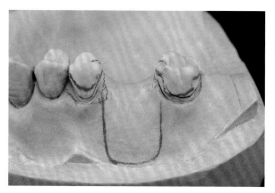

图 3-35　基托和支架设计图

3. 填补倒凹　填补基牙舌侧、邻面及基托范围内的软组织倒凹,基牙颊侧的倒凹用于固位,不能填补。先将模型局部浸湿,调拌普通石膏填倒凹;然后用雕刀去除多余的石膏(图 3-36)。

4. 上简单𬌗架的方法

(1)将模型按正中咬合关系对好,画标记线,如果不能准确对位,需咬口内蜡𬌗记录后再准确对位。在颊面滴蜡以固定模型,滴蜡时注意不能影响咬合高度。

(2)准备𬌗架:调整升降上颌体的螺钉,使上下颌体之间的高度适当。固定所有的螺钉,使𬌗架只能做开闭运动。

(3)若模型过高,使用石膏模型修整机进行修整,在模型底面制备固位沟,将模型在水中充分浸湿。

(4)将𬌗架置于玻璃板上,调拌石膏放在下颌体上,将已按咬合关系固定好的模型放到石膏上,以便将下颌模型固定在下颌体上。

(5)在上颌模型底面加石膏,合上上颌体,固定上颌模型于上颌体上。注意必须使调节上颌体升降的螺钉顶部与上颌体保持接触(图 3-37)。

【注意事项】

1. 模型上𬌗架时必须保证咬合关系准确复位并固定,否则会影响后续的制作。

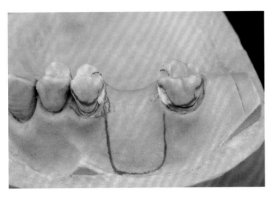

图 3-36 填补倒凹

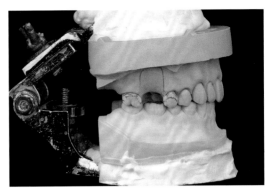

图 3-37 上𬌗架完成

2. 使调节上颌体升降的螺钉顶部与上颌体保持接触。

实验二 三臂卡环的弯制

【目的和要求】

1. 了解三臂卡环的多种制作方法。

2. 掌握球拍卡环的弯制方法。

3. 熟悉弯制𬌗支托、铸造𬌗支托的制作方法。

【实验用品】

完成上𬌗架的 A6 缺失工作模型、直径 2mm 铸道蜡、红蓝铅笔、切断钳、日月钳、长鼻钳、直径 0.9mm 不锈钢丝、大蜡刀、蜡刀架、电蜡刀、电烙铁、锡焊、磷酸锌水门汀(焊媒)、微型电动打磨机、打磨车针、雕刀等。

【方法和步骤】

1. 𬌗支托的制作

（1）弯制𬌗支托：将 2mm 不锈钢丝压制的钢片一端磨成与前磨牙𬌗支托凹相协调的形状和大小，将钢片放入前磨牙𬌗支托凹内，在向龈方弯制处作第一处标记，目测𬌗支托连接体𬌗龈向高度作第二处标记，目测𬌗支托连接体近远中长度作第三处标记。然后用长鼻钳在第一标记处向龈方弯制形成前磨牙的远中𬌗支托；在第二标记处向远中弯制形成小连接体，经过缺牙间隙在第三标记处再向𬌗方弯制，在第二磨牙的近中𬌗支托凹处标记并弯制形成第二磨牙的近中𬌗支托，比预计长度略留长 0.5mm 剪断钢片。修磨成与𬌗支托凹一致的大小和外形。要求小连接体不能进入基牙邻面倒凹，且离开模型及缺隙黏膜 0.5~1mm。用蜡将支托暂时固定在模型上，一般在基牙邻面处固定，不要在𬌗面及缺隙的中间部位固定，以免影响咬合和焊接，且用蜡不可过多。

（2）铸造𬌗支托：将直径 2mm 的铸道蜡轻轻压扁，至厚度 1mm。将压扁的蜡条按缺隙形态弯制成 U 形，U 形的两端分别压入𬌗支托凹内，组织面离开牙槽嵴 0.5~1mm。使用热的蜡刀将𬌗支托凹内的蜡烫熔使其与𬌗支托凹完全贴合。修整支托𬌗面形态呈勺形，且不影响咬合（图 3-38），保证边缘嵴处𬌗支托的厚度以防折断。在缺隙颊侧安插铸道，𬌗支托蜡型从模型上取下时应避免变形。包埋铸造并打磨抛光（图 3-39）。

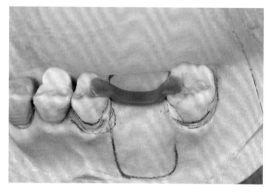

图 3-38 𬌗支托蜡型完成

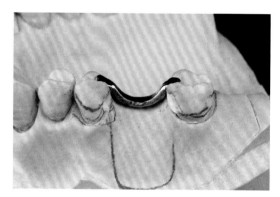

图 3-39 𬌗支托打磨完成

2. 弯制卡环 顺序一般为颊侧固位臂→连接体→舌侧对抗臂。

（1）形成固位卡环臂：弯制前钢丝的一端打磨圆钝。弯制第二磨牙的颊侧固位臂时，要求卡环臂尖端进入远中邻面颊外展隙的倒凹区，卡环臂与轴面呈线接触（图 3-40），至近中邻面轴角外形高点线处形成卡环肩，卡环肩不能进入倒凹区且不能影响咬合。

（2）形成连接体下降段：在此处做标记并斜向近中略偏舌侧方向弯下（图 3-41）。

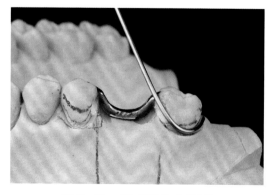

图 3-40 形成固位卡环臂

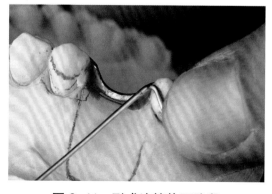

图 3-41 形成连接体下降段

（3）形成连接体水平段颊侧:将卡环臂放回模型比试,目测卡环肩到缺隙处
殆支托连接体的高度,在低于殆支托连接体表面一根钢丝直径的位置做标记,并
向近中弯制,使钢丝与殆支托连接体平行(图3-42)。

（4）形成连接体水平段中份:在不超过缺隙中份的位置向舌侧弯制,颊舌走
向部分钢丝与殆支托接触(图3-43)。

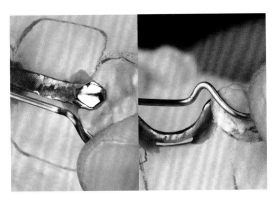
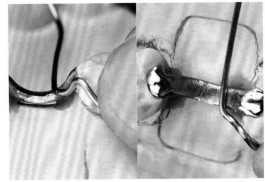

图3-42　形成连接体水平段颊侧　　　　图3-43　形成连接体水平段中份

（5）形成对抗臂:在支托连接体颊舌向中份位置将钢丝向远中弯回,与颊侧
对称,形成第二磨牙的舌侧对抗臂之卡环肩,对抗臂肩部比固位臂肩稍平。然后
沿卡环设计线弯制舌侧对抗臂,与基牙舌面成线接触,末端进入舌侧远中外展
隙,并打磨圆钝。注意对抗臂不能进入倒凹区(图3-44,图3-45)。

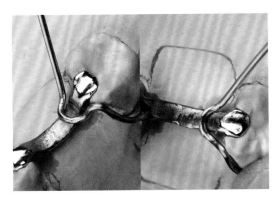
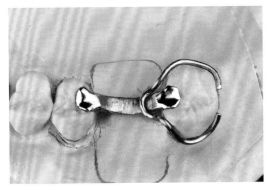

图3-44　形成对抗臂　　　　　　　　图3-45　卡环完成

用同法弯制第二前磨牙固位臂及对抗臂。卡环的末端稍留长,修圆钝并打
磨到所需长度(图3-46)。最后在卡环颊面或末端加蜡固定卡环。

3. 焊接支架　在𬌗支托、卡环相互接触的小连接体处涂少量焊媒,然后用烧热的电烙铁将焊锡熔化,焊接连接点,使三个部分连接成一个整体(图3-47)。

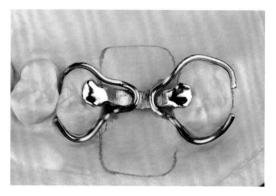 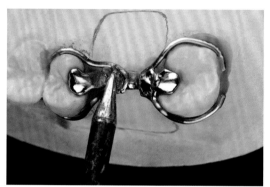

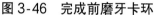
图3-46　完成前磨牙卡环　　　　　　图3-47　焊接支架

4. 检查支架　用开水冲去固定支架的蜡,检查卡环和𬌗支托是否有移位,卡环是否有足够固位力,在𬌗架上检查支架是否影响咬合。

【注意事项】

1. 除固位臂的卡环尖进入倒凹区外,其他部位均不进入倒凹。锻丝卡环固位臂的固位部分进入倒凹的深度为0.5mm。

2. 弯制卡环时应参考对颌模型,卡环各部分特别是卡环肩应离对颌牙有约1mm以上的间隙。

3. 应避免在同一点反复弯折钢丝,夹持要稳,防止打滑,减少钳痕。避免尖锐的弯曲,以防止应力集中。

4. 在模型上试卡环支托时,注意轻拿、轻放,勿磨损模型。

【思考题】

导线的种类与该位置的卡环类型有何关系?

实验三　雕牙和蜡型制作

【目的和要求】

1. 掌握肯氏三类后牙缺失可摘局部义齿蜡型的制作方法和步骤。

2. 掌握所雕刻牙体的解剖外形及其解剖生理特征。

【实验用品】

弯制好支架的A6缺失工作模型、大蜡刀、蜡刀架、电蜡刀、蜡盘、酒精喷灯、雕刀、红蜡片等。

【方法和步骤】

1. 形成蜡基托　按照画出的基托范围形成基托,可采用滴蜡法或铺蜡法。采用滴蜡法时先滴出边缘的范围和厚度作为基托厚度参照,然后滴满边缘以内的范围。采用铺蜡法时将两层厚度的基托蜡烤软,置于基托范围内,用手指将其压至与黏膜贴合,用雕刀切除基托边缘线以外多余的蜡,修整形成基托外形。也可在基托范围内先均匀滴一层厚约 0.5mm 的蜡,然后再铺一层烤软的基托蜡。修整基托厚度到 1.5~2mm,修光表面,边缘线必须封闭,略圆钝并稍增厚(图 3-48)。

2. 蜡牙冠的雕刻

（1）形成咬合印迹:在缺失牙间隙处放置相当于缺牙间隙大小的烤软的粭堤,也可用滴蜡法形成粭堤。趁蜡尚软时,闭合粭架,获得缺失牙与对颌的咬合印迹(图 3-49)。如有不足,可添蜡后再次咬合。同时参照邻牙轴面,加蜡形成略比邻牙大的轴面外形及正常的覆粭、覆盖关系。

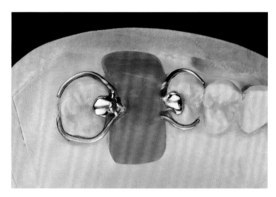

图 3-48　形成蜡基托

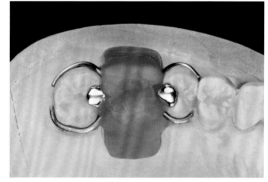

图 3-49　咬合印迹

（2）颊面成形:参照邻牙高度及颈缘形态,先雕刻颊侧颈缘线的外形,然后形成邻间隙及颊侧轴面外形。应注意外形高点线的位置,颈缘不宜过深否则会导致该处基托过薄,强度不足易折断。

（3）舌面成形:先雕刻舌侧颈缘线,颈缘线比颊侧浅而圆钝,然后形成舌外展隙及舌侧轴面外形。同样注意外形高点线的位置。

（4）粭面成形:按照咬合印迹先确定颊舌尖、中央沟、颊舌沟的位置,确定近远中边缘嵴位置;然后刻画窝、沟、点隙、沟裂及牙尖,雕刻出粭面外形,最后用对颌模型检查咬合情况,完成蜡牙冠的雕刻(图 3-50)。

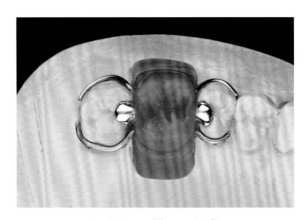

图 3-50　蜡牙冠完成

3. 精修　用酒精喷灯吹光蜡型表面。注意掌握火焰与蜡型的距离及火焰的力度。𬌗面不吹光,以免牙尖塌陷,咬合高度改变。

【注意事项】

1. 形成咬合印迹时,应先浸湿对颌模型,并趁蜡尚软时咬合。咬合时,一定要确认已达到牙尖交错位。

2. 应形成正常的外展隙外形,否则牙齿外形会缺乏立体感。

3. 上下颌牙齿之间应为点或小面接触而非完全的面接触,因此在雕刻𬌗面外形时只需保留所需的咬合点,剩余部分形成沟、窝外形而脱离接触。

【思考题】

上颌第一磨牙的解剖形态。

实验四　装盒(混装法)

【目的和要求】

掌握混装法的方法、步骤及适用范围。

【实验用品】

制作好的 A6 缺失可摘局部义齿蜡型、型盒、普通石膏、橡皮碗、石膏调拌刀、雕刀、手术刀、石膏模型修整机、毛笔、肥皂、微型电动打磨机、钨钢打磨车针等。

【方法和步骤】

1. 检查义齿蜡型　将模型从𬌗架底板上取下,装盒前应再次检查义齿的蜡型,边缘是否密合。发现问题及时补救。

2. 选择型盒　选择大小合适、上下盒对合良好、盒盖完整、下盒底板密合的型盒。

3. 模型修整

（1）模型浸泡吸足水分。

（2）使用手术刀或微型电动打磨机修去余留牙牙尖部分,使用石膏模型修整机修去模型上与蜡型无关的部分以方便暴露蜡型边缘,形成与选择型盒的大小、高度相适应的大小和厚度。要求模型置于下层型盒时,基托蜡型的下边缘与下层型盒的上缘平齐或略低,上层型盒合上后人工牙的最高点距上层型盒的上缘至少有 5mm。

4. 装下层型盒

（1）包埋固定:将下层型盒内表面涂布肥皂水,然后将按比例调拌好的普通石膏倒入下层型盒,加入石膏量取决于被包埋模型的体积。振动型盒边缘,排除石膏内的气泡,将浸泡好的石膏模型平放于型盒中部的石膏内,使蜡基托的下边缘与下层型盒上边缘平齐。用石膏将模型支架及石膏牙全部包埋(图 3-51)。

（2）暴露蜡型:蜡型在不形成倒凹的情况下尽量暴露。

（3）抹光表面:在石膏未完全凝固之前,用水缓缓冲洗,用手指将石膏表面抹光,形成光滑而无倒凹的斜面,用排笔洗去蜡牙和基托上的石膏,同时除去下层型盒边缘的石膏。

5. 灌注上层型盒

待下层型盒的石膏凝固后,用毛笔在上层型盒内表面和下层型盒石膏表面均匀涂布一薄层肥皂水作分离剂,尽量不要涂在蜡型表面,合上上型盒,上下型盒间必须密合。调拌普通石膏,先用毛笔蘸取石膏在蜡型表面涂布一层,然后缓缓地从型盒的一侧注入石膏,边注入边振荡,直至充满上层型盒的所有部分(图 3-52),盖上型盒盖轻压挤出多余的石膏,静置。

【注意事项】

1. 装下层型盒时,蜡型暴露要充分但不能形成倒凹。

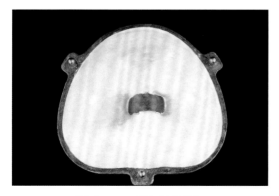

图 3-51　装下层型盒

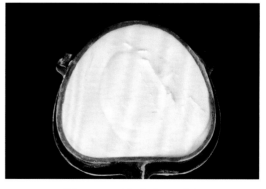

图 3-52　灌注上层型盒

2. 装上层型盒时,石膏不宜注入过快,应边注入边振荡。

实验五　去蜡、充填树脂和热处理

【目的和要求】

1. 掌握去蜡、充填树脂的方法。

2. 了解热处理的程序和方法。

【实验用品】

已完成装盒的型盒、去蜡机、隔热手套、石膏剪、石膏刀、型盒、手术刀、藻酸盐分离剂、毛笔、小调拌杯、调拌刀、热凝造牙粉、热凝基托树脂粉、热凝牙托水、玻璃纸、型盒夹、型盒压榨器、雕刀、加热聚合器。

【方法和步骤】

1. **去蜡**　在装盒石膏完全硬固后,将型盒置于沸水中数分钟(视型盒大小放置 5~10 分钟),使蜡受热软化。戴上隔热手套,用夹具将型盒从沸水中取出。然后用石膏刀将上下型盒撬松,分开上下型盒,除去软化的蜡;将上下型盒置于准备好的去蜡机内约 2 分钟或使用流动沸水,冲尽残余的蜡。用手术刀修去石膏印模腔锐利的边缘。

2. **涂布分离剂**　用毛笔将藻酸盐分离剂涂布于上下型盒石膏表面。为防止与基托树脂的分离,应避免涂在支架上。

3. **充填树脂**

(1) 充填人工牙:按水粉比在小调拌杯中加入热凝牙托水,再加入热凝造牙粉,调拌均匀后加盖。到达面团期时取相当于一个牙量的树脂,轻揉成团,置于上层型盒人工牙的牙印迹内,用拇指和示指或左右手的示指从近远中方向压紧,保证人工牙树脂的颈缘线与石膏印迹一致。在上下型盒间放置湿的玻璃纸,对合上下型盒并适当加压,打开型盒检查人工牙树脂是否与支架冲突,并修整人工牙树脂,使之与上层型盒的牙印迹一致(图 3-53)。

(2) 充填基托:待人工牙树脂稍固化后,同法调拌适量的基托树脂,置于下层型盒的基托部位,量略大于基托的厚度(图 3-54)。将湿的玻璃纸置于上下型盒之间,对合上下型盒,放在型盒压榨器上缓缓加压,挤出过多的树脂。打开型盒检查,用雕刀修除过多的树脂;如树脂不足,则涂少许单体后添加树脂再次加压。去除玻璃纸,将上下型盒复位,用压榨器加压并使用型盒夹固定。

4. **热处理**　将型盒连同型盒夹一起置入加热聚合器内,按材料生产商推荐的程序设置好固化程序,进行热处理。一般简易固化程序为:从冷水或温水缓慢

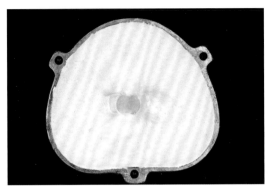

图 3-53 充填人工牙

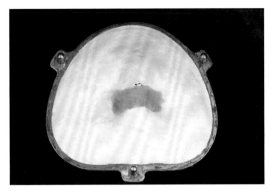

图 3-54 充填基托

加热到 70℃左右,恒温 30~60 分钟,然后加热到 100℃,煮沸 30 分钟,随加热聚合器自然冷却后开盒。

实验六 开盒、打磨和抛光

【目的和要求】

1. 掌握开盒、打磨和抛光的方法和步骤。

2. 掌握打磨的基本原则。

3. 熟悉常用的打磨器械及其使用方法。

【实验用品】

热处理后的型盒、雕刀、石膏刀、石膏剪、气凿、木锤、钨钢打磨车针、小裂钻、微型电动打磨机、砂纸圈、布轮、绒轮、绒锥、石英砂、抛光膏、高压蒸汽清洗机等。

【方法和步骤】

1. **开盒** 先用石膏刀将上下型盒撬开,用木锤轻敲型盒的四周和底部,使石膏和型盒分离。然后用石膏剪将义齿四周的石膏剪去(图 3-55)。注意石膏裂缝不能通过义齿,否则会造成修复体的损坏或卡环变形。剩余的少量石膏可用雕刀或气凿去除。

2. **打磨** 使用钨钢打磨车针打磨基托上的菲边,修整基托边缘外形(图 3-56);用小裂钻修整卡环附近(图 3-57)及颈缘外形(图 3-58),注意勿伤及卡环;微型电动打磨机调到低转速,用砂纸圈轻磨基托表面,磨平、去尽一切打磨纹路。

3. **抛光** 在抛光打磨机上先用湿布轮蘸湿石英砂初抛,然后用干的绒轮蘸抛光膏高度抛光基托光滑面和牙体轴面;𬌗面及外展隙可用绒轮或绒锥加抛光膏进行精细抛光;支托的𬌗面用橡皮轮和绒轮加抛光膏抛光。

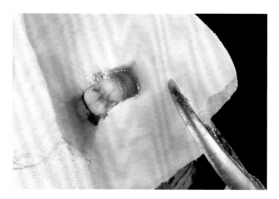

图 3-55 剪去石膏

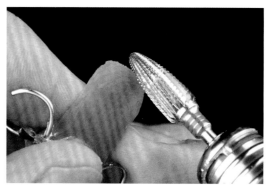

图 3-56 修整基托边缘

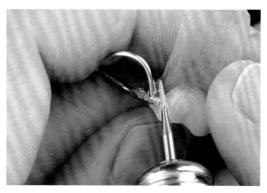

图 3-57 修整卡环附近基托外形

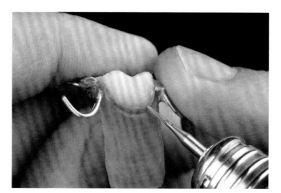

图 3-58 修整颈缘外形

【注意事项】

1. 打磨、抛光应遵循先粗后细、先平后光的原则来进行。

2. 邻面及外展隙不可磨除过多，以防止出现食物嵌塞，并注意勿伤及卡环。

3. 布轮、绒轮的转动方向必须与卡环的伸展方向一致，否则高速旋转的抛光轮易挂住卡环而发生危险，可用手护住卡环。

4. 打磨、抛光只是一种表面处理，不应改变修复体的形状，尤其是人工牙部分，成品牙最好不做打磨。

【思考题】

树脂热处理后为何不宜过早开盒？

实验七 各种类型的卡环弯制（示教）

【目的和要求】

熟悉各种类型卡环的弯制方法。

【实验用品】

工作模型、模型观测仪、红蓝铅笔、切断钳、日月钳、长鼻钳、梯形钳、直径0.9mm 不锈钢丝。

【方法和步骤】

1. **尖牙卡环**　卡环尖置于唇面的近中，以利用倒凹和利于美观；卡环臂尽量向下，可贴靠龈缘，有利于美观和固位；卡环尖一定要绕过轴面角，到达邻面；卡环体不宜过高，以免妨碍排牙（图 3-59）。

2. **环形卡环**　从游离端开始，先弯制颊（或舌）臂，绕过远中邻面，再弯制舌（或颊）臂，最后弯制卡环体和连接体（图 3-60）。

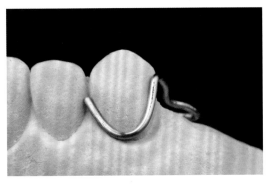

图 3-59　尖牙卡环

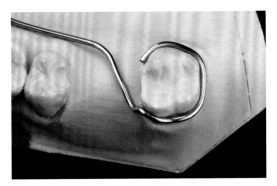

图 3-60　环形卡环

3. **连续卡环**　先在模型上画出连续卡环线，从一端开始，逐牙弯制、比试，完成连续卡环臂，然后弯制两端的卡环体部和连接体（图 3-61）。

4. **邻间钩**　弯制前在模型上设计的放置邻间钩的两牙颊侧邻接点以下牙龈部分，用雕刀向腭侧挖 1~1.5mm 深的小孔。将钢丝末端磨圆钝，弯成直角钩，钩长约 0.5~1mm，插入预备好的邻间隙中，然后按照间隙卡环的弯制方法，经颊外展隙、殆外展隙、舌外展隙向下，形成连接体（图 3-62）。

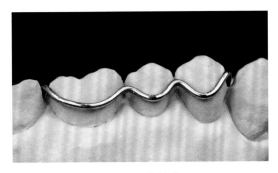

图 3-61　连续卡环

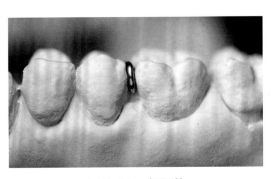

图 3-62　邻间钩

5. **上返卡环** 根据设计和基牙牙冠的大小,先完成接近殆面的弧形臂,放模型上比试,在需要弯曲折回处用铅笔作记号,将梯形钳的圆形喙放在转弯的内侧,使钢丝围绕圆形喙作 180°的弯曲,使两钢丝接近平行,在距离转弯 2~4mm 处作记号,再将钢丝向相反方向作约 60°的弯曲,使钢丝向龈方下降。若 180°转弯处转弯半径过大,可在此时使用长鼻钳缓缓将两段钢丝相互靠近,注意避免钢丝折断。在龈缘以下约 2mm 处作记号,并使钢丝弯曲向缺隙,在殆支托水平段处使钢丝向上,并向殆支托连接体方向弯曲,进入缺牙区形成连接体(图 3-63)。

6. **下返卡环** 估计下返卡环臂的长度,用梯形钳夹住比下返臂稍长处作为转弯点,圆形喙放在转弯的内侧,使下返臂绕圆形喙作 180°的回转弯曲。然后根据卡环设计线用梯形钳进行调整,使两个弧形臂与基牙贴合,剪去下返臂过长部分,将末端磨圆钝。然后弯制卡环体和连接体(图 3-64)。

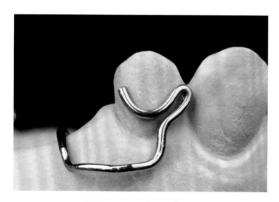

图 3-63 上返卡环

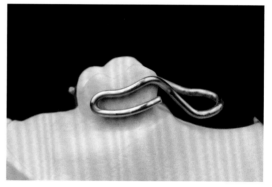

图 3-64 下返卡环

【思考题】

卡环的分类以及各类卡环各适用于什么情况。

第五节 肯氏二类缺失整铸支架的制作技术

实验一 模型设计

【目的和要求】

掌握整铸支架模型设计的步骤和方法。

【实验用品】

A5、A6、B5、B6、B7 缺失石膏工作模型及对颌模、模型观测仪、红蓝铅笔、电蜡刀、大蜡刀、雕刀、调拌刀、毛笔、普通石膏、薄蜡片、半可调节𬌗架等。

【方法和步骤】

1. 上半可调节𬌗架

（1）检查模型厚度：模型最薄处应不小于 10mm。若厚度不足则应使用超硬石膏加厚，然后修整边缘。模型底部嵌入衔铁与磁性板连接，便于拆卸（图 3-65）。

（2）将工作模和对𬌗模按咬合记录固定在半可调节𬌗架上（图 3-66）。

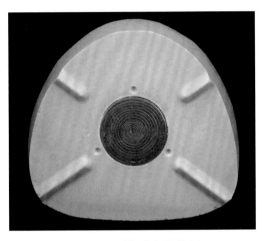

图 3-65　模型底部衔铁

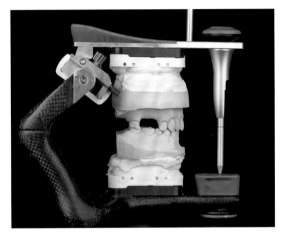

图 3-66　上𬌗架

2. 模型设计

（1）画观测线：将模型从𬌗架上取下平放于观测仪的观测台上，模型𬌗平面与牙长轴尽可能垂直，用带加强鞘的铅芯描计杆画出基牙的观测线。用倒凹规标记基牙倒凹深度为 0.25mm 的位置。

（2）绘制支架设计图：使用蓝色铅笔画出卡环的形态、走向，𬌗支托、大小连接体与网状连接体的形态、位置以及支持点位置，使用红色铅笔画出树脂基托范围（图 3-67），并确定需填补的倒凹区。支架设计为包括前腭杆、后腭杆及侧腭杆的框架结构。要求如下：①前腭杆位于上颌硬区的前部，厚度约 1mm，宽约 4~5mm，前缘距离余留牙牙龈缘≥6mm，杆的中间厚、边缘薄，与黏膜呈移行状，以减少异物感；②后腭杆位于上颌硬区后部，杆的中央部位于双侧第二磨牙后缘连线处，两端微向前弯曲至双侧第一、第二磨牙之间；单侧游离端缺失或非游离端缺失时，杆的长度不超过 40mm，最厚部位约 1.3mm，如果杆的长度每增加 10mm 时，其厚度相应增加 0.2mm；杆的宽度视缺牙的具体情况区别对待，一般为 5~8mm；杆中央最厚，边缘亦形成移行状，若前、后、侧腭杆组合应用时，前后腭杆之间的距离不能小于 15mm，以便于食物的流通；③侧腭杆位于上颌硬区的一侧或两侧，离开余留牙龈≥6mm，走向与牙弓相一致，多与前后腭杆混合使用，亦可独立设置。杆中间厚，边缘薄，与黏膜呈移行；杆的厚度约 1mm，宽度约 4~5mm。

3. 完成工作模

（1）缓冲及填补不利倒凹：在易产生压痛的区域铺一薄层普通石膏进行缓冲。为防止义齿的坚硬部位进入倒凹导致义齿就位困难，应使用普通石膏将不利的倒凹填补。将模型回置于观测器上，维持原有的就位道方向，去除多余的普通石膏。为防止复制耐火模型过程中，琼脂嵌入石膏模型倒凹造成琼脂形态破坏，应用蜡将该部分倒凹填补。

（2）铺蜡处理：在网状连接体区牙槽嵴均匀地铺 0.5mm 厚的薄蜡片，预留网状连接体下树脂的空间。对于游离缺失的病例，应在铺蜡的后份切出直径 2mm 左右的孔，以制作支架上的组织止点。因舌腭侧的铺蜡边缘将形成支架组织面的金属树脂衔接线（或称内终止线），因此边缘应切割成等于或略小于 90° 的角，与将来光滑面金属、树脂衔接的外终止线错开 1~2mm，且边界清晰，一般内终止线比外终止线远离基牙及牙槽嵴顶（图 3-68）。

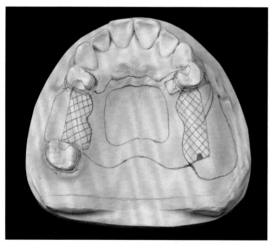

图 3-67　支架设计图完成

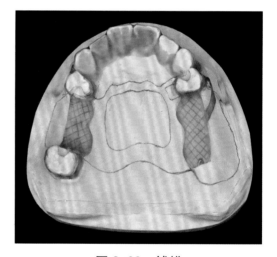

图 3-68　铺蜡

（3）边缘区的处理：边缘区的处理主要针对上颌，为增加金属支架的边缘封闭性，在非硬区部分将金属支架与黏膜接触的边缘轻轻刻出 0.5mm 深的凹槽。

（4）检查网状连接体区域铺蜡是否稳固，必要时熔化边缘压贴，保证边缘的密封。

（5）铸道口的标记：使用反插法的铸道设计时，应该在石膏工作模上标出铸道口的位置,一般是在上颌腭顶或下颌口底中央。

【注意事项】

1. 在模型填充倒凹时不可填入过多,否则义齿完成后会出现食物嵌塞;如填入不足,则会出现义齿就位困难。

2. 边缘封闭刻线的深度应依据口腔内相应区域黏膜的可让性确定。

3. 网状连接体区域铺蜡应稳固,否则复模时会产生移位,导致复模失败。

实验二　磷酸盐耐火模型的复制及模型处理

【目的和要求】

掌握磷酸盐耐火模型的复制方法。

【实验用品】

已完成模型设计的工作模型、琼脂复模材料、磷酸盐包埋材料、复模型盒、隔热手套、雕刀、调拌杯、调拌刀、量筒、电子天平、真空搅拌机、振荡器、琼脂机等。

【方法和步骤】

1. 复制琼脂阴模

(1)融化琼脂:将琼脂机放置于一个较大的操作台上,将琼脂复模材料切碎后放入琼脂机内,设定琼脂机温度为90℃,直至琼脂完全融化。然后设定琼脂机温度为50℃,并打开搅拌开关及保温开关(搅拌不能停止,否则易造成局部温度过高且温度显示不准确)。

(2)浸泡模型:选择合适大小的复模型盒,必要时可适当修整工作模。将工作模放入水中浸泡至无气泡冒出为止(5~10分钟)。复模前从水中取出工作模,吸去过多的水分(图3-69)。

(3)灌注琼脂:将工作模放置在复模型盒底板中央,必要时可用黏蜡在模型底部固定,盖上复模型盒。佩戴隔热手套,将型盒置于操作台上,其中一个琼脂注入口对准琼脂流出口(不能手持复模型盒,避免烫伤)。缓缓打开琼脂流出开关,将琼脂注入复模型盒并稍稍溢出(图3-70)。若需马上移开复模型盒进行下一个模型的复制,务必佩戴隔热手套,将该型盒缓慢平推至同一操作台其他位置,在不影响后续复模操作的情况下,尽量减少移动距离,避免发生烫伤。

(4)获取琼脂阴模:待琼脂初步凝固后,将复模型盒浸泡于冷水中,水的高度不超过型盒的1/2,琼脂完全冷却后,将复模型盒顶部高出部分用雕刀削掉,使顶部平整。倒置复模型盒,移除底板。用雕刀撬松工作模型,使之与琼脂分离,然后将其取出。检查工作模铺蜡部分是否有变形,琼脂阴模是否清晰、完整,并与工作模型相吻合(图 3-71)。

2. 灌注磷酸盐耐火模型

（1）按说明书粉液比(注意区分包埋和复模)调拌磷酸盐包埋材料,使用真空搅拌机调拌均匀。开启振荡器,从阴模较高处少量多次加入调拌好的磷酸盐包埋材料,使其充满阴模(图 3-72)。

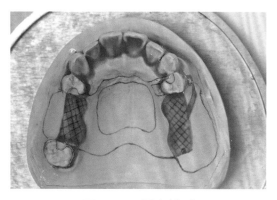

图 3-69　浸泡模型

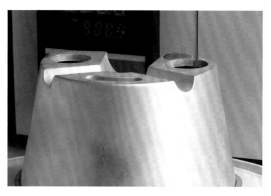

图 3-70　灌注琼脂

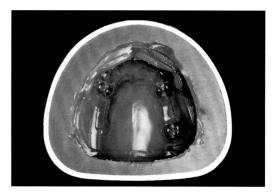

图 3-71　琼脂阴模

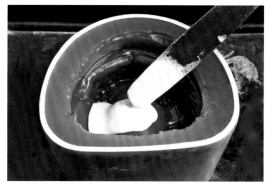

图 3-72　灌注磷酸盐包埋材料

（2）待材料完全固化后,用小刀切开琼脂阴模,剥出耐火模型,修整模型边缘及底部。模型最薄处应不小于 10mm。琼脂清洗后冷藏。

3. 磷酸盐耐火模型的表面处理　表面处理的目的是强化表面,防止制作蜡型时破坏耐火模型表面形态。将磷酸盐耐火模型放入干燥箱内烘烤 5 分钟,取出后立即涂布专用强化剂。

【注意事项】

1. 琼脂的温度不可过高（50~55℃）,琼脂流入时不能直接冲击蜡型表面。

2. 灌制琼脂全程佩戴隔热手套,避免烫伤。

3. 磷酸盐包埋材料用于包埋和复模时粉液比不一样,注意区分。

4. 模型最薄处应不小于 10mm。

【思考题】

琼脂复模材料有何性能特点?

实验三　支架蜡型制作

【目的和要求】

掌握支架蜡型的制作方法。

【实验用品】

磷酸盐耐火模型、花纹蜡、网状蜡、卡环蜡、直径 0.8mm 蜡线条、电蜡刀、大蜡刀、雕刀、红蓝铅笔等。

【方法和步骤】

1. 模型设计　将石膏工作模型上的设计转移到磷酸盐耐火模型上,用红蓝铅笔描出各部分的位置和形态(图 3-73)。

2. 制作支架蜡型

(1)铺网状蜡:网状连接体区域铺网状蜡,轻轻压贴。与内终止线相邻的 1mm 宽度区域滴蜡将其填为实心,并用蜡填充内终止线处台阶,使其形成平缓过度的斜面。在网状蜡上做必要的组织止点(图 3-74)。

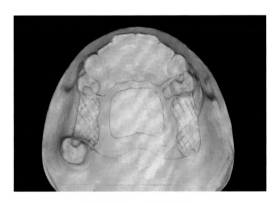
图 3-73　模型设计

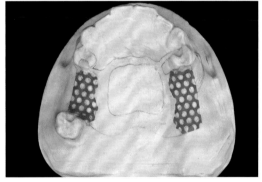
图 3-74　铺网状蜡

(2)铺花纹蜡:在大连接体需加强处先滴一薄层蜡(图 3-75),然后按大、小连接体设计范围铺花纹蜡,边缘可超过设计线 0.5~1mm,超过与网状连接体交接线 1mm,将边缘压贴(图 3-76)。

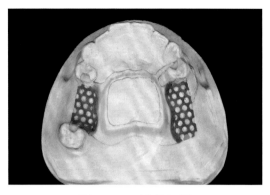

图 3-75　铺薄层蜡

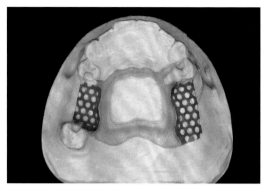

图 3-76　铺花纹蜡

（3）制作外终止线：沿大、小连接体边缘将直径 0.8mm 蜡线条压贴在网状蜡上方，滴蜡使蜡线条和花纹蜡交接处平滑过渡（图 3-77）。

（4）制作𬌗支托：用滴蜡法完成𬌗支托，根据与对颌牙的咬合关系去除咬合高点并将其修整成勺型（图 3-78）。

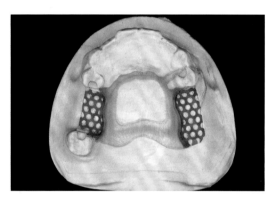

图 3-77　制作外终止线

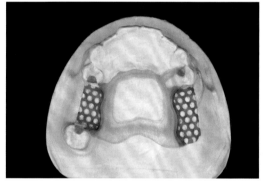

图 3-78　制作𬌗支托

（5）制作卡环：将卡环蜡按设计线紧贴在模型上，卡环尖处可加蜡固定但尽量不破坏卡环尖形态，卡环肩不能影响咬合且应形成圆润的转角，避免出现锐角。T 卡在网状连接体部分应将网孔填实以增加强度，在穿出基托部位可制作金胶结合线（外终止线）（图 3-79）。

（6）用滴蜡法制作邻面板及小连接体，使之与大连接体连接成整体。

（7）与对颌模型做简单的咬合检查：再度做整体修整，用酒精喷灯吹光表面，成品蜡件不吹光。

【注意事项】

1. 支架蜡型的各部分与模型表面应紧密贴合，必要时可滴蜡固定。

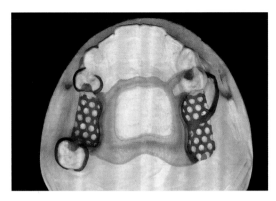

图 3-79 制作卡环

2. 铸件的质量在很大程度上取决于支架蜡型的制作质量,因此要求制作支架蜡型时应十分精细。

【思考题】

试述整铸支架蜡型制作的过程。

实验四 铸道的安插和包埋

【目的和要求】

1. 了解整铸支架蜡型铸道的安插种类和方法。

2. 掌握一次包埋法。

【实验用品】

已制作完成的支架蜡型、直径 3.5mm 铸道蜡、包埋圈、磷酸盐包埋材料、蜡型清洗剂、毛笔、调拌刀、调拌杯、电蜡刀、蜡刀、玻璃板、真空搅拌机、振荡器等。

【方法和步骤】

1. **选择合适大小的铸圈** 必要时修整模型,蜡型应位于热中心外,蜡型最低处距离铸圈底至少 10mm。

2. 取一段直径 3.5mm 铸道蜡,弯制成 "S" 形,将其一端压扁并与设置铸道位置的蜡型进行连接,连接处应光滑过度,形成主铸道。同法安插其他主铸道,铸道安插位置要便于切割。

3. 使用圆弧形蜡片制成浇铸口成形器,连接主铸道和浇铸口成形器。确保连接稳固,接口圆滑呈喇叭状(图 3-80)。

4. 在支架蜡型表面均匀喷涂一薄层蜡型清洗剂,待其自然干燥。

5. 按说明书粉液比(注意区分包埋和复模)调拌磷酸盐包埋材料,使用真空搅拌机调拌均匀。将模型底面固定于玻璃板上,用毛笔将调拌好的糊剂均匀地涂布在支架蜡型、铸道、浇铸口成形器表面(图3-81)。然后把包埋圈放置在玻璃板上,保证模型在包埋圈的中心位置,包埋圈与玻璃板之间可以垫一层湿的纸巾。将玻璃板置于振荡器上,将剩余的糊剂缓缓注入包埋圈内(图3-82)。

常见的铸道安插方法有正插法、反插法、垂直单铸道法和螺旋单铸道法。

(1)正插法:主铸道设置在蜡型所在模型的上方,依靠多个分铸道连接蜡型的各个部件,主铸道连接浇铸口成形器(图3-83)。

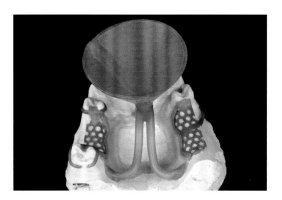

图3-80　连接浇铸口成形器

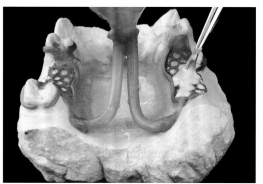

图3-81　涂包埋材料

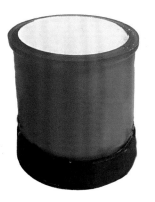

图3-82　包埋完成

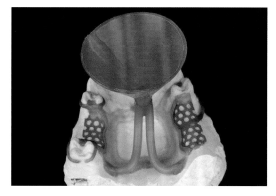

图3-83　正插法

(2)反插法:主铸道设置在蜡型所在模型的底部,在复模时用浇铸口成形器在上颌腭顶或下颌口底中央形成主铸道口。分铸道则根据蜡型的形态、大小和部位,确定其数目和方向(图3-84)。

(3)垂直单铸道法:位于模型的后方,为单一粗大铸道,适用于铸造大面积基托(图3-85)。

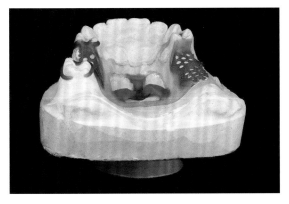

图 3-84　反插法

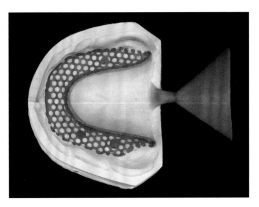

图 3-85　垂直单铸道法

（4）螺旋单铸道法：按顺时针方向将一单铸道设置在蜡型的一侧后端，另一端加辅助排气的逸气道，常用于下颌整铸支架（图 3-86）。

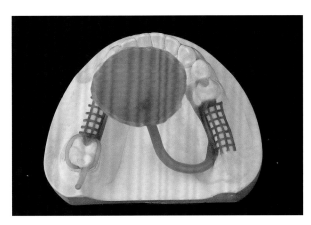

图 3-86　螺旋单铸道法

【注意事项】

1. 蜡型要避开热中心。

2. 连接铸道和蜡型时不能破坏蜡型形态。

3. 包埋前在蜡型表面喷涂蜡型清洗剂。

【思考题】

铸道安插方法有哪些？

实验五　焙烧和铸造

【目的和要求】

1. 熟悉焙烧和铸造的方法。

2. 了解高频离心铸造机的工作原理和使用方法。

【实验用品】

已完成包埋的铸圈、铸造用钴铬合金、坩埚、隔热手套、茂福炉、镊子、火钳、高频离心铸造机等。

【方法和步骤】

1. 焙烧　按包埋材料说明书焙烧程序进行焙烧。通常分为低温和高温两个阶段。低温烘烤时铸圈口向下,使用火钳将铸圈放于茂福炉内烘烤,使蜡型熔化流出,缓慢升温到300℃,维持30分钟;然后佩戴隔热手套使用火钳翻转铸圈使铸圈口向上,让残余蜡挥发完全,从300℃开始缓慢升温至900℃,维持30分钟。焙烧时需保持房间通风,房间内不能放置易燃易爆物品。

2. 铸造

(1) 开机预热:将适量铸造用钴铬合金放入坩埚内,尽可能增大金属接触面积,且金属颗粒不能横放,避免下部金属熔化后横放的金属被架空而熔化过于缓慢(图3-87),然后佩戴隔热手套将坩埚用火钳放置于茂福炉内预热。

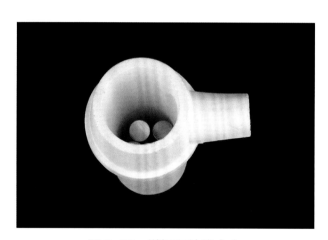

图3-87　坩埚和钴铬合金

(2) 熔金铸造:佩戴隔热手套,使用火钳将焙烧好的铸圈从茂福炉中钳出并放置在铸造托架上,将坩埚放置在相应位置,调整铸造托架使铸圈金属浇铸口正对坩埚金属流出口。调整平衡螺母,使平衡螺母和铸圈相互平衡(图3-88)。升起熔金加热线圈,盖好盖板,开始熔金。从观察窗内观察金属熔化情况。当金属表面变成镜面,镜面开始破裂的时刻(达到沸点)则为铸造的最佳时机。按动铸造按钮进行铸造,约5秒后按下停止键,离心机停止转动后,取出铸圈,让其自行冷却(图3-89)。

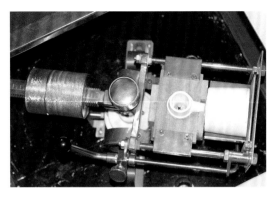

图 3-88 配平

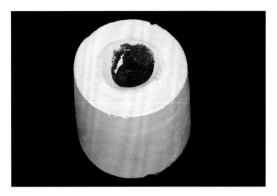

图 3-89 铸造完成

【注意事项】

1. 焙烧前,包埋材料应完全固化并已干燥。铸圈烘烤去蜡时,升温不可过快,否则容易使包埋料爆裂,蜡型破坏,导致铸造失败。

2. 铸圈高温保持时间不应过长且应避免重复焙烧。

3. 焙烧和铸造过程必须佩戴隔热手套,使用火钳时在保证稳定的情况下铸圈应尽量远离操作者身体,避免烫伤。

4. 操作间必须通风,不能放置易燃易爆物品。

【思考题】

1. 铸圈焙烧的目的是什么?

2. 熔金铸造的最佳时机是什么?

实验六 喷砂、打磨和抛光

【目的和要求】

1. 掌握整铸支架的打磨技术。

2. 掌握电解抛光的方法。

【实验用品】

已完成铸造的整铸支架、隔热手套、漏勺、木槌、气凿、三氧化二铝砂、微型电动打磨机、高速打磨机、大砂片、金刚砂打磨车针、喷砂机、橡皮轮、绒轮、鬃毛轮、抛光膏、电解抛光机、高压蒸汽清洗机、半可调节粭架等。

【方法和步骤】

1. **开圈** 待铸圈冷却后,佩戴隔热手套,将铸圈置于左手手心,右手持木槌敲击铸钮部位,使包埋材料碎裂。从铸圈中取出整铸支架,用气凿去除表面残余的包埋料,使铸件大体清洁。

2. **喷砂**　使用三氧化二铝砂在 0.4~0.6MPa 压力下对整铸支架表面均匀喷砂，去尽氧化物，直至表面呈银灰色。

3. **切除铸道**　用大砂片切除铸道（图 3-90）。

4. **打磨**　使用大砂片和金刚砂打磨车针打磨整铸支架。磨除表面金属瘤子，按设计线修整边缘。内外终止线的形态不能被破坏，清洗支架。佩戴隔热手套，将工作模型放于漏勺之上，使用流动的开水去除工作模型上的蜡。将整铸支架在工作模型上就位，并在𬌗架上检查咬合（图 3-91）。

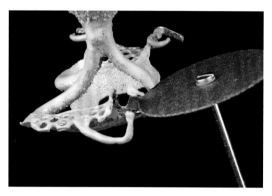

图 3-90　切除铸道

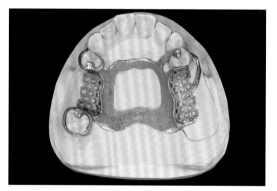

图 3-91　打磨

5. **电解抛光**　预热电解抛光机中的电解液，至 60~70℃。将打磨好的整铸支架使用高压蒸汽清洗机洗净，然后将其挂在正极（注意不能与槽壁接触），电解5~10 分钟。取出铸件，用热水清洗，吸干水分（图 3-92）。

6. **机械抛光**　将电解抛光好的整铸支架先用橡皮轮磨平，最后用绒轮蘸抛光膏抛光，尖锐部位使用鬃毛轮蘸抛光膏抛光（图 3-93）。

7. **清洗**　用高压蒸气清洗机清洗整铸支架表面，去除残余的抛光膏。

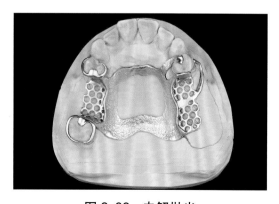

图 3-92　电解抛光

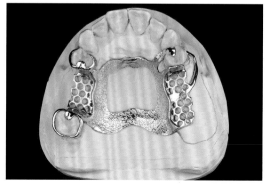

图 3-93　机械抛光

【注意事项】

1. 注意防尘及个人防护。

2. 打磨时注意保护铸件卡环的突出部分。

3. 喷砂和电解不可过度，以防止铸件损坏。

【思考题】

电解抛光的原理是什么？

实验七 排牙和蜡型制作

【目的和要求】

掌握后牙的排列和蜡型制作方法。

【实验用品】

已完成的整铸支架、人工牙、红蜡片、大蜡刀、蜡刀架、电蜡刀、雕刀、微型电动打磨机、钨钢打磨车针、红色和蓝色咬合纸等。

【方法和步骤】

1. **固定支架** 在网状连接体区域和树脂基托范围内先滴一层蜡使支架在模型上更稳定（图3-94）。

2. **选择及排列人工牙** 按缺隙大小选择合适的人工牙，在缺失牙位按牙体长轴的倾斜方向，以及与对颌牙的咬合关系排列人工牙。若人工牙龈方受网状连接体阻挡，则可调磨人工牙盖嵴部。若良好的咬合使得人工牙轴向偏斜过大，亦可按正常轴向排列人工牙后调磨殆面，以达到良好的咬合接触（图3-95）。

3. **蜡型制作** 排牙完成后在人工牙颊舌侧颈部、牙龈乳突及树脂基托区域加蜡。人工牙颊舌侧参照邻牙形成颈缘形态，后牙不需刻意模仿牙根形态。基托蜡型厚1.5~2mm，边缘圆钝，基托蜡型与金属基托连接处过渡平缓（图3-96）。

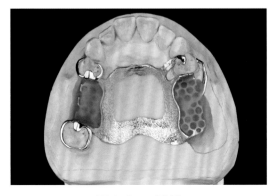

图3-94 铺蜡

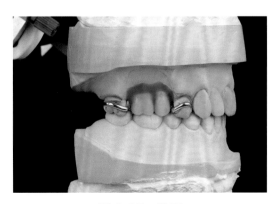

图3-95 排牙

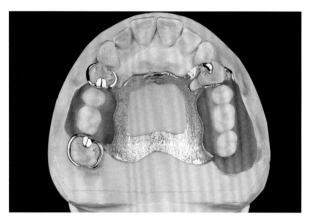

图 3-96　制作蜡型

第六节　肯氏二类缺失应力中断式整铸支架的制作技术

实验一　应力中断式整铸支架的模型设计

【目的和要求】

掌握应力中断式整铸支架模型设计的方法。

【实验用品】

实验用品同第五节实验一。

【方法和步骤】

1. **模型观测**　同第五节实验一。

2. **绘制设计图**　使用蓝色铅笔画出卡环的形态、走向,𬌗支托、大小连接体与网状连接体的形态、位置以及组织止点的位置,使用红色铅笔画出树脂基托范围(图 3-97)。在设计支架时,应注意应力中断式整铸支架与传统整铸支架的区别,采用双大连接体时,设计出适当的裂隙大小,连接体要求为:可移动大连接体位于上颌硬区后部,宽约 5mm,厚约 1.0mm,横截面形状为中间厚、边缘薄的扁形;不可移动大连接体位于上颌硬区前部,宽约 3mm,厚约 1.0mm,横截面形状为中间厚、边缘薄的扁形。连接体中可形成几个小的弯曲,以增加连接体的刚性与弹性。

3. **完成工作模**　同第五节实验一。

【注意事项】

1. 采用应力中断设计的整铸支架,既要考虑减少对末端基牙的扭力,又要考虑游离端义齿的咀嚼能力。在支架设计时,裂隙的位置和大小应根据患者的实际情况进行调整,从而产生适当的弹性。

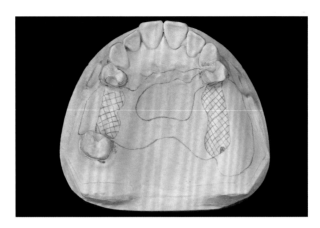

图 3-97　设计图完成

2. 应力中断设计的整铸支架连接体的强度应得到保证,对于不同的材料应注意选择不同的连接体大小和厚度。

【思考题】

应力中断式整铸支架大连接体分为几个部分,各自的作用是什么?

实验二　磷酸盐耐火模型的复制及模型处理

同第五节实验二。

实验三　支架蜡型制作

【目的和要求】

掌握应力中断式整铸支架蜡型制作的方法。

【实验用品】

实验用品同第五节实验三。

【方法和步骤】

1. **模型设计**　同第五节实验三(图 3-98)。

2. **制作支架蜡型**

(1)铺网状蜡:同第五节实验三(图 3-99)。

(2)铺花纹蜡:在大连接体需加强处先滴一薄层蜡,然后按大、小连接体设计范围铺花纹蜡,边缘可超过设计线 0.5~1mm,超过与网状连接体交接线 1mm,将边缘压贴。在两大连接体裂隙处用蜡将其连接在一起,在打磨时再使用大砂片切开(图 3-100)。

(3)制作外终止线。

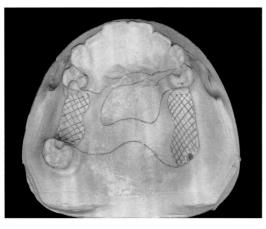

图 3-98　模型设计

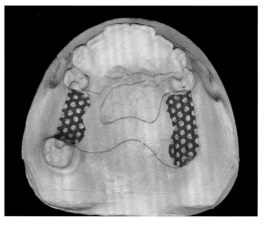

图 3-99　铺网状蜡

（4）制作𬌗支托。

（5）制作卡环。

（6）用滴蜡法制作小连接体，使之与大连接体连接成整体。

（7）与对颌模型做咬合检查。

以上制作步骤同第五节实验三，支架蜡型完成（图 3-101）。

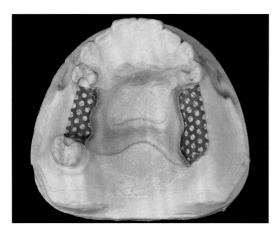

图 3-100　铺花纹蜡

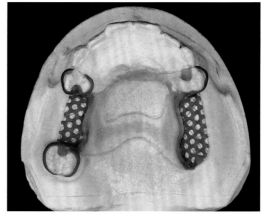

图 3-101　支架蜡型完成

第七节　隐形义齿

实验　隐形义齿的制作（示教）

【目的和要求】

1. 熟悉隐形义齿蜡型制作的方法和步骤。

2. 熟悉隐形义齿包埋的方法。

3. 熟悉隐形义齿树脂成型的方法。

【实验用品】

A2 缺失工作模型、人工牙、红蓝铅笔、电蜡刀、红蜡片、大蜡刀、蜡刀架、雕刀、酒精喷灯、托盘、藻酸盐复模材料、直径 4mm 铸道蜡、直径 2mm 铸道蜡、隐形义齿专用型盒、超硬石膏、普通石膏、橡皮碗、调拌刀、毛笔、肥皂、石膏模型修整机、模型观测仪、去蜡机、藻酸盐分离剂、毛笔、隐形树脂、隐形义齿机、石膏剪、木锤、小裂钻、微型电动打磨机、高速抛光机、砂纸圈、布轮、绒轮、绒锥、石英砂、抛光膏等。

【方法和步骤】

1. **模型设计**　在模型观测仪上确认就位道并画出导线,使用红色铅笔画出卡环和基托范围(图 3-102)。

2. **填倒凹**　制作时应按所设计就位道填补近缺隙基牙或邻牙邻面的倒凹,以及妨碍义齿就位的软组织倒凹。保留基牙唇(颊)舌(腭)面的倒凹,使义齿具有充足的固位力。另外,还应适量缓冲基牙唇(颊)舌(腭)面近龈缘及龈乳头 1~2mm 的范围,缓冲义齿下沉时对牙龈组织的压迫(图 3-103)。

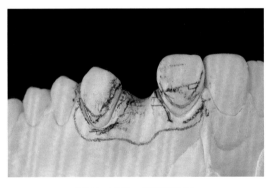

图 3-102　模型设计

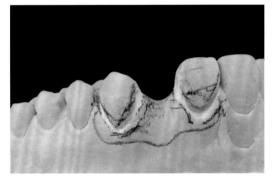

图 3-103　填倒凹

3. **复制模型**　将填倒凹后的模型充分浸湿。选择合适大小的托盘,使用藻酸盐印模材料制取印模,待藻酸盐凝固后及时灌注超硬石膏(图 3-104)。

4. **排列人工牙**　选择大小合适的上颌侧切牙,先将人工牙在复制的工作模型上大体排列,然后适量留出或磨出人工牙龈端近远中、盖嵴部至少 0.5~1mm 的空隙,以便灌注后弹性树脂对人工牙的包裹和基托的连续。再用小裂钻在人工牙的盖嵴部和舌窝打孔道,孔道的直径为人工牙近远径的 1/4~1/3。还可以在人工牙近远中偏舌侧近盖嵴部横行地各打一孔（与细裂钻一样或稍大），并与盖嵴部和舌窝的孔道相通，以增强固位（图 3-105~图 3-107）。

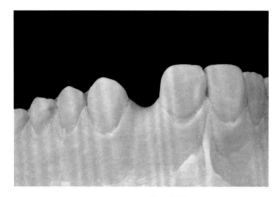

图 3-104 复制模型

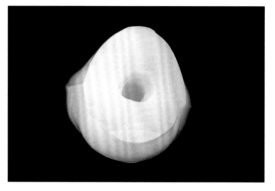

图 3-105 盖嵴部打孔

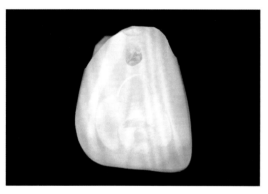

图 3-106 舌侧打孔

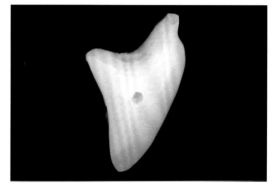

图 3-107 邻面打孔

5. **制作蜡基托和卡环** 用红色铅笔画出基托和卡环外形轮廓，根据画好的卡环和基托轮廓进行铺蜡，厚度一般为 1.5~2mm，牙槽骨吸收较多时铺蜡厚度可适当加厚。修整外形，使义齿龈缘与邻牙协调，唇侧基托要雕刻出根形，注意边缘的密合。使用酒精喷灯进行吹光（图 3-108）。

6. **装盒**

（1）装下层型盒：磨去石膏牙尖，放入冷水中浸泡，调拌普通石膏装下层型盒，蜡型高度与树脂注入口平齐。在铸道位置使用铸道蜡占位（图 3-109）。

（2）安插铸道：下层型盒石膏凝固后即可安插铸道。用直径 4mm 铸道蜡在舌腭侧蜡型下缘上 2mm 处设置主铸道，连接处呈喇叭口状。用直径 2mm 铸道蜡在距唇颊侧蜡型下缘上 2mm 处设置两条逸气道（图 3-110）。

（3）装上层型盒：铸道安插后,下层石膏表面涂肥皂水,待其自然干燥。调拌普通石膏,以少量调好的石膏先将蜡型表面包埋,注意排除气泡,然后将上层型盒盖好,浇铸口和逸气道用蜡堵上,灌满石膏(图3-111)。

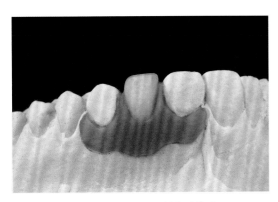

图 3-108　制作基托蜡型

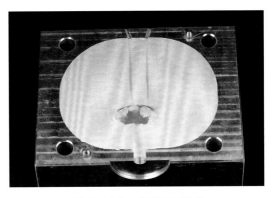

图 3-109　装下层型盒

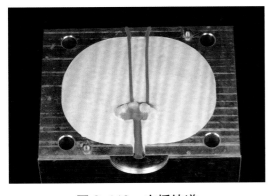

图 3-110　安插铸道

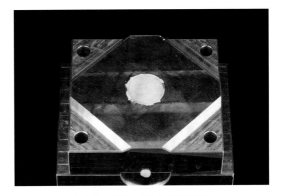

图 3-111　装上层型盒

7. 去蜡　将型盒放入沸水中浸泡约10分钟,开盒去蜡。彻底冲净铸道、人工牙孔内的蜡,去除石膏菲边(图3-112)。涂布藻酸盐分离剂,干燥后合上型盒,拧紧四角螺丝、准备压铸。

8. 压铸树脂　将型盒置于隐形义齿机上,使浇铸口正对隐形树脂。旋转固定旋钮固定型盒,按照程序进行压铸。

9. 开盒、打磨、抛光　同第三节实验五(图3-113)。

【注意事项】

1. 填倒凹时要注意保留基牙唇(颊)舌(腭)面的倒凹部分。

2. 人工牙打固位孔时注意孔洞的大小,避免孔洞过大影响人工牙的强度。

3. 开盒不能过早,否则弹性材料没有完全冷却会发生变形。

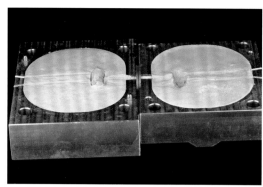

图 3-112 去蜡

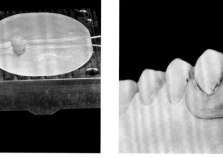

图 3-113 完成

【思考题】

1. 隐形义齿排牙时为什么在人工牙和牙龈间留出 0.5~1mm 间隙?

2. 与普通树脂基托的可摘义齿相比,隐形义齿有什么优点?

（杨兴强 任 薇 岳 莉）

第四章 全口义齿实验

第一节 对全口义齿的初步认识

实验一 全口义齿制作的基本流程及实验器械介绍

【目的和要求】

1. 通过观看录像或参观诊室及加工厂,对全口义齿及其制作方法有初步的了解。

2. 了解全口义齿的基本组成部分。

【实验用品】

全口义齿制作教学录像,全口义齿标本、各类实验器械等(同可摘局部义齿实验器械)

【方法和步骤】

1. 分发个人使用的实验器械。

2. 讲解实验课基本要求。

3. 在指导老师组织下观看全口义齿制作教学录像和全口义齿标本。

4. 在指导老师组织下参观诊室及加工厂。

【注意事项】

1. 保管好个人使用的实验器械,若损坏或丢失,应照价赔偿。

2. 爱护实验标本。

3. 遵守秩序和实验室规定,白大褂穿着整洁,不高声喧哗。

【思考题】

1. 全口义齿的基本组成部分有哪些? 各自的作用是什么?

2. 试述制作全口义齿时,从医生端到技师端的操作流程。

第二节　正常验关系全口义齿的制作技术

实验一　个别托盘的制作

【目的和要求】

1. 掌握用自凝树脂制作个别托盘的方法。

2. 了解用光固化树脂制作个别托盘的方法。

【实验用品】

无牙颌模型、雕刀、手术刀、酒精灯、火柴、红蓝铅笔、小酒杯、调拌刀、玻璃板、石膏、橡皮碗、凡士林、车针、砂纸、毛笔、微型电动打磨机、红蜡片、自凝牙托粉、自凝牙托水、树脂片成型模具等。

【方法和步骤】

1. **标记无牙颌解剖标志与基托范围**　用红蓝铅笔分别在上下颌石膏工作模上标记出重要的解剖标志,包括上颌的切牙乳头、翼上颌切迹、腭小凹、上唇系带、颊系带等,下颌的磨牙后垫、下唇系带、舌系带、颊系带等。同时用虚线标记出义齿基托的伸展范围:唇、颊侧基托边缘伸至黏膜反折处,后缘包过上颌结节伸至颊间隙内;上颌基托的腭侧后缘止于两侧翼上颌切迹与腭小凹连线后约2mm;下颌基托的唇、颊侧边缘应伸至黏膜反折处,颊侧翼缘区面积较大,基托可充分延伸,颊侧翼缘区之后为远中颊角区,基托不能伸展过多,以免咬肌活动造成义齿脱位;基托舌侧边缘止于舌侧口底,远中应伸入舌侧翼缘区,以利于义齿的固位;后缘盖过磨牙后垫。上下颌基托应避开唇、颊、舌系带。

2. **标记个别托盘的边缘线**　用实线标记个别托盘的边缘线。个别托盘的边缘线应比基托边缘线短2~3mm,需注意在上颌后牙区应充分盖过左右两侧上颌结节,腭侧后缘位于基托边缘线后方1~1.5mm;在下颌后牙区完全覆盖磨牙后垫,使其与基托边缘线一致,略覆盖下颌舌骨嵴的前端;在上颌应充分避让上唇系带与颊系带,在下颌应避让下唇系带、舌系带及颊系带等可动部分(图4-1,图4-2)。

3. **填倒凹和模型缓冲**　用有色石膏或蜡适当地填补模型上过大的倒凹,同时需缓冲下颌舌骨嵴和上颌切牙乳头与上颌硬区,对骨性隆起区域也需缓冲。

4. **铺蜡片预留空间**　取一块完整的基托蜡片,在酒精灯上均匀加热烤软,置于个别托盘边缘线标记范围内并且稍短于边缘线,自腭部中心向外侧推压蜡片,使之与模型贴合,用微热的雕刀切除边缘多余的蜡(图4-3)。在没有铺蜡的

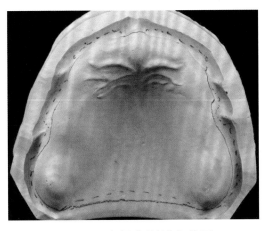

图 4-1 上颌个别托盘范围

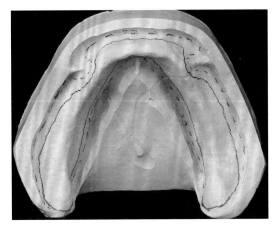

图 4-2 下颌个别托盘范围

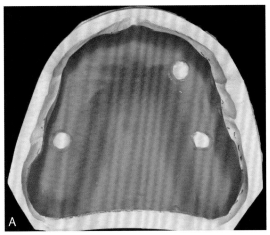

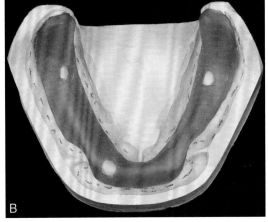

图 4-3 铺蜡片预留空间

A.上颌 B.下颌

模型部分涂上凡士林分离剂。

5. **自凝树脂的铺展与压制** 使用小酒杯和调拌刀,调拌计量好的自凝牙托粉和牙托水,到面团期时将树脂放入树脂片成型模具中,轻压形成厚度约 2mm 左右的薄片(图 4-4)。

6. 用手指将树脂片轻轻推压在模型上,上颌从腭侧开始按压,以防空气进入(图 4-5)。形成的树脂范围应稍稍盖过个别托盘标记线,厚度均匀,1.5~2mm。用多余的树脂形成手柄(图 4-6),放置在前牙区正中的牙槽嵴顶上,不要妨碍取印模时唇、颊、舌的运动。除了手柄之外,还可在上颌的腭中央及下颌前磨牙位置设置手支托,在取模的时候作为手的支点(图 4-7)。

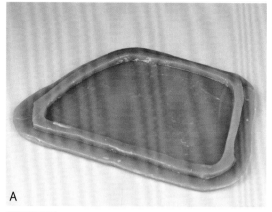

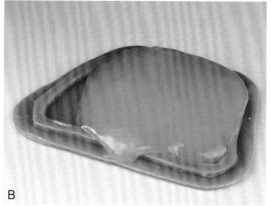

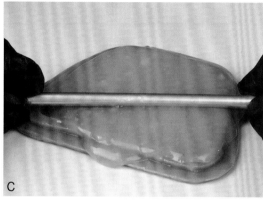

图 4-4 树脂片成型

A.树脂片成型模具　B.放入树脂　C.树脂片成型

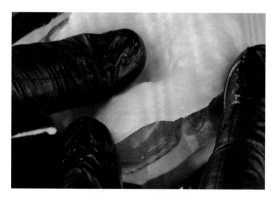

图 4-5 压树脂片

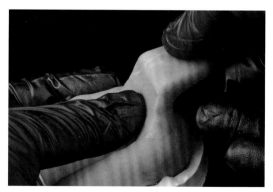

图 4-6 手柄制作

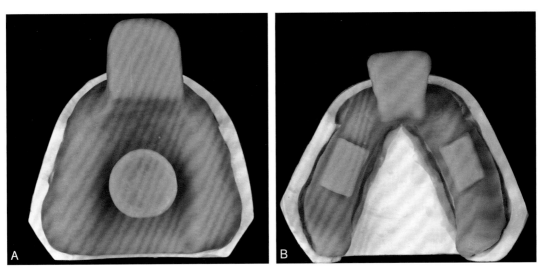

图 4-7 手支托制作
A.上颌 B.下颌

7. 托盘边缘的修整 自凝树脂固化后,使用车针、砂纸沿边缘标记线修整托盘,并且要有一定的厚度,最后打磨抛光(图 4-8)。

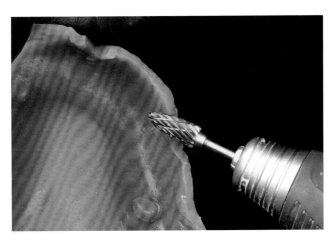

图 4-8 修整托盘边缘

【注意事项】

1. 标记基托范围时,唇颊侧边缘线应位于前庭沟黏膜转折,下颌舌侧到达口底黏膜转折处,避让系带,不压迫口底。上颌后缘位于翼上颌切迹和腭小凹后2mm,下颌后缘盖过磨牙后垫。

2. 标记个别托盘边缘线时,上颌后牙区应充分盖过左右两侧上颌结节,腭侧后缘略长于基托边缘线;在下颌后牙区完全覆盖磨牙后垫,使其与基托边缘线一致。

3. 手柄设置的位置不要妨碍取印模时唇、颊、舌的运动。

【思考题】

1. 制作个别托盘铺蜡片的目的是什么?

2. 试述填倒凹和模型缓冲有何不同。

3. 为什么个别托盘的边缘线在上颌后缘要略长于基托边缘线?

实验二　终模型的灌注与修整

【目的和要求】

掌握围模法制作终模型的方法。

【实验用品】

全口义齿终印模、酒精灯、雕刀、大蜡刀、火柴、石膏调拌刀、橡皮碗、振荡器、真空搅拌机、石膏配比机、普通石膏、超硬石膏、直径 5mm 蜡线条、红蜡片等。

【方法和步骤】

1. **用蜡条和蜡片作封闭**　使用直径 5mm 的蜡线条,在距印模边缘 5mm 处包绕印模唇颊侧,从托盘背面烫蜡连接(图 4-9)。下颌舌侧在距印模边缘 5mm 处用蜡片封闭。

2. **用红蜡片做外包围**　蜡片上缘距印模最高处 10~13mm,在托盘背面将蜡片与蜡线条通过烫蜡连接(图 4-10)。

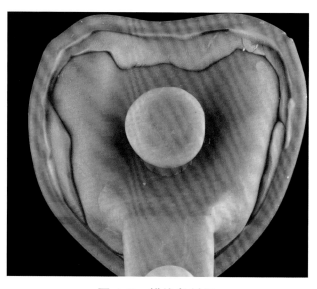

图 4-9　蜡线条封闭

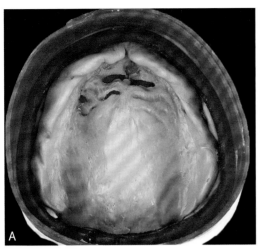
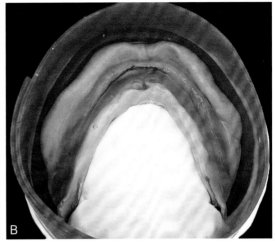

图 4-10 蜡片围模
A. 上颌 B. 下颌

3. 为了承受模型重量,调拌适量普通石膏在印模底部两侧添加石膏垫块。

4. **石膏调拌** 用石膏配比机量取适量的水和超硬石膏,使用调拌刀将石膏调拌均匀后,在真空搅拌机上进行调拌并抽真空。

5. **石膏灌注** 灌注超硬石膏模型时,将围模放在振荡器上,取少量石膏从印模高处缓慢灌注,以避免气泡的产生。

6. **取下围模蜡条和蜡片** 待石膏硬固后,取下红蜡片及蜡线条获得终模型(图 4-11)。

7. **模型修整** 修整模型边缘,不能损伤肌功能整塑的边缘。模型边缘保留3mm 的宽度(图 4-12)。

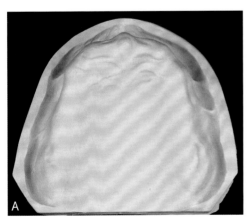
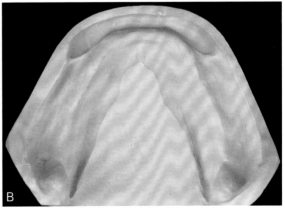

图 4-11 终模型
A. 上颌 B. 下颌

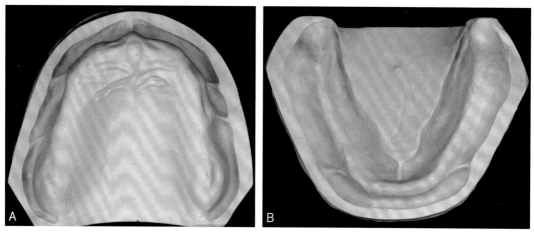

图 4-12　终模型修整完成

A.上颌　B.下颌

8. 在模型底面使用𬌗架的分离复位面（图 4-13）。

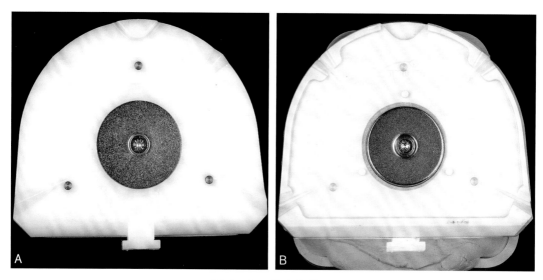

图 4-13　分离复位面

A.与模型相接部分　B.与𬌗架相接部分

【注意事项】

1. 蜡线条封闭要有足够的强度,避免灌注石膏时石膏渗漏。

2. 石膏的调拌要严格按照水粉比,并使用真空搅拌机以减小模型气泡的产生。

3. 石膏灌注初期要缓慢灌注,且石膏灌注必须在振荡器上进行,以避免气泡的产生。

【思考题】

围模法灌注模型的优点有哪些？

实验三　殆托的制作

【目的和要求】

1. 熟悉无牙颌的解剖标志。

2. 掌握全口义齿基托的伸展范围。

3. 掌握殆托的制作方法和要求。

【实验用品】

全口义齿模型、雕刀、蜡刀、蜡刀架、切断钳、长鼻钳、酒精灯、火柴、红蓝铅笔、橡皮碗、调拌刀、玻璃板、直径 0.9mm 钢丝、红蜡片、有色石膏、分离剂等。

【方法和步骤】

1. 模型处理

（1）标记基托范围：用红蓝铅笔分别在上下颌石膏工作模上画出义齿基托的伸展范围。唇、颊侧基托边缘伸至黏膜反折处，后缘盖过上颌结节伸至颊间隙内；上颌基托的腭侧后缘止于两侧翼上颌切迹与腭小凹连线后约 2mm。下颌基托的唇、颊边缘应伸至黏膜反折处，颊侧翼缘区面积较大，基托可充分延伸，颊侧翼缘区之后为远中颊角区，基托不能伸展过多，以免咬肌活动时造成义齿脱位；基托舌侧边缘止于舌侧口底，远中应伸入舌侧翼缘区，以利于义齿固位；后缘盖过磨牙后垫的 1/3~1/2。上下颌基托应避开唇、颊、舌系带（图 4-14）。

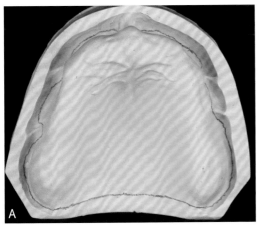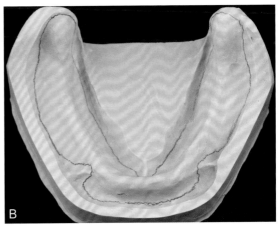

图 4-14　基托范围

A. 上颌　B. 下颌

（2）模型缓冲：用有色石膏缓冲模型上影响义齿就位的过大倒凹，缓冲尖锐的骨嵴和上颌硬区（图4-15）。

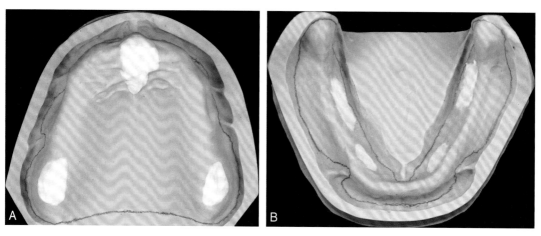

图 4-15　模型缓冲

A.上颌　B.下颌

（3）形成后堤区：在上颌模型腭侧标出后缘线，其范围为：由一侧翼上颌切迹伸至对侧翼上颌切迹，后堤区的最宽部分位于腭中缝两侧与翼上颌切迹之间的区域，最窄部分在腭中缝与翼上颌切迹。用雕刀或打磨车针沿此线刻入模型深1.0~1.5mm，再从此线向前延伸3~5mm，逐渐变浅；左右方向是越靠近腭中缝越深、越靠近两侧牙槽嵴越浅；沟的宽度在腭中缝处约2mm，在两侧翼上颌切迹约1mm，在中间区域可达4~5mm（图4-16）。

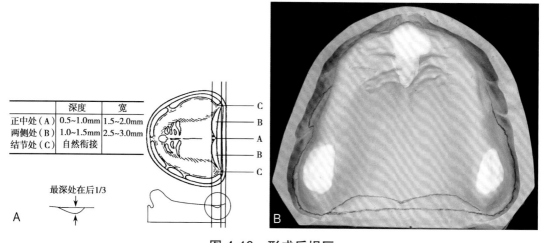

	深度	宽
正中处（A）	0.5~1.0mm	1.5~2.0mm
两侧处（B）	1.0~1.5mm	2.5~3.0mm
结节处（C）	自然衔接	

最深处在后1/3

图 4-16　形成后堤区

A.后堤区示意图　B.形成后堤区

2. 制作蜡基托和殆堤

（1）弯制增力丝：取两段适当长度的直径 0.9mm 的钢丝，弯制成与上下颌模型牙槽嵴的颌弓、舌侧外形一致的弓形，上颌的后界另弯一根，要求与腭弓的弧形一致，备用（图 4-17）。

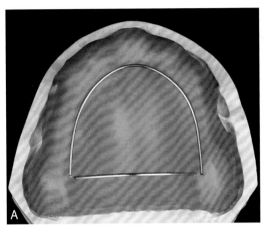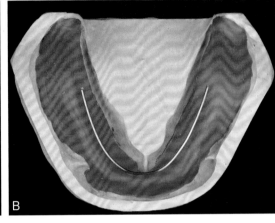

图 4-17　弯制增力丝

A. 上颌　B. 下颌

（2）制作上颌蜡基托：先将模型浸湿，取一块完整的基托蜡片，在酒精灯上均匀加热烤软，置于基托标记范围内，自腭部中心向外侧推压蜡片，使之与模型贴合，按所画范围用稍微加热后的雕刀切除边缘多余的蜡。然后用长鼻钳或镊子夹住增力丝，在酒精灯上烧热，将增力丝按预定位置安放在基托内。然后取下基托，用加热的蜡刀修整锐利的基托边缘使之圆钝光滑。

（3）制作下颌蜡基托：浸湿模型，取一块完整的基托蜡片，同法加热烤软，切取适当宽度，置于基托标记范围内，从舌侧向唇侧推压蜡片，使之与模型完全贴合，按所画范围切除边缘多余的蜡（图 4-18）。安放增力丝后（图 4-19），取下基托修整边缘。

（4）形成上颌殆堤：按上颌弓的长度选取合适的成品蜡堤（图 4-20），弯曲成与上颌牙弓一致的弧形置于牙槽嵴顶的基托上，调整蜡堤位置，形成从前略微斜向后上方的平面（图 4-21），用蜡刀烫合边缘，使之与基托紧密贴合。修整殆堤宽度，前牙区约 6mm，后牙区 8~10mm。殆堤后缘应向前形成 45° 斜坡状（图 4-22）。

（5）形成下颌殆堤：其制作方法同上颌（图 4-21，图 4-22），殆平面与上颌一致。殆平面后缘与磨牙后垫 1/2 处等高（图 4-23）。

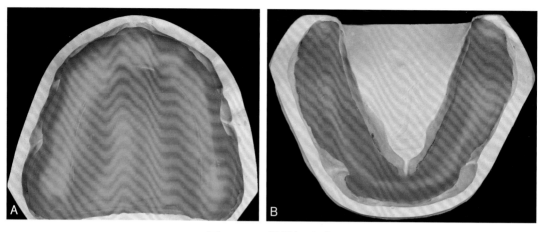

图 4-18 蜡基托完成

A. 上颌　B. 下颌

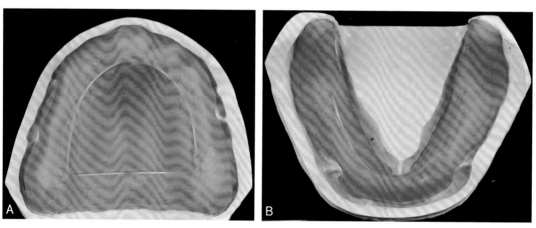

图 4-19 加增力丝

A. 上颌　B. 下颌

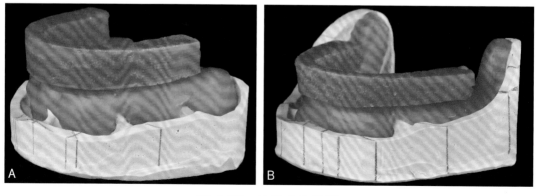

图 4-20 放置成品蜡堤

A. 上颌　B. 下颌

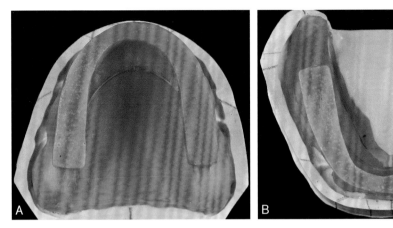

图 4-21 调整蜡堤位置
A. 上颌 B. 下颌

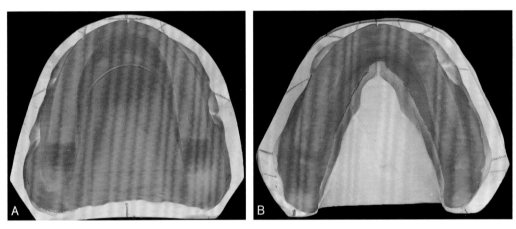

图 4-22 上、下殆堤完成
A. 上颌 B. 下颌

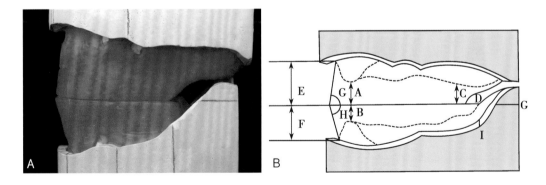

图 4-23 上、下殆堤
A. 殆堤侧面观 B. 殆堤示意图
A. 10~13mm B. 8~11mm C. 8~10mm D. 磨牙后垫的 1/2 E. 20~22mm F. 17~20mm
G. 85°~90° H. 80°~85° I. 磨牙后垫的前缘 G. 磨牙后垫高度的 1/2 处

上颌殆堤后缘终止于第二磨牙的远中,下颌后牙区的高度决定了前牙区的高度,并延伸至磨牙后垫高度的 1/2 处。

【注意事项】

1. 标记基托范围时,唇颊侧边缘线应位于前庭沟黏膜转折,下颌舌侧到达口底黏膜转折处,避让系带,不压迫口底。上颌后缘位于翼上颌切迹和腭小凹后 2mm。下颌后缘盖过磨牙后垫。

2. 基托材料也可用自凝树脂制作,制作之前应在模型上涂一层凡士林分离剂。

3. 殆堤应位于牙槽嵴顶上,沿牙弓方向适当恢复唇侧丰满度。下殆堤唇侧丰满度与上殆堤相协调。

【思考题】

1. 全口义齿的基托范围是什么?

2. 殆堤放置的位置是什么?

3. 无牙颌哪些解剖结构是基托应该避让或缓冲的?

4. 制作后堤区的意义是什么?

实验四　上半可调式殆架

【目的和要求】

1. 了解面弓、殆叉、半可调式殆架的结构、原理及使用方法。

2. 掌握用平均值上半可调式殆架的方法。

3. 了解确定髁道斜度的方法。

【实验用品】

工作模与确定好垂直和水平关系的蜡殆托、半可调式殆架、橡皮碗、石膏调拌刀、零膨胀石膏、殆架梯形板等。

【方法和步骤】

1. **调整检查殆架**　固定切导针,刻度归零(图 4-24);将两侧前伸髁导斜度固定在 35°(图 4-25);将侧方髁导斜度定于 15°(图 4-26);关闭正中锁,插入切牙指针至最底处(图 4-27),使用橡皮筋定位殆平面(图 4-28)。

2. **固定下颌模型**　在下颌体梯形板上加适量零膨胀石膏,将下颌模型浸泡清水后置于零膨胀石膏上,殆堤在下颌模型上就位,下颌中切牙近中切缘点与切牙指针尖接触,下殆堤殆平面与橡皮筋平面重合(图 4-29)。

3. **固定上颌模型**　待下颌零膨胀石膏凝固后,将上颌模型浸泡清水后复位

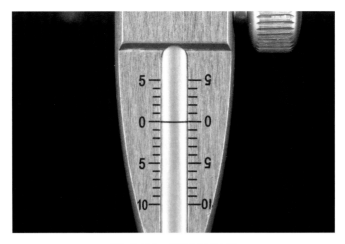

图 4-24　切导针归零

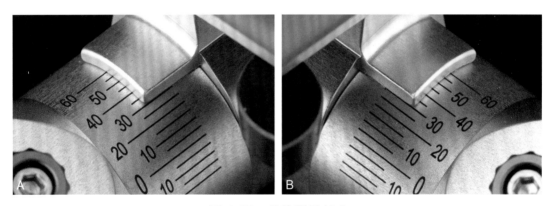

图 4-25　前伸髁导斜度

A. 右侧前伸髁导斜度　B. 左侧前伸髁导斜度

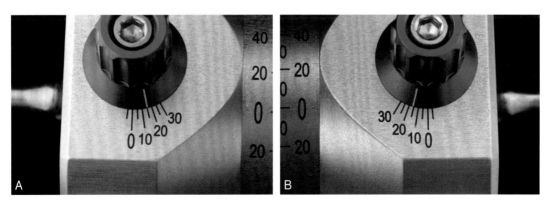

图 4-26　侧方髁导斜度

A. 右侧侧方髁导斜度　B. 左侧侧方髁导斜度

于𬌗堤上,在上颌模型底面与上颌梯形板上加零膨胀石膏,关闭𬌗架,使切导针与切导盘接触(图 4-30)。

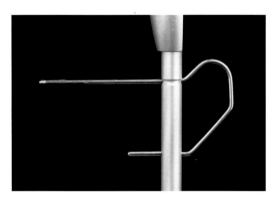

图 4-27　切牙指针

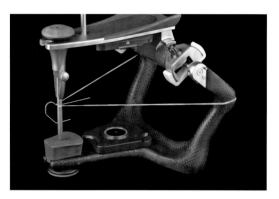

图 4-28　橡皮筋定位𬌗平面

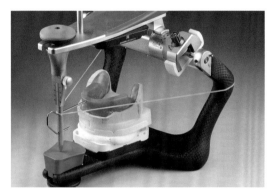

图 4-29　固定下颌模型

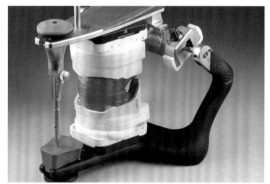

图 4-30　固定上颌模型

【注意事项】

上𬌗架时,为防止零膨胀石膏凝固膨胀导致垂直距离升高,可分两次上𬌗架,上零膨胀石膏后以绷带或橡皮筋固定上下颌体,直至零膨胀石膏完全固化。

【思考题】

比较全可调式𬌗架与平均值𬌗架的结构特征。

实验五　全口义齿的排牙

【目的和要求】

1. 掌握全口义齿人工牙的选择原则。

2. 掌握全口义齿人工牙排列的原则和方法。

【实验用品】

本章第二节实验四上好𬌗架的工作模型、全口人工牙、蜡刀、雕刀、蜡盘、蜡刀架、15°切导盘、酒精灯、微型电动打磨机、打磨头、红蓝铅笔、火柴、玻璃板等。

【方法和步骤】

1. 排牙标志线的描画

（1）上颌模型标志线：在上颌模型上描画的排牙标志线，包括基托范围线、牙槽嵴顶线、前后牙牙槽嵴顶线在模型底座上的延长线、腭中线、切牙乳突轮廓线、切牙乳突中点前方8~10mm与中线的垂线、切牙乳突后1mm与中线的垂线（图4-31）。

（2）下颌模型标志线：在下颌模型上描画的排牙标志线有基托范围线、牙槽嵴顶线、后牙牙槽嵴顶线在模型底座上的延长线、中线、磨牙后垫轮廓线、磨牙后垫的前缘及1/2高度处在模型边缘的延长线（图4-32）。

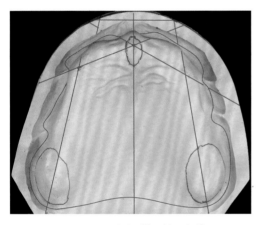

图4-31　上颌模型标志线

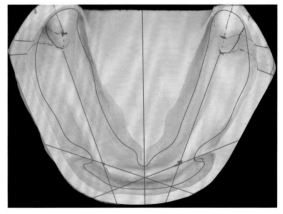

图4-32　下颌模型标志线

2. 人工牙的选择

（1）前牙的选择：参照患者的面部及颌弓形态、性别、年龄、唇高线、颌间隙等确定牙的外形；参照性别、年龄、肤色等选定牙齿的颜色；根据上颌牙弓前段的弧形长度或前牙与面部的比例关系、口角间距等确定前牙的近远中宽度。

（2）后牙的选择：通常以下颌尖牙远中面至磨牙后垫前缘为依据，确定后牙的近远中总宽度；参照颌间距离的大小选择后牙牙冠的高度；颊舌向宽度的选择应考虑后牙牙槽嵴的吸收程度，吸收较重者则选较窄的后牙；牙尖高度的选择也应参照牙槽嵴的吸收程度，可选择解剖式、半解剖式或无尖牙；颜色一般与前牙一致。

3. **前牙的排列** 应复习口腔修复学理论教材,了解各牙的正常位置及各方向的倾斜度等。先用加热的雕刀切除排牙处的蜡,形成一个凹陷,再用蜡刀将排牙处的蜡烫软,然后放置人工牙,用蜡刀烫融人工牙与基托蜡接触的边缘以固定位置,还可用雕刀调拨人工牙以调整牙的位置。注意牙的唇舌向倾斜度、近远中向倾斜度、船龈向的位置(图4-33)。排列的顺序一般为一侧上颌中切牙、侧切牙、尖牙,同法再排对侧,然后按此顺序排列下颌前牙。要求上下颌中线对齐并与面部中线一致,形成浅覆船覆盖,并确保形成正常的尖牙关系,即上颌尖牙的牙尖正对在下颌尖牙和下颌第一前磨牙之间,以保证后牙能形成正常的咬合关系(图4-34)。在做前伸或侧方运动时,切导针与切导盘斜面有接触,同时下颌前牙切端与上颌前牙舌斜面接触。

4. **后牙的排列** 根据下颌后牙槽嵴顶在模型底座上向前及向后的延长线,在下船堤平面上刻画一条相当于牙槽嵴顶所在位置的线,使排列的上颌磨牙中央窝正对此线或上颌磨牙舌尖颊斜面中1/2处正对此线。用预热的小刀斜向削

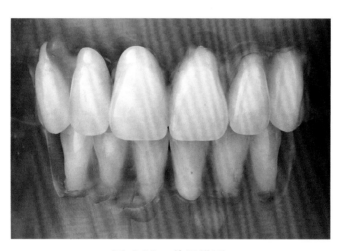

图 4-33 前牙排列

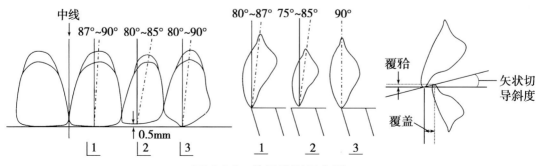

图 4-34 前牙排列示意图

去后牙𬌗堤的颊侧,烫软排牙区的蜡,按照各牙的正确位置排列上颌后牙,上颌后牙形成补偿曲线。然后按正常的咬合关系先排下颌第一磨牙,使上颌第一磨牙的近中颊尖正对下颌第一磨牙的近颊沟,上颌第一磨牙的近中舌尖咬在下颌第一磨牙的中央窝(图4-35)。依次排列第二磨牙、第二前磨牙、第一前磨牙。一侧排好后,采用同样的方法排列对侧后牙,上下颌后牙在牙尖交错𬌗时尖窝交错,最大面积接触,且具有协调的横𬌗曲线与纵𬌗曲线(图4-36)。

【注意事项】

1. 全口义齿排牙的方法有多种,本实验介绍的仅为临床常用的一种方法。
2. 前牙的排列应避免深覆𬌗深覆盖,以减小功能运动时施加在前牙牙槽嵴

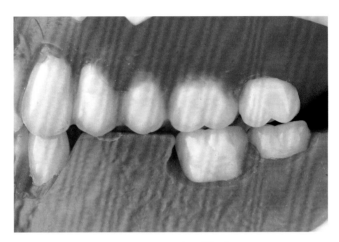

图 4-35　后牙排列

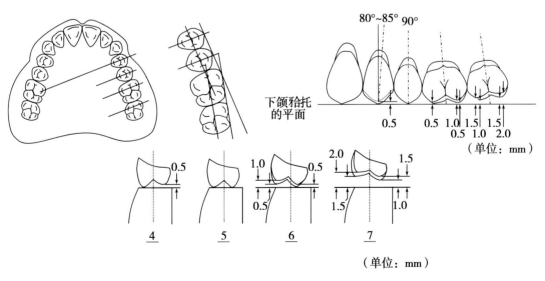

（单位：mm）

图 4-36　后牙排列示意图

上的侧向力。

3. 用蜡刀烫蜡时,蜡刀温度不可过高,以免烫坏人工牙,并避免使蜡到处流动。如果人工牙殆面及舌侧有蜡,应及时去除,以防影响咬合和对颌牙的排列。

4. 在最后排列下颌第一前磨牙时,若所剩的近远中间隙不足,可适当调磨其邻面;如间隙过大,可在其与尖牙之间留一间隙。

5. 应按照全口排牙的原则进行排列,这样才有利于义齿的固位及稳定。

6. 在排列下颌后牙时,可通过模型后部上下颌模型之间的间隙,用雕刀从人工牙舌侧底部向上抬,以达到与上颌牙良好的咬合接触关系。

【思考题】

1. 人工前牙和后牙选择的基本原则和排牙的方法是什么?

2. 谈谈你所知道的全口义齿其他排牙方法。

实验六　全口义齿平衡殆的调整及蜡型完成

【目的和要求】

1. 掌握平衡殆的影响因素和调整方法。

2. 掌握上蜡的技巧及基托光滑面外形的处理。

【实验用品】

实验五中排好牙的模型及殆架、红色及蓝色咬合纸、蜡刀、雕刀、蜡盘、蜡刀架、酒精灯、火柴、酒精喷灯、牙周探针等。

【方法和步骤】

1. 平衡殆的检查及调整

(1)正中平衡殆:用咬合纸检查牙尖交错位咬合时的咬合情况,观察所形成的咬合印迹,要求达到最广泛的均匀咬合接触。如有早接触点或无接触点,则分析原因并做相应的调整(图4-37)。

(2)前伸平衡殆:放松两侧髁球,推上颌体直向后,模拟下颌前伸,同时要求切导针保持在切导盘斜面上滑动。要求前牙区至少有一点接触,同时两侧后牙区至少各有一点接触,即达到前伸平衡殆。如不能达到前伸平衡殆,则需按照全口义齿前伸平衡殆的调整原则进行人工牙调排(图4-38)。

(3)侧方平衡殆:推上颌体向一侧滑动,同时要求切导针保持在切导盘侧斜面上滑动。要求工作侧同名牙尖接触的同时非工作侧异名牙尖至少有一点接触,即达到侧方平衡殆。如不能达到侧方平衡殆,则需按照全口义齿侧方平衡殆

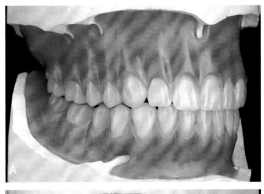

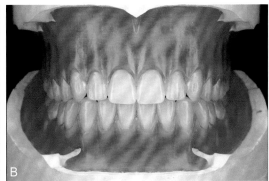

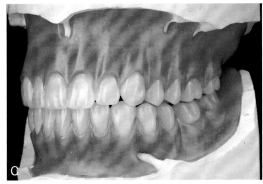

图 4-37　正中平衡殆
A. 右侧观　B. 正面观　C. 左侧观

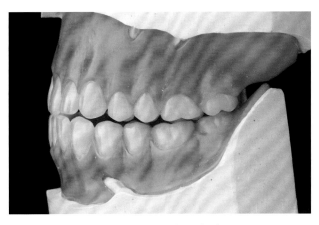

图 4-38　前伸平衡殆

的调整原则进行人工牙调排（图 4-39）。待完全调好平衡殆后，恢复到牙尖交错位，固定髁球。

　　2. **基托上蜡**　使用牙周探针检查基托厚度，要求厚度为 1.5~2mm. 基托边缘及缓冲区稍厚，其余部分厚度应均匀一致。唇侧及颊侧基托厚度以试戴殆托时调改后的厚度为准，不要随意增减，以保证面部美观，唇颊及舌侧光滑面基托应呈微凹面。然后用蜡做边缘封闭。

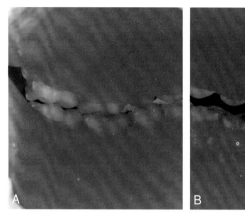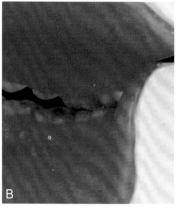

图 4-39　侧方平衡殆
A. 工作侧　B. 平衡侧

3. 牙龈外形形成　用雕刀去除人工牙唇颊面牙颈部多余的蜡,以便暴露人工牙正常的唇颊面解剖外形,同时确定龈缘的位置和外形。用雕刀的刀刃先与牙面长轴成 15°,再翻转刀刃与牙面长轴成 45° 反向雕刻出龈缘的生理外形(图 4-40)。用雕刀做出唇颊面牙间隙处龈乳突的解剖外形,沿牙间隙处向龈方延伸修整出适当的凹面,以便显示与天然牙龈相似的牙根突度和长度,即所谓的根形(图 4-41)。如需要还可雕刻腭皱的形态。

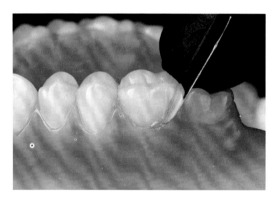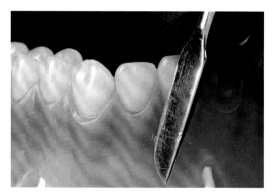

图 4-40　颈缘成形　　　　　　　　图 4-41　根形修整

4. 用酒精喷灯吹光蜡基托的光滑面(图 4-42),用雕刀刮去人工牙上的残余蜡,再用酒精纱球擦净,完成基托蜡型,准备装盒。

【注意事项】

1. 在排牙时应充分考虑髁道斜度、切道斜度、牙尖工作斜面斜度等影响前伸及侧方平衡殆的因素。

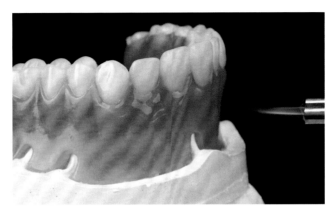

图 4-42　吹光

2. 基托边缘范围以设计的范围及试戴后调整的范围为准,不要随意延长或减短。边缘封闭后可用烧热的雕刀或牙周探针插入基托检查基托的厚度。

3. 在上蜡过程中,蜡不可过烫,以防止排好的人工牙变位,破坏调好的咬合关系。

【思考题】

1. 何谓单侧平衡殆、双侧平衡殆?

2. 试述前伸、侧方咬合不平衡的表现及调整方法。

3. 基托磨光面的基本形态要求是什么?

实验七　全口义齿的装盒

【目的和要求】

掌握反装法的装盒方法。

【实验用品】

本章第二节实验六中蜡型完成的模型、红蜡片、酒精灯、蜡刀、蜡刀架、雕刀、蜡盘、火柴、型盒、普通石膏、橡皮碗、石膏调拌刀、毛笔、肥皂、石膏模型修整机、铝箔纸等。

【方法和步骤】

1. 检查全口义齿蜡基托和人工牙,确保蜡基托边缘已完全封闭好,人工牙已固定好,表面已无残留的蜡,型盒涂抹分离剂备用。

2. 将全口义齿蜡型及模型放置在下层型盒内,检查模型四周与型盒之间有无容纳包埋石膏的空间,若无空间或空间太小时,用石膏模型修整机修整模型的周围以确保包埋空间。合拢上层型盒,确认人工牙与上层型盒的上缘至少有

5mm 的空间（图 4-43）。

3. 为了使模型与包埋石膏牢固结合，把模型放置在水中约 10 分钟，使其吸水。

4. 去除模型表面多余的水分，如果模型底部制作有复位分离面，先用铝箔纸将模型底部包裹以保护分离复位面，在下层型盒灌入石膏，缓慢压入模型。蜡型边缘完全暴露。

5. 在石膏固化前，修整石膏，光滑表面，避免倒凹形成（图 4-44）。

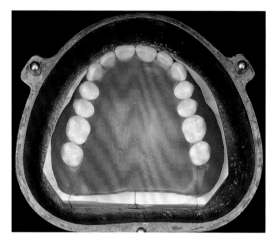

图 4-43　检查型盒

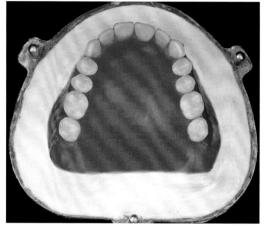

图 4-44　下层型盒装盒

6. 待石膏固化后在整个石膏表面涂布肥皂水作为分离剂。

7. 合拢上层型盒，检查上下层型盒间是否密合，灌注石膏充满整个上层型盒（图 4-45），盖上型盒盖板，去除多余的石膏。将型盒放置在压榨器上加压，直到上下型盒间无石膏挤出，并保持加压状态至石膏固化。

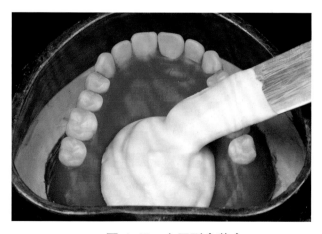

图 4-45　上层型盒装盒

【注意事项】

1. 装下层型盒时要消除石膏倒凹,不要形成不利于分离上下型盒的倒凹。

2. 上层型盒灌注石膏时应从上层型盒上缘的略高处一侧边灌边振荡,防止形成气泡,特别是龈乳头的部位不要混入气泡。

3. 装盒时,石膏水粉比例适当,过稀石膏强度降低,过稠易混入气泡。

【思考题】

反装法装盒的优点有哪些?

实验八　去蜡、充胶、热处理

【目的和要求】

1. 掌握全口义齿去蜡的方法。

2. 掌握全口义齿充胶和热处理的方法。

【实验用品】

本章第二节实验七完成装盒的型盒、型盒夹、雕刀、石膏刀、藻酸盐分离剂、毛笔、调拌杯、调拌刀、热凝牙托粉及牙托水、玻璃纸、型盒压榨器、加热聚合器。

【方法和步骤】

1. **去蜡**　将型盒置于沸水中数分钟,蜡受热软化,用石膏刀撬开上下型盒,去除软化的蜡(图 4-46),在流动沸水下,冲尽残余的蜡,并用雕刀修去石膏印模锐利的边缘,冲净石膏残渣。待型盒仍有余温时在上下型盒的石膏表面涂布藻酸盐分离剂。切忌反复涂抹以免破坏已经形成的分离剂薄膜。然后,去除人工牙底部的分离剂。

2. **充胶**　按正确的粉液比例调拌适量的基托树脂,在面团期时置于上层型盒的基托部位,量略大于基托的厚度(图 4-47)。将浸湿的玻璃纸覆盖在面团期

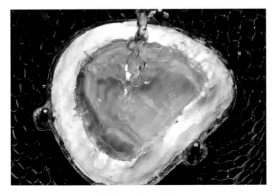

图 4-46　去蜡

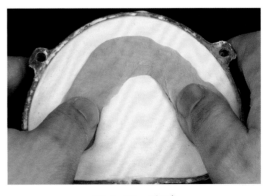

图 4-47　充胶

的树脂上,合拢上下型盒,放在型盒压榨器上缓缓加压挤出过多的树脂,打开型盒,揭去玻璃纸,用雕刀修去过多的树脂。在人工牙的底部滴少许单体进行溶胀,在基托薄弱部位涂少许单体并增加树脂,将上下型盒安装好,用压榨器加压并固定。

3. 热处理　进行水浴加热。水浴加热的一般程序为:用 30 分钟时间将室温水逐渐加热到 70℃左右,恒温 60 分钟,然后再用 30 分钟时间加热到 100℃并恒温 30 分钟,关闭电源使之自然冷却后开盒。

【注意事项】

1. 烫盒时间不要太长,否则蜡熔化后渗入石膏导致涂布分离剂困难;时间也不要太短,否则蜡未软化,难以分离型盒,若硬开盒易损坏模型或包埋石膏。冲蜡前,尽量取出软化的蜡。

2. 去蜡后石膏的菲边应修掉,否则充填时可能折断而埋入树脂中。

3. 分离剂不要涂在人工牙上,否则造成人工牙与基托分离。涂分离剂一般要求在型盒仍有余温时涂布,必要时可多涂一层,否则石膏附于树脂表面难以去除。

4. 完整取出玻璃纸,以免破碎的玻璃纸嵌入基托树脂内。

5. 加压型盒时,应逐渐增加压力,避免将石膏压碎而导致义齿变形。

6. 加热聚合中严格遵守正确的加热规范,避免升温过快引起树脂内部的气泡或聚合收缩产生的内部应力。

【思考题】

树脂基托产生气泡的原因是什么?

实验九　全口义齿开盒、打磨、抛光

【目的和要求】

1. 掌握全口义齿开盒的方法。

2. 掌握全口义齿打磨、抛光的方法。

【实验用品】

本章第二节实验八热处理后的型盒、雕刀、石膏刀、石膏剪、气锤、木锤、各型砂石针和打磨头、裂钻、微型电动打磨机、砂纸圈、布轮、绒轮、绒锥、青果石、鬃毛刷、抛光石英砂、抛光膏、高压蒸汽清洗机等。

【方法和步骤】

1. 开盒　先用石膏刀将上下型盒撬开,用木锤轻敲型盒的四周和底部,使石膏和型盒分离。然后用石膏剪或气锤将全口义齿四周的石膏剪去,剩余的少量石膏可用雕刀去除。

2. **粗磨**　用钨钢针或者青果石打磨基托上的菲边(图4-48),修整基托边缘外形,修整基托厚度,如基托组织面有石膏或凸起的小结节,可用小裂钻或球钻去除。

3. **细磨**　用细磨头打磨,削除上一步留下的打磨痕迹,用砂纸圈轻磨基托表面,磨平去尽一切打磨纹路。

4. **抛光**　先用湿布轮蘸湿石英砂初抛,然后用鬃毛刷蘸抛光粉高度抛光基托的光滑面。𬌗面及外展隙可用绒轮和绒锥加抛光粉进行精细抛光(图4-49)。

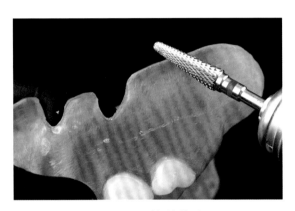

图4-48　修整菲边

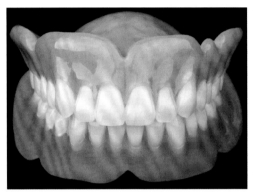

图4-49　抛光完成

5. **清洗**　使用高压蒸汽清洗机进行清洗。

【注意事项】

1. 打磨、抛光时,器械的直径和粒度应遵循从粗到细的原则。
2. 打磨、抛光时要注意高转速、轻压力。
3. 打磨、抛光时要避免局部过热,以免引起义齿变形。
4. 打磨、抛光时不要伤及成品牙。

【思考题】

打磨抛光的基本原则是什么?

实验十　再次上𬌗架并调整咬合

【目的和要求】

1. 理解再次上𬌗架的意义。
2. 熟悉分离复位法。

【实验用品】

本章第二节实验八热处理后的型盒、雕刀、石膏刀、石膏剪、气锤、木锤、各型砂石针和打磨头、裂钻、微型电动打磨机等。

【方法和步骤】

1. **开盒** 先用石膏刀将上下型盒撬开(图4-50),用木锤轻敲型盒的四周和底部,使石膏与型盒分离。然后用石膏剪或气锤将全口义齿四周的石膏剪去,剩余的少量石膏可用雕刀去除,不得损坏模型,不得使义齿与模型分离。

2. **清洁分离复位面** 将人工牙的殆面与模型底部的分离复位面清洁干净(图4-51),不得影响在殆架上的复位。

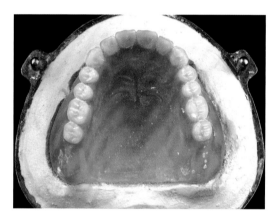

图4-50 开盒

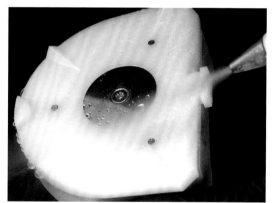

图4-51 清洁分离复位面

3. **模型及全口义齿在殆架上的复位** 将带有全口义齿的模型按照复位分离面在殆架上复位(图4-52)。复位后如切导针从切导盘浮起,应进行咬合调整。

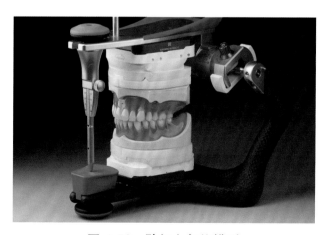

图4-52 殆架上复位模型

4. 牙尖交错位的选磨　即磨除牙尖交错位的早接触点。开始选磨时,早接触点大多出现在牙尖、牙尖斜面及与此相对的边缘。在此阶段要先保留牙尖,仅选磨斜面的早接触;进一步调磨时,会出现牙尖的早接触,这时,不得直接选磨牙尖来降低牙尖高度。为了确保非牙尖交错位的平衡殆,先判断该牙尖的高度是否合适,再决定是选磨该牙尖还是加深对颌人工牙的沟。可以磨除早接触中突出于矢状、侧方补偿曲线的牙尖。牙尖交错位选磨后,切导针应与切导盘完全接触。牙尖交错位选磨的原则如下。

(1)选磨上颌颊尖的内斜面,下颌颊/舌牙尖的内斜面,沿着殆面的倾斜和方向逐渐加大其斜度。

(2)保留下颌颊尖及上颌舌尖的印记,以三角嵴为顶点,通过选磨加大牙尖斜面的斜度。

5. 前伸及侧方殆咬合调整　在牙尖交错位已获得了均匀的接触后,按照上殆架时的髁导和切导斜度选磨人工牙的殆面达到前伸平衡殆与侧方平衡殆(图4-53)。把咬合纸置于上下颌牙列殆面之间,描记并选磨侧方与前伸运动时的殆干扰。侧方运动调殆时,不得降低支持尖的高度,保持已恢复的垂直距离,以维护上下颌人工牙的稳定,一般调磨上颌颊尖或下颌舌尖上的早接触点。前伸运动调殆时,若后牙接触前牙不接触,则调磨上颌后牙颊尖与下颌后牙舌尖的平衡斜面;若前牙接触后牙不接触,可选磨下颌人工牙切缘以获得均匀的接触关系。

6. 调殆完成后,从模型上取下义齿,进行基托的打磨抛光。

【思考题】

全口义齿平衡殆调殆的原则是什么?

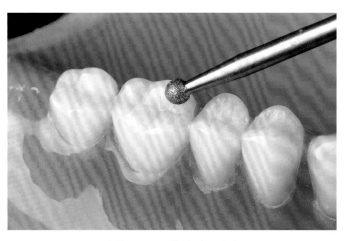

图 4-53　选磨人工牙

第三节 整铸支架式全口义齿的制作技术

实验一 复制磷酸盐耐火模型

【目的和要求】

1. 掌握磷酸盐耐火模型的复制方法。

2. 熟悉带模铸造的基本原理。

3. 了解磷酸盐耐火材料的组成及理化性质。

【实验用品】

上颌无牙颌工作模型、模型观测仪、琼脂复模材料、磷酸盐包埋料、型盒、橡皮碗、调拌刀、振荡器、真空搅拌机、琼脂复模机等。

【方法和步骤】

1. 模型处理

（1）模型观测和设计：在模型观测仪上进行模型观测，并画出支架设计图（图 4-54）。

（2）模型填倒凹并缓冲：用有色石膏或蜡缓冲模型上影响义齿就位的过大倒凹，缓冲尖锐的骨嵴和上颌硬区。

（3）垫蜡处理：在增力网覆盖范围内均匀地垫 0.5~1.0mm 厚的薄蜡片，预留增力网下方充填树脂的空间。在牙槽嵴上衬垫薄蜡片的区域间隔一定距离切出 3~5 个直径为 2mm 左右的孔，以制作支架上的终止点（图 4-55）。

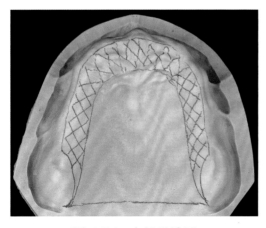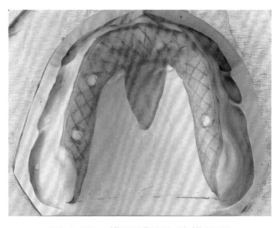

图 4-54　支架设计图　　　　　图 4-55　模型缓冲和垫蜡处理

2. 复制磷酸盐耐火材料模型

（1）复制琼脂阴模

1）将工作模适当磨小，放入温水中浸泡至无气泡冒出为止（5~10 分钟）。复模前从水中取出工作模型，吸去过多的水分，备用。

2）将琼脂复模材料切碎，放入琼脂复模机中加热至 90℃左右使之完全融化，搅拌均匀后，逐渐冷却并恒温至 50~55℃时便可开始复模。

3）在复模盒的活动盖板中心上放一点黏蜡，将工作模型固定在中央，盖上复模盒，将复模盒置于琼脂复模机下方，拉伸琼脂复模机开关，使准备好的琼脂复模材料缓缓灌入复模盒中并稍满溢（图 4-56）。

4）待琼脂冷却半小时后，转移复模盒并将复模盒下半部分置于水中至完全冷却。

5）用小刀适当去除工作模型底部周围的琼脂，撬动模型使之与琼脂分离后将模型取出。检查工作模型的衬垫与缓冲的蜡是否保持清晰、完整，完成阴模翻制（图 4-57）。

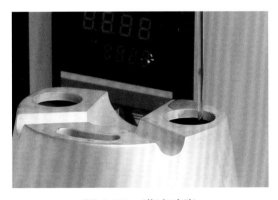

图 4-56　灌注琼脂

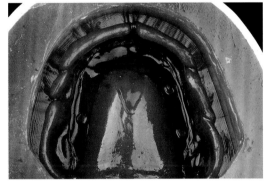

图 4-57　琼脂阴模

（2）灌制耐火材料模型

1）调拌材料：按粉液比在真空搅拌机上调拌磷酸盐耐火材料，调拌均匀，用毛笔蘸取耐火材料在印模上均匀涂布一层，开启振荡器，迅速将材料灌满阴模（图 4-58）。

2）修整模型：静置 1 小时后，耐火材料完全固化，用小刀切开琼脂阴模，剥出耐火模型，修整模型边缘（图 4-59）。

3. 磷酸盐耐火模型的表面处理　表面处理的目的是强化表面，以便制作蜡型时不至于损坏模型。

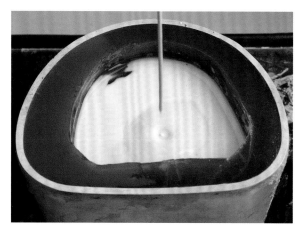

图 4-58　灌耐火材料

（1）表面强化剂涂布法:将耐火材料模型放入干燥箱内烘烤 5 分钟,取出后立即涂布专用强化剂(图 4-60)。

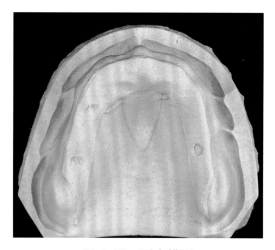

图 4-59　耐火模型

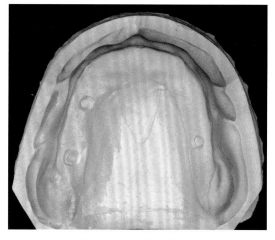

图 4-60　涂硬化剂

（2）浸蜡法:将烘烤后的模型立即放入煮沸的蜂蜡中,浸蜡 15~30 秒后取出,晾干,备用(目前已较少使用该方法)。

【注意事项】

1. 琼脂的温度不可过高,否则衬垫和缓冲的蜡片会熔化而导致复模失败。

2. 对于反复使用后的琼脂复模材料,在加热前,可在材料中加入少量蒸馏水,以补偿加热过程中的水分蒸发。

3. 注入复模材料以及灌注耐火材料时,注意排除材料中的气泡,保证耐火材料模型的质量。

4. 复制的耐火模型应完整、准确、清晰,表面不得有琼脂材料残留。

【思考题】

1. 支架终止点的作用有哪些?

2. 灌制耐火材料模型时,防止产生气泡的方法有哪些?

实验二　全口义齿整铸支架蜡型的制作

【目的和要求】

1. 掌握金属网蜡型的制作方法。

2. 掌握金属网蜡型安插铸道的方法。

3. 掌握金属网蜡型的包埋方法。

【实验用品】

耐火材料模型、成品蜡网、花纹蜡、蜡线条、铸道蜡、红蜡片、酒精灯、大小蜡刀、雕刀、包埋料及调拌液、蜡型清洗剂、小毛笔、大小调拌刀、调拌杯、橡皮碗、酒精灯、蜡刀、硅胶铸圈、玻璃板等。

【方法和步骤】

1. **金属网的范围**　在耐火模型上用红蓝铅笔复画出支架设计图。金属网覆盖牙槽嵴顶,但不延伸至唇颊侧,以免影响排牙和美观。在后缘,金属网比基托边缘短 2~3mm(图 4-61)。

2. **铺设网状蜡**　裁取大小合适的网状蜡,轻轻按压在耐高温模型上,按画好的边缘线范围,修去多余的蜡网(图 4-62)。

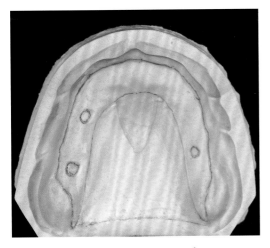

图 4-61　复画支架设计图

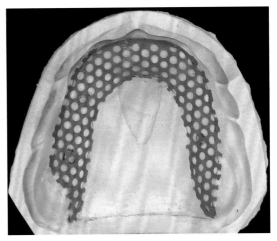

图 4-62　铺设网状蜡

3. **铺设花纹蜡**　裁取大小合适的花纹蜡,轻轻按压在耐高温模型上,按画好的边缘线范围,修去多余的花纹蜡(图 4-63)。

4. **外终止线完成**　使用 0.8mm 蜡线条制作外终止线与终止点(图 4-64)。

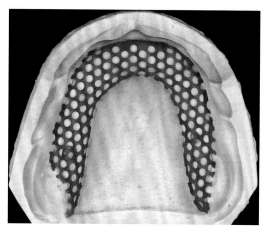 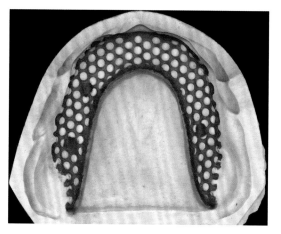

图 4-63　铺设花纹蜡　　　　图 4-64　制作外终止线与终止点

5. **边缘封闭**　将支架蜡型边缘用蜡进行密封,完成蜡型。

6. **安插铸道**　采用正插法,主铸道设置在蜡型所在模型的上方,依靠多个分铸道连接蜡型各个部件,主铸道连接在用红蜡片卷成喇叭状的浇铸口成形器,铸道的长度选择要避免支架蜡型位于铸圈的热中心(图 4-65)。

7. **蜡型脱脂**　在蜡型和铸道表面喷一薄层蜡型清洗剂,待其自然干燥。

8. **包埋**　将耐高温模型放入硅胶铸圈的中央,按比例称取磷酸盐包埋材料,真空调拌,在振荡器上灌注铸圈。静置,冷却后脱出铸圈(图 4-66)。

【注意事项】

1. 成品蜡必须与模型紧密贴合,避免变形。

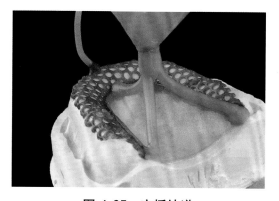 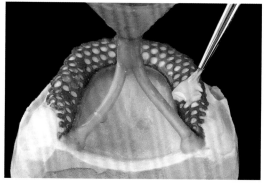

图 4-65　安插铸道　　　　　图 4-66　包埋

2. 安插铸道时注意主铸道的高度,避免网状蜡处于铸圈的热中心。

【思考题】

为什么蜡型不能位于铸圈的热中心?

实验三　焙烧和铸造

【目的和要求】

1. 熟悉带模铸造的焙烧和铸造方法。

2. 了解高频电感应离心铸造机的工作原理和使用方法。

【实验用品】

本章第二节实验二包埋好的铸圈、钴铬合金、茂福炉、镊子、火钳、高频电感应离心铸造机、坩埚等。

【方法和步骤】

1. 铸圈的焙烧　焙烧的目的主要是脱水干燥,去尽蜡质,形成铸腔,获得体积膨胀,以补偿铸金的收缩。铸金在较高温度下流动性较好,因此必须焙烧铸圈,升高铸圈温度。

(1)用雕刀去除铸道座。

(2)低温烘烤去蜡:将铸圈口向下,放于茂福炉内烘烤,使蜡型融化流出。缓慢升温到300℃,维持30分钟。如果铸道内有杂物,可用镊子夹出。

(3)焙烧:将铸圈口向上,让残余蜡挥发完全。将铸圈放入茂福炉中,从300℃开始缓慢升温至900℃,维持30分钟,准备铸造。

2. 铸造

(1)开机前准备:检查电源,选择适合的参数等,放好坩埚及钴铬合金块。

(2)熔铸前准备:开机,调整电压,熔解指示灯亮则可进行熔金。

(3)熔金铸造:将焙烧好的铸圈放置在铸造托架上,调整平衡,盖好盖板,开始熔金。从观察窗内看到金属融化形成镜面,当镜面开始破裂的时刻(达到沸点)则为铸造的最佳时机。按动铸造按钮进行铸造。接着按下停止键,离心机停止转动后,取出铸圈,让其自行冷却(图4-67)。

【注意事项】

1. 去蜡和焙烧前,包埋料应完全固化并已干燥。铸圈烘烤去蜡时,升温不可过快,否则容易使包埋料爆裂,蜡型破坏,导致铸造失败。

2. 铸圈应避免重复焙烧。

3. 铸造时应严格按照操作程序进行操作。

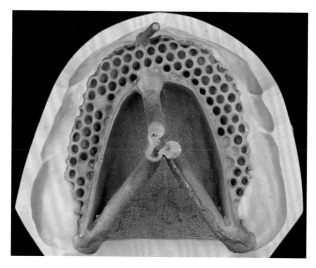

图 4-67　铸造完成

4. 铸道口一定要对准铸造环的几何中心线。

【思考题】

铸圈焙烧的目的是什么？熔金铸造的最佳时机是什么？

实验四　全口义齿整铸支架的喷砂、打磨和抛光

【目的和要求】

1. 掌握铸件的打磨技术。

2. 掌握电解抛光的方法。

3. 了解喷砂机及电解抛光的原理。

4. 了解电解液的配方及性质。

【实验用品】

本章第三节实验三完成的铸件、微型电动打磨机、金属切割磨光机、砂片、喷砂机、各类砂石针、砂纸圈、橡皮轮、绒轮、氧化铬抛光膏、电解抛光机、高压蒸汽清洗机等。

【方法和步骤】

1. 从铸圈中取出铸件　待铸件冷却后，从铸圈中脱出铸件。用小刀去除表面残余的包埋料，使铸件大体清洁。

2. 喷砂　喷砂目的是去除铸件表面残余的包埋料、氧化层等。喷砂的压力根据铸件的厚度调节。厚度为 0.5~1.5mm 时，压力为 0.15MPa；厚度为 1.5~4mm 时，压力为 0.25~0.35MPa。金刚砂的粒度为 80~150 目。对铸件表面均匀喷砂，

去尽氧化物,直至表面呈银灰色。

3. 用砂片切除铸道(图 4-68)

4. 打磨 先用粗砂轮粗磨外形,然后依次改用大砂石针、小砂石针细磨,再用砂纸圈消除磨痕。内外终止线的形态不能被破坏(图 4-69)。

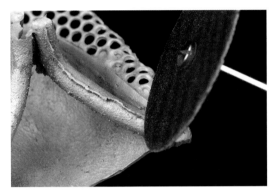

图 4-68 切除铸道

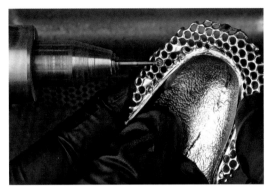

图 4-69 打磨铸件

5. 电解抛光 将打磨好的铸件用高压蒸汽清洗机清洗干净,晾干水分。预热电解抛光机中的电解液至 50℃,将铸件挂在正极(注意不能与槽壁接触)。电解 5 分钟,取出铸件,用清水清洗,晾干水分后,旋转 180° 再次放入电解抛光机中电解 5 分钟。取出铸件,用清水冲洗,吸干水分(图 4-70)。

6. 机械抛光 将电解抛光好的铸件先用橡皮轮磨平,然后用绒轮加氧化铬抛光膏抛光(图 4-71)。

7. 铸件清洗 用高压蒸气清洗机清洗铸件表面,去除残余的抛光膏。

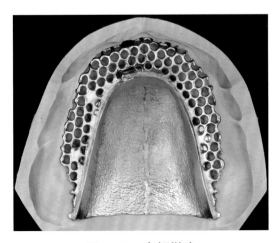

图 4-70 电解抛光

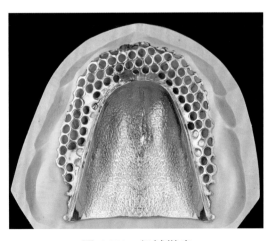

图 4-71 机械抛光

【注意事项】

1. 打磨环境应光线充足,注意防尘及个人防护。

2. 从铸圈中取出铸件、切割铸道及打磨时,应防止铸件变形。

3. 喷砂和电解不可过度,以防止铸件损坏。

4. 应根据铸件厚度合理选择电流密度和电解时间,否则会导致铸件损坏。

5. 电解抛光仅能够消除铸件表面细微的凹凸不平,因此良好的机械磨平是保证电解抛光效果的前提条件。电解抛光后仅能形成润泽的表面,结合机械抛光后则可以获得高度光亮的表面。

【思考题】

试分析整铸支架铸造缺陷的原因有哪些?

第四节 舌侧集中𬌗全口义齿的制作技术

实验一 𬌗托的制作与上𬌗架

本实验具体操作参见本章第一节实验二、实验三。

实验二 排牙和蜡型

【目的和要求】

1. 掌握舌侧集中𬌗全口义齿人工牙的选择原则。

2. 掌握舌侧集中𬌗全口义齿人工牙排列的原则和方法。

【实验用品】

上好𬌗架的工作模型及𬌗托、全口人工牙、蜡刀、雕刀、蜡盘、蜡刀架、酒精灯、微型电动打磨机、打磨头、红蓝铅笔、火柴、玻璃板。

【方法和步骤】

1. 排牙标志线的描画 同正常𬌗关系的全口义齿。

(1)上颌模型:在上颌模型上描画的排牙标志线有基托范围线、牙槽嵴顶线、后牙牙槽嵴顶线在模型底座上的延长线、腭中线、切牙乳突轮廓线、切牙乳突中心点前 8~10mm 与中线的垂线、切牙乳突后 1mm 与中线的垂线。

(2)下颌模型:在下颌模型上描画的排牙标志线有基托范围线、牙槽嵴顶线、后牙牙槽嵴顶线在模型底座上的延长线、中线、磨牙后垫轮廓线、磨牙后垫的前缘及 1/2 高度处在模型边缘的延长线。

2. **人工牙的选择** 人工前牙选择同本章第一节实验四,人工后牙选择舌侧集中𬌗专用牙。

3. **人工前牙的排列** 同本章第一节实验四。

4. **人工后牙的排列** 同本章第一节实验四,上颌后牙颈部较中性𬌗向腭侧倾斜度更大,咬合 B、C 两点接触(图 4-72,图 4-73),上颌后牙颊尖舌斜面与下颌后牙颊尖颊斜面不接触(图 4-74)。

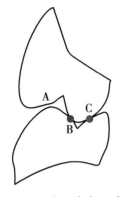

图 4-72 后牙咬合示意图

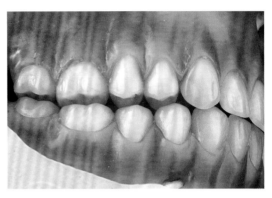

图 4-73 后牙咬合颊面观

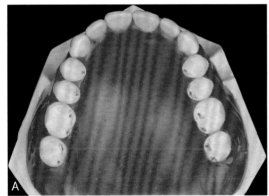

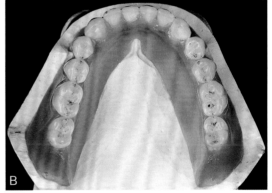

图 4-74 后牙𬌗面咬合点

A.上颌 B.下颌

5. **基托蜡型制作** 同本章第一节实验五。

6. **牙龈外形形成** 同本章第一节实验五。

7. 用酒精喷灯吹光蜡基托的光滑面,用小雕刀轻刮去净人工牙上的残余蜡,再用酒精纱球擦净,完成蜡型的制作,准备装盒。

【注意事项】

1. 用蜡刀烫蜡时蜡刀温度不可过高,以免烫坏人工牙,并避免蜡到处流动。

如果人工牙𬌗面及舌侧有蜡,应及时去除以防影响咬合和对颌牙的排列。

2. 上颌后牙颈部较中性𬌗向腭侧倾斜度更大,咬合 B、C 两点接触,上颌后牙颊尖舌斜面与下颌后牙颊尖颊斜面不接触。

【思考题】

舌侧集中𬌗的优势有哪些?

第五节　全口义齿的重衬

实验一　全口义齿组织面修整、灌模

【目的和要求】

1. 掌握全口义齿组织面修整的方法。

2. 掌握全口义齿组织面修整后灌模的方法。

【实验用品】

全口义齿、雕刀、微型电动打磨机、打磨头、印模材料、凡士林等。

【方法和步骤】

重衬分直接法重衬和间接法重衬两种,制作室多采用间接法重衬。

间接法重衬适用于义齿基托边缘短,组织面和组织之间不吻合而重衬的面积较大,患者对自凝树脂过敏者。步骤如下。

1. 将义齿刷洗干净。

2. 用钨钢磨头将义齿组织面均匀磨去一层(图 4-75)。

3. **模拟口内取功能印模**　调拌适量的弹性印模材料放入义齿组织面,放回模型上以模拟带入患者口内的情况,放置的印模材料量不宜过多、过稠,在𬌗架上保证义齿垂直距离和正中关系(图 4-76)。

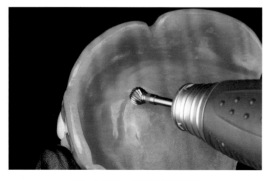

图 4-75　打磨组织面

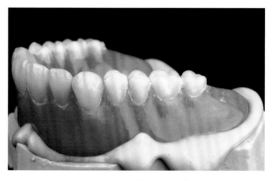

图 4-76　义齿组织面加印模材料

4. 修整印模　印模材料凝固后,去除边缘溢出的过多的印模材料,注意绝对不能从模型上取下义齿或使义齿松动。

5. 灌注石膏模型　灌注石膏模型时,要始终保持义齿与模型的连接状态不移位,将义齿倒凹区用蜡填补后再装盒。

【注意事项】

1. 义齿应清洗干净,否则印模材料及重衬材料容易剥脱。

2. 取模时放置的印模材料量不宜过多、过稠,以免影响义齿垂直距离和正中关系。

【思考题】

义齿重衬有哪几种方法?

实验二　装盒、充胶、热处理、打磨

【目的和要求】

1. 掌握全口义齿重衬时装盒的方法。

2. 掌握全口义齿重衬时充胶、热处理的方法。

【实验用品】

第五节实验一处理后的全口义齿、雕刀、小酒杯、调拌刀、玻璃板、玻璃纸、型盒、热凝树脂、热凝牙托水、石膏、橡皮碗、凡士林、毛笔、石膏模型修整机等。

【方法和步骤】

1. 装盒

（1）修整模型:选择合适大小的型盒,打磨模型成适当的大小和厚度。要求模型置于下层型盒时,蜡型基托的下边缘约与下层型盒的上缘平齐或略低,装上层型盒后,人工牙𬌗面的最高点至少距上层型盒上缘平面有 5mm 距离(图 4-77)。

（2）装下层型盒:若取模后直接进行装盒,可将义齿光滑面埋入石膏内,让印模材料暴露(图 4-78);若灌制模型后进行装盒,方法同常规全口义齿的装盒方法。

（3）装上层型盒:待石膏固化后,用毛笔在石膏表面涂凡士林分离剂,尽量不要涂在蜡型及人工牙表面(图 4-79)。合上上层型盒,调拌石膏,在振荡器上缓缓从型盒一侧倒入石膏直至充满上层型盒的所有部分,盖上型盒盖,加压挤出多余石膏,静置(图 4-80)。

（4）去除印模材料:2 个小时后,用沸水浸泡型盒 5~10 分钟,打开型盒,去除印模材料(图 4-81)。

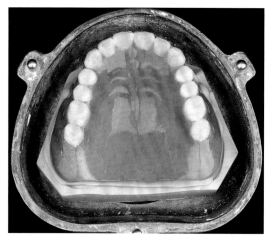

图 4-77 型盒选择

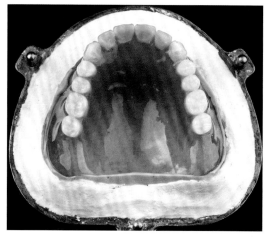

图 4-78 装下层型盒

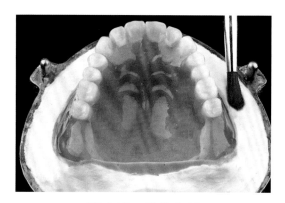

图 4-79 涂分离剂

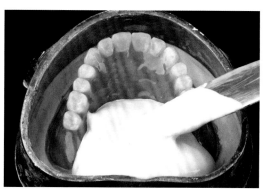

图 4-80 装上层型盒

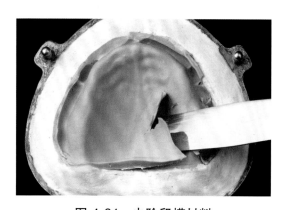

图 4-81 去除印模材料

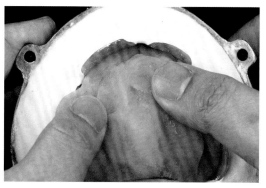

图 4-82 充填树脂

2. 充胶　调拌适量的基托树脂,到丝状后期,面团早期时置于上层型盒的基托组织面,量略大于印模材料的厚度(图 4-82)。将湿的玻璃纸置于上下型盒之间就位上下型盒,放在型盒压榨器上缓缓加压挤出过多的树脂,打开型盒检查,用雕刀修除过多的树脂,如树脂不足则涂少许单体以后添加树脂再行加压,揭去玻璃纸,将上下型盒安装好,用压榨器加压并固定。

3. 热处理　热处理方法同常规。

4. 打磨　打磨方法同常规。

【注意事项】

1. 树脂充填的时机应掌握好。充填前应在旧义齿组织面滴少许单体,便于新旧树脂的结合。

2. 压型盒时,应逐渐增加压力,避免将石膏压碎而导致义齿变形。

【思考题】

义齿重衬时树脂充填应在什么时机进行?

第六节　全口义齿的修补

实验一　全口义齿人工牙脱落的修补

【目的和要求】

掌握全口义齿人工牙脱落的修补方法。

【实验用品】

人工牙、雕刀、微型电动打磨机、打磨头、红蓝铅笔、小酒杯、调拌刀、自凝牙托粉、自凝牙托水等。

【方法和步骤】

1. 磨除义齿上残余的人工牙及与人工牙连接处的部分基托(图 4-83)。

2. 选择大小、形状、颜色与旧牙接近的人工牙,或用原有脱落的牙齿,适当磨除盖嵴部或做固位倒凹,并调改咬合。

3. 用自凝树脂单体溶胀人工牙的盖嵴部分与相应的基托部分(图 4-84),调拌自凝树脂,在丝状后期将人工牙按照与对颌牙的𬌗关系固定在基托上,轻压(图 4-85),修出颈缘外形,并糊塑光滑(图 4-86)。

如果用热凝树脂修补,需先做蜡型后排牙,再进行装盒、充填、热处理等步骤。

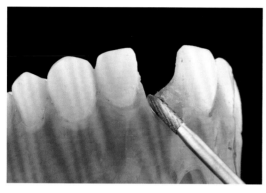

图 4-83　打磨连接处的部分基托

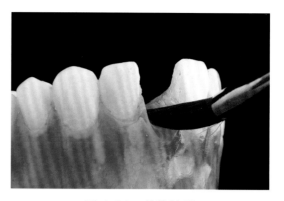

图 4-84　单体溶胀

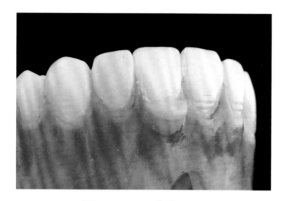

图 4-85　固定人工牙

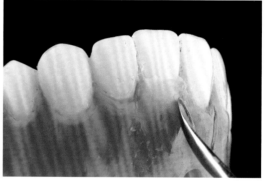

图 4-86　塑形

4. 待树脂凝固后,进行打磨抛光(图 4-87)。

5. 义齿修理好后,戴入患者口内调𬒈。

【注意事项】

在磨除失牙区基托时,应该尽量保存唇侧基托外形,以免修补后的新旧树脂

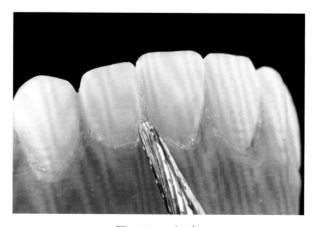

图 4-87　打磨

颜色不一致。

【思考题】

人工牙脱落的原因有哪些？

实验二 全口义齿下颌基托折断的修补

【目的和要求】

掌握全口义齿下颌基托折断的修补方法。

【实验用品】

蜡刀、雕刀、蜡盘、蜡刀架、酒精灯、微型电动打磨机、打磨头、火柴、小酒杯、调拌刀、自凝牙托粉、自凝牙托水等。

【方法和步骤】

1. 先将义齿洗净擦干，用粘胶将断端粘固，或在裂缝已对合的基托上，用几根支持棍横过裂缝，两端用蜡固定。由于下颌义齿折断面较小，应该特别注意对合好裂缝。一般用 2~3 根支持棍用蜡固定在基托舌侧，使下颌义齿形成一整体（图 4-88）。

2. 在义齿基托组织面涂凡士林，调拌石膏灌注于义齿基托组织面（图 4-89）。

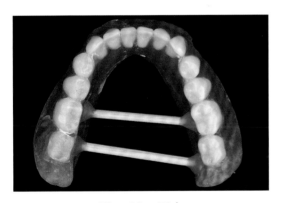

图 4-88 固定

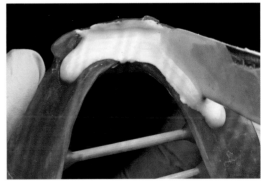

图 4-89 灌注

3. 去除支持棍，用轮形石将唇腭侧折裂处两端基托的树脂磨除并适当延伸（图 4-90），义齿戴回模型时位置应准确。用自凝牙托水溶胀基托断面，调拌自凝树脂，在丝状后期将自凝树脂填塞在基托折断处，轻压，恢复基托外形，并糊塑光滑（图 4-91）。待树脂凝固后，从模型上取下义齿，打磨、抛光（图 4-92）。

如果用热凝树脂修补，要先用蜡恢复基托外型，抹光蜡型。混装法装盒，只暴露出蜡型，其余部分完全包埋于石膏内，按照常规充填、热处理完成。

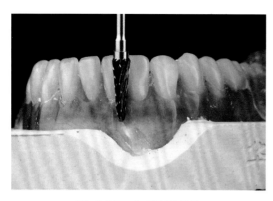

图 4-90　打磨断裂处

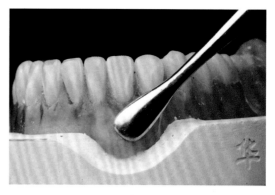

图 4-91　自凝树脂修补

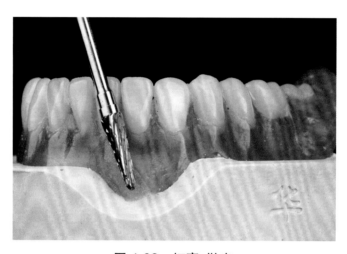

图 4-92　打磨、抛光

4. 全口义齿修补后,应在口内试戴,检查基托密合度及𬌗关系等。如发现基托不密合,义齿固位不好,应在改好咬合后,在不密合的区域用自凝树脂衬垫。衬垫时应特别注意牙尖交错位的𬌗关系,不能升高垂直距离,应做好肌功能修整。

【注意事项】

断端对位要准确,避免造成义齿变形。

【思考题】

下颌义齿基托折断的原因有哪些?

（董　博　张倩倩　熊　芳）

第五章 种植义齿实验

实验一 放射性手术导板的制作

【目的和要求】

1. 了解种植放射性手术导板在种植手术中的作用和目的。

2. 掌握种植放射性手术导板的制作方法和步骤。

【实验用品】

工作模型、红蜡片、硅橡胶印模材料、硅橡胶注射枪、硅橡胶分离剂、流动性树脂、X 线阻射材料、车针、微型电动打磨机、电蜡刀、钻针等。

【方法和步骤】

1. **制作诊断蜡型** 分析病例牙槽嵴、缺牙部位及空间等情况(图 5-1),在缺牙区恢复出适当的牙冠形态,保持与牙列整体相协调(图 5-2)。

2. **制作 X 线阻射牙冠** 用硅橡胶包裹诊断蜡型,复制蜡型的牙冠形态(图 5-3),将 X 线阻射材料与透明树脂混合,注入所制取的硅橡胶阴模中。待完全凝固后取出,打磨树脂牙冠形态,替换原有牙冠部分蜡型(图 5-4)。

3. **制作固位部分及铸道** 在缺失牙前后牙冠上铺红蜡片,与树脂牙相接触。

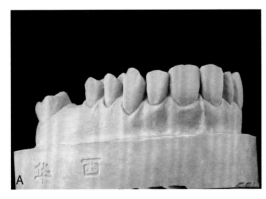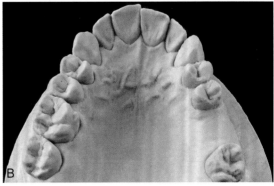

图 5-1 制作前观测工作模型

A. 颊舌向观 B. 殆面观

厚度高于牙冠并包裹牙冠殆面及部分颊舌面,要求达到固位稳定的效果。并且有一定的厚度,保证手术导板的强度(图 5-5)。在固位部分上方铺设铸道,铸道平滑粗细均匀,以便于流动树脂的流入,铸道需连接近远中的固位部分(图 5-6)。

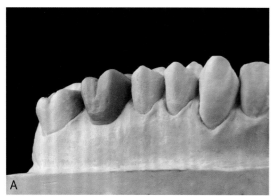
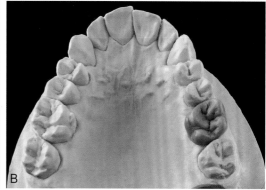

图 5-2 制作完成的诊断蜡型

A. 颊向观 B. 殆面观

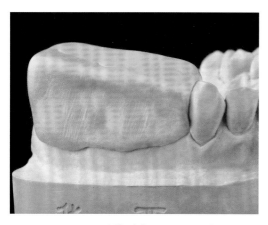

图 5-3 硅橡胶复制牙冠形态

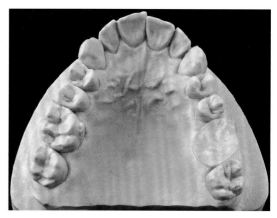

图 5-4 含 X 线阻射材料树脂牙

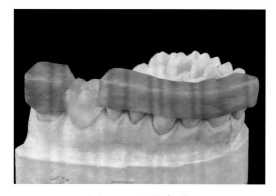

图 5-5 固位部分

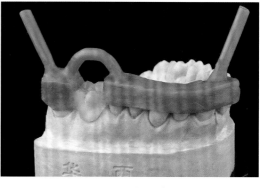

图 5-6 铸道铺设

4. 注入流动树脂　用硅橡胶填补石膏模型上较大的倒凹,并包裹蜡型以及牙冠部分的树脂。硅橡胶应有一定的厚度,防止后期充胶变形,并留出铸道口的位置(图 5-7)。用热水冲去硅橡胶腔中的红蜡,分离硅橡胶模腔,在石膏上涂布分离剂(图 5-8)。从铸道口注入流动树脂,待树脂硬化后去除硅橡胶(图 5-9)。

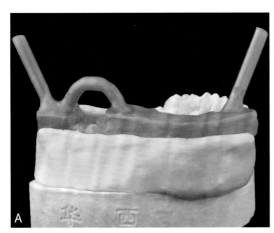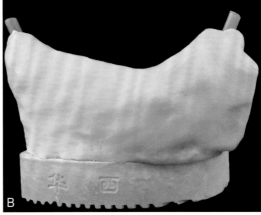

图 5-7　制作硅橡胶模腔
A. 用硅橡胶填补石膏模型较大倒凹　B. 用硅橡胶包裹蜡型以及牙冠部分树脂

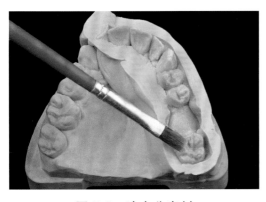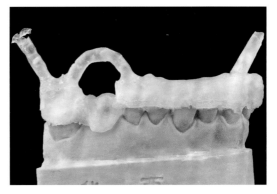

图 5-8　涂布分离剂　　　　　　**图 5-9　形成的导板及铸道**

5. 打磨　使用打磨机去除铸道,并对导板进行初磨(图 5-10)。在工作模型上标记种植的理想植入位点。将导板带入工作模型后,在考虑种植体植入方向的同时向标记的起始点钻孔(图 5-11)。钻孔形成后,使用打磨机完成最后的打磨和抛光(图 5-12)。

【注意事项】

1. 放射性手术导板制作前应与医师交流种植时怎样使用手术导板,采取何

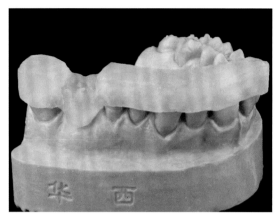

图 5-10 初磨后的导板

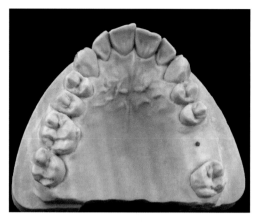

图 5-11 标记起始点

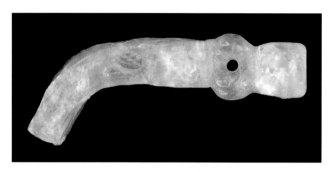

图 5-12 最终完成的手术导板

种植入术式,由此来确定手术导板的开孔位置和直径。

2. 在追求牙冠形态的同时应注意不能降低手术导板的强度。

【思考题】

放射性手术导板使用的目的是什么?

实验二 种植修复开窗式个性化托盘的制作

【目的要求】

1. 掌握用光固化树脂制作种植修复开窗式个性化托盘的方法。

2. 了解开窗式印模的个性化托盘与封闭式印模的个性化托盘的区别。

【实验用品】

种植修复的初模型、印模帽、手术刀、雕刀、铸道蜡、红蜡片、酒精灯、火柴、玻璃板、光固化树脂片、光固化机、分离剂、车针、砂纸、微型电动打磨机、石膏模型修整机等。

【方法和步骤】

1. **检查和修整模型** 检查初模型是否完整、变形,初模型应反映出愈合基台或愈合帽的形态。将初模型的底部和边缘进行修整,便于托盘的制作(图 5-13)。

2. **确定所选用印模帽导针的长度和方向** 在选择印模帽时,应同时了解愈合基台的型号,这有利于判断个别托盘的开孔大小。在模型上用铸道蜡来替代导针,铸道蜡的大小参照印模帽的测量数值(图 5-14)。

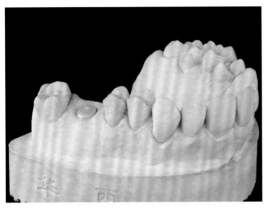

图 5-13 制作种植义齿个别托盘的初模型

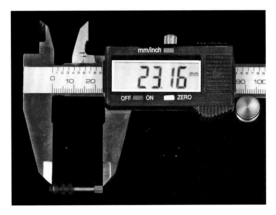

图 5-14 测量印模帽长度

3. **确定印模帽的空间** 根据所确定的导针方向,确定印模帽的空间,并用蜡占据缺牙间隙(图 5-15)。

4. **铺蜡片预留空间** 取一块完整的蜡片,在酒精灯上均匀加热烤软,对折后覆盖在模型上,厚度约为 2mm,为印模材料预留空间,用手术刀切除托盘边缘线外多余的蜡,去除覆盖在铸道蜡上方的红蜡(图 5-16)。

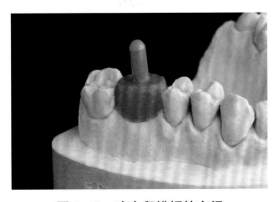

图 5-15 确定印模帽的空间

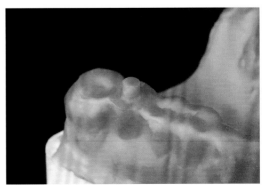

图 5-16 铺蜡片预留空间

5. 光固化树脂片的铺展与塑形　在模型上没有铺蜡的部分涂布分离剂，将光固化树脂片轻轻推压在模型上，上颌从腭侧开始按压，以防空气进入。形成的范围应稍稍盖过黏膜转折处，树脂厚度均匀，约 2mm（图 5-17）。用手术刀修整托盘边缘，在导针位置周围留出小孔，以便取模时充分暴露印模帽的位置，并通过该孔拆卸印模帽导针（图 5-18）。用多余的树脂形成手柄，放置在前牙区正中牙槽嵴顶上，不妨碍取印模时唇、颊、舌的运动（图 5-19）。压制完成后，将托盘放入光固化机中照射 5~10 分钟。

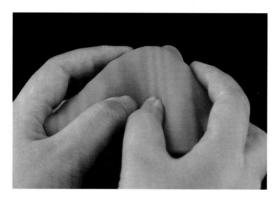

图 5-17　铺压树脂片

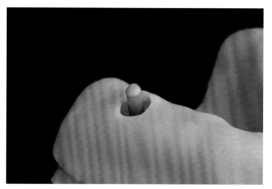

图 5-18　留出导针的位置

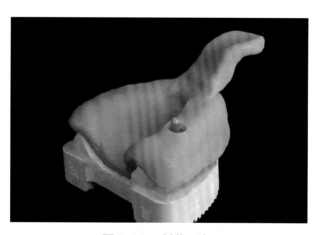

图 5-19　制作手柄

6. 托盘边缘的修整　树脂固化完成后，使用车针、砂纸沿边缘标记线修整托盘，边缘要圆滑并有一定的厚度（图 5-20）。可将开窗式托盘暴露的小孔适当扩大，以便制取终印模（图 5-21）。

【注意事项】

1. 压制光固化树脂片时，用力不宜太大，避免造成树脂片的厚度不均匀。

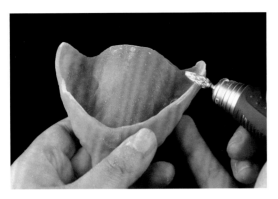

图 5-20　修整托盘边缘

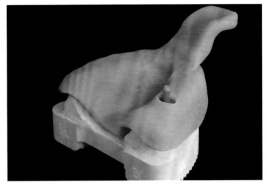

图 5-21　完成个性化托盘的制作

2. 用手术刀修整树脂片边缘时,避免拉扯树脂片发生变形。

3. 开窗式个别托盘留出开窗的位置应准确、足够,防止对终印模的制取造成影响。

【思考题】

1. 开窗式个别托盘与封闭式个别托盘的制作有何不同?

2. 种植修复制作的个性化托盘与常规全口义齿修复制作的个别托盘在制作方法上有何不同? 这样做的目的是什么?

实验三　种植义齿工作模型的制作

【目的要求】

1. 掌握种植义齿模型制作的基本步骤和方法。

2. 掌握种植义齿模型制作的基本要求。

【实验用品】

带有印模帽的终印模、种植体替代体、义龈材料、注射枪、硅橡胶分离剂、手术刀、超硬石膏、底座硅胶盒、真空搅拌杯、石膏调拌刀、振荡器、真空搅拌器、石膏配比机、电子秤、量筒、石膏模型修整机、车针、微型电动打磨机、棉签等。

【方法和步骤】

1. **检查印模**　用清水对印模进行冲洗,防止唾液、血迹的残留,并吹干印模。检查印模与托盘是否完全贴合,有无松动和移位。检查制取的印模表面是否清晰完整、有无气泡和变形。检查印模和印模帽是否连接紧密,轻轻拨动印模帽,不会出现摆动或旋转的现象,没有印模材料的卷入和印模帽的露出。修整托盘以外多余的印模材料,避免对脱模造成影响(图 5-22)。

2. **连接种植体替代体**　首先检查印模帽和种植体替代体的型号是否匹配、

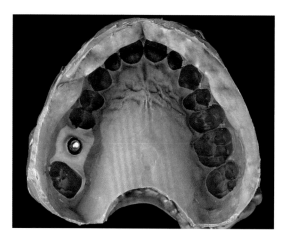

图 5-22　检查印模的情况

连接部位是否达到紧密的稳定连接。对于封闭式印模,可将印模帽与替代体准确连接就位后,再将其对准复位于印模内。对于开窗式印模,从口内取出印模托盘时,印模帽是被固定在印模内的,需将替代体通过导针与印模帽连接,旋紧导针螺丝时注意不要施加过大力量而造成印模帽的旋转(图 5-23)。

3. **制作义龈**　在注射枪中安装义龈材料并在种植体替代体周围的印模中涂布分离剂(图 5-24)。用注射枪在种植体替代体与转移杆之间注射义龈材料,范围应完全覆盖种植体替代体与转移杆的连接部位,注射高度约 3mm,使人工牙龈可以依靠替代体固位,确保模型的准确性。注射的范围在唇舌向覆盖牙槽嵴顶,近远中向以邻牙为界,不超过邻牙,注意形成一定的边缘厚度。注射时缓慢连续,避免产生气泡(图 5-25)。在义龈材料凝固前,用棉签沾满酒精轻轻按压义龈上方形成平面。待义龈材料凝固后,用手术刀修整义龈的唇舌向边缘,形成 45° 的斜面。切削义龈近远中面,形成上窄下宽的外形。制作的义龈要有良好的固位且方便取戴。用于修整义龈的手术刀片应保证锋利,不能牵扯义龈(图 5-26)。

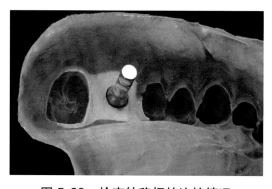

图 5-23　检查转移杆的连接情况

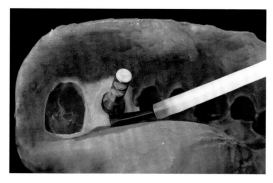

图 5-24　涂布分离剂

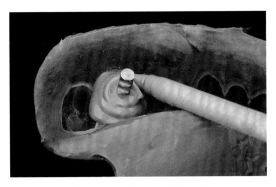

图 5-25　注入义龈材料

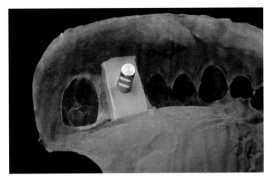

图 5-26　修整义龈

4. 灌注模型

（1）灌注牙列模型：在搅拌杯中加入量杯量取的 22ml 水，然后加入按比例称量的 100g 超硬石膏粉，初步调拌后，再用真空调拌机搅拌 30~50 秒。将印模置于模型振荡器上，取少量石膏由印模的一侧开始灌注，托盘可轻微偏斜，使石膏逐渐缓慢流入并充满整个印模，避免产生气泡，继续灌注石膏，直至石膏盖过并高出种植体替代体（图 5-27）。

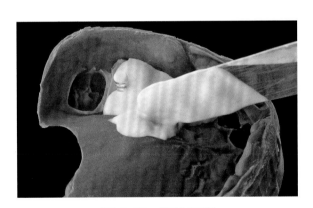

图 5-27　灌注石膏

（2）脱模并修整模型：待石膏凝固后，取出模型并修整。对于开窗式印模的模型，先拧出固定转移杆的螺丝，再从印模中缓慢取出模型，转移杆保留在印模中；对于封闭式印模的模型，可以直接将印模与模型分离，转移杆保留在模型上，取下转移杆放入收纳袋中。

（3）灌注模型底座：同法称量 100g 超硬石膏，在振荡器上灌满底座硅胶盒。将修整后的模型翻至底座硅胶盒中，轻轻加压，模型的中线与底座盒的中线对准（图 5-28）。等待 40~60 分钟，石膏凝固后取出（图 5-29）。

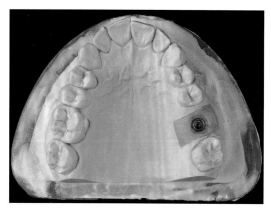

图 5-28　成型底座

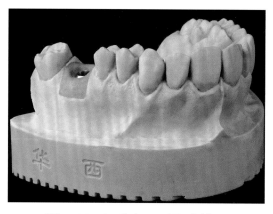

图 5-29　石膏凝固后取出模型

5. 模型修整和检查　脱模后检查种植体替代体在模型中是否发生移位和转动,用雕刀或石膏刀修去模型上影响咬合的瘤子,修整模型周围多余的部分,充分暴露模型,修整后的模型整齐、美观、无分层、无断裂或大气泡等缺陷,便于义齿的制作(图 5-30)。

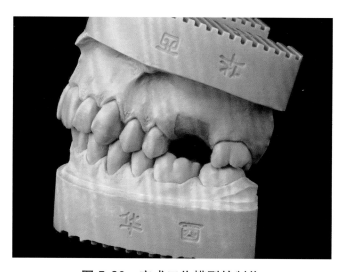

图 5-30　完成工作模型的制作

【注意事项】

1. 在制作模型前要先检查印模内转移杆、种植体替代体及印模的连接情况,转移杆和种植体替代体上不得出现印模材料。

2. 注射义龈的范围不超过邻牙,牙槽嵴顶向唇舌形成 45° 斜面。注意避免倒凹出现,影响义龈的取戴。

3. 灌注完成后,检查种植体替代体与转移杆的连接部位有无石膏及义龈的残留。

4. 细心选择材料并注意模型的灌注手法,以避免模型的变形。

【思考题】

1. 制作义龈的目的是什么?

2. 灌注种植修复模型时要注意什么?

3. 对义龈各方向形态修整的目的是什么?

实验四 种植暂时修复体的制作

【目的要求】

1. 掌握种植义齿暂时修复体的制作方法和步骤。

2. 掌握临时基台表面的处理方法。

【实验用品】

带有种植体替代体的工作模型、临时基台、基台螺丝、电蜡刀、蜡片、蜡刀、雕刀、生料带、硅橡胶印模材料、自凝树脂、分离剂、遮色树脂、车针、微型电动打磨机、喷砂机等。

【方法和步骤】

1. **安装临时基台** 在工作模型上安装临时基台(图 5-31),观察𬌗龈距离,将临时基台研磨至适宜高度,保证临时基台的高度能够为暂时修复体提供足够的修复空间,并能被树脂修复体完全覆盖(图 5-32)。

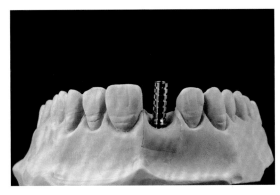

图 5-31 在工作模型上安装临时基台

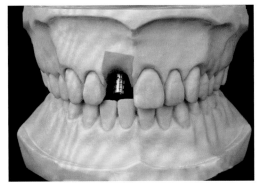

图 5-32 观察𬌗龈距离,确保临时基台的高度合适

2. **制作暂时修复体**

(1)封闭基台螺丝孔:用生料带进行暂时封闭(图 5-33)。

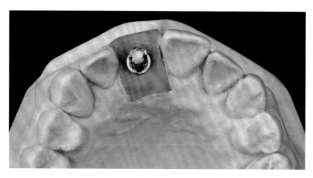

图 5-33　封闭基台螺丝孔

（2）制作蜡型：在临时基台上制作蜡型（图 5-34），恢复缺失牙的解剖形态，蜡型的颈部形态不能过度压迫周围软组织。

（3）硅橡胶阴模：在蜡型及义龈表面涂布硅橡胶分离剂，用硅橡胶包裹前牙列获得前牙蜡型的阴模（图 5-35），硅橡胶的覆盖范围应超过龈缘，修整阴模边缘多余的部分。

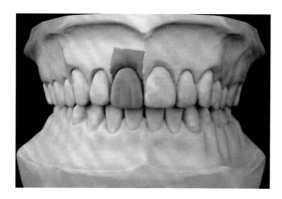

图 5-34　制作蜡型

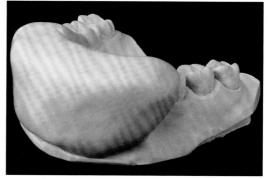

图 5-35　硅橡胶形成的阴模

（4）临时基台的表面处理：去除临时基台上的蜡型，在临时基台与树脂接触部分进行喷砂处理，提高与树脂的结合性。用不透明的遮色树脂对基台表面进行涂抹，遮盖颜色，避免暂时修复体暴露出钛金属材料（图 5-36）。

（5）注入树脂：在工作模型上的义龈、邻牙及阴模内涂布分离剂，待干燥后在硅橡胶阴模的舌侧及唇侧开小孔，向蜡型阴模的区域注入适量的自凝树脂，注射过程中保持硅橡胶阴模不移动，不要注射过多（图 5-37）。待树脂凝固后清理螺丝孔周围的树脂，去除螺丝通道内的生料带，旋下带有修复体的临时基台，去除多余的树脂和菲边、保证修复体边缘的厚度，形成完整、咬合关系正确的暂时修复体（图 5-38）。暂时修复体的穿龈直径与基台的直径相近，暂时修复体的形

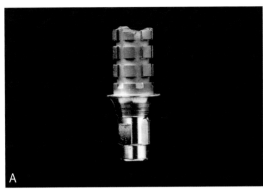
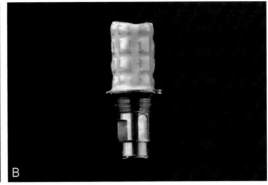

图 5-36 临时基台的表面处理
A. 喷砂 B. 遮色

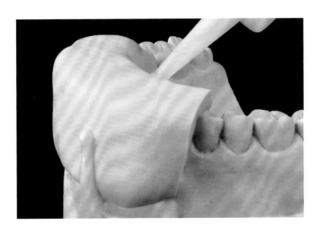

图 5-37 在阴模中注入树脂

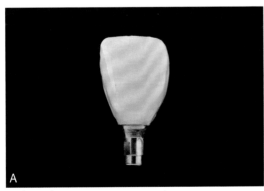
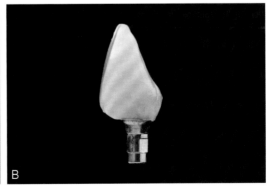

图 5-38 固化、打磨抛光后的暂时修复体
A. 暂时修复体唇面观 B. 暂时修复体邻面观

态尽量不刺激周围软组织,舌面与𬌗面不覆盖基台螺丝。将暂时修复体复位至模型上进行检查(图 5-39)。

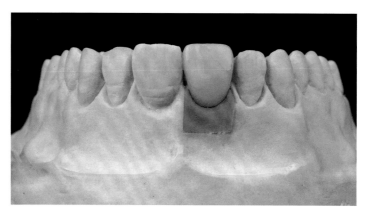

图 5-39 暂时修复体复位至模型上检查

【注意事项】

1. 制作的蜡型应表面光滑、形态理想、颈部突度适宜。

2. 注意注入自凝树脂的温度和时间,考虑树脂材料的用量,减少后期调磨的工作量。

3. 暂时修复体的穿龈直径与基台的直径相近,避免引起软组织退缩。

4. 待树脂完全凝固后再取下暂时修复体,避免树脂材料发生变形。

【思考题】

1. 种植修复中制作暂时修复体的目的是什么?

2. 制作暂时修复体时应注意哪些问题?

3. 制作暂时修复体的形态应注意哪些问题?

实验五 种植个性化印模帽的制作

【目的要求】

掌握种植个性化印模帽的制作方法和步骤。

【实验用品】

种植修复工作模型、暂时修复体、硅橡胶印模材料、硅橡胶注射枪、印模帽、自凝树脂、车针、微型电动打磨机等。

【方法和步骤】

1. 工作模型上安装暂时修复体 去除制作暂时修复体模型上的义龈材料

（图 5-40），取出在口内试戴合适的暂时修复体及临时基台，安放在工作模型上（图 5-41）。

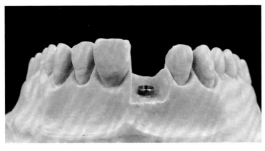
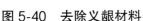

图 5-40　去除义龈材料

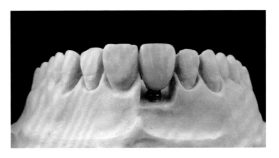

图 5-41　安装暂时修复体

2. 注入硅橡胶印模材料　取适量的硅橡胶印模材料，用硅橡胶注射枪注射在暂时修复体的颈部，形成对暂时修复体颈部的包绕，只暴露切端 1/3（图 5-42）。

3. 安装印模帽　待印模材料凝固后，取下临时基台和暂时修复体，把印模帽拧至种植体替代体上（图 5-43）。

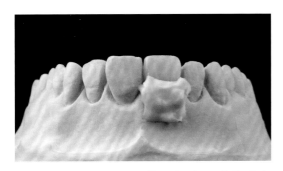

图 5-42　在暂时修复体颈部注入硅橡胶印模材料

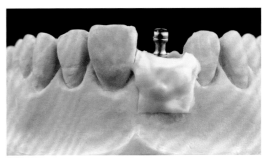

图 5-43　取下暂时修复体，安装印模帽

4. 注入树脂，复制穿龈形态　将具有流动性的自凝树脂注入硅橡胶印模材料与印模帽之间（图 5-44），待树脂固化后切开包绕的硅橡胶，取下树脂和印模帽。

5. 修整印模帽　去除多余的自凝树脂，暴露印模帽的倒凹部分，完成个性化印模帽的制作（图 5-45）。

【注意事项】

1. 硅橡胶材料应对暂时修复体颈部形态形成完全包绕，以便精确复制其穿龈部分的形态。

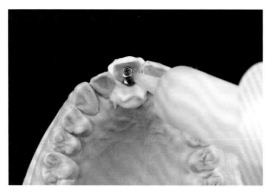

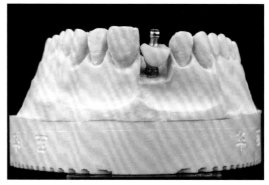

图 5-44　注入树脂　　　　　　　图 5-45　完成个性化印模帽的制作

2. 注入树脂时应当缓慢推进,避免气泡的产生。

3. 待树脂完全凝固后再取下个性化印模帽,避免树脂发生变形。

4. 切开包绕的硅橡胶时应注意不要损伤树脂。

【思考题】

制作个性化印模帽的目的是什么?

实验六　基台研磨与种植定位装置的制作

【目的要求】

1. 掌握基台的研磨方法。

2. 掌握种植定位装置(transfer key)的作用及目的。

3. 掌握种植定位装置(transfer key)的制作方法和步骤。

【实验用品】

带有基台的种植工作模型、模型用树脂粉和树脂液、玻璃杯、塑瓷毛笔、手术刀、分离剂、生胶带、电蜡刀、红蜡片、车针、微型电动打磨机等。

【方法和步骤】

1. 认识平行研磨仪和基台的研磨

(1)认识平行研磨仪的构造(图 5-46)。

(2)基台的研磨:在工作模型上安装基台后固定在万向模型台上。可采用均凹法调整基台的倾斜角度,磨除基台的倒凹部分。观察基台的高度、穿龈深度和缺牙区的𬌗龈距离,研磨基台的𬌗方,为修复体留出 1~2mm 的修复空间。可利用硅橡胶导板及参照咬合关系、邻牙形态切削出舌面形态及唇面形态(图 5-47)。

（3）抛光并清洗基台:研磨后将基台进行高度抛光,放入高压蒸汽清洁机中清洗,完成基台的研磨(图5-48)。

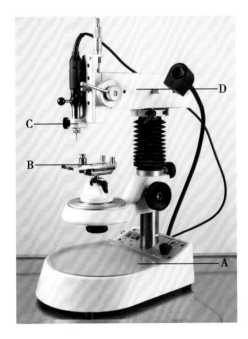

图 5-46　平行研磨仪
A. 底座　B. 万向模型台　C. 工作头
D. 水平摆动臂

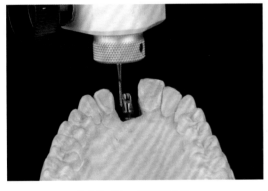

图 5-47　研磨基台

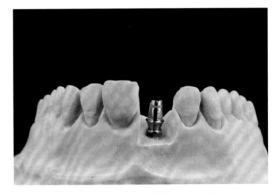

图 5-48　完成研磨的基台

2. 定位装置(transfer key)的制作

（1）填补邻牙倒凹:检查工作模型缺牙区的邻牙近远中区域是否存在倒凹,用蜡填补邻牙的倒凹区域(图5-49)。

（2）封闭基台螺丝孔:取适量生胶带封闭基台的螺丝孔(图5-50)。

（3）涂布分离剂:取下义龈材料,在基台及邻牙的区域均匀涂布凡士林分离剂(图5-51)。

（4）堆塑树脂：用毛笔蘸取适量树脂粉和树脂液，包绕基台并预留出螺丝孔通道，继续堆塑树脂，使基台上的树脂向近远中延伸至 1~2 个邻牙。树脂厚度不低于 1mm，并保证基台边缘的密合（图 5-52，图 5-53）。

（5）修整抛光：待树脂凝固 5 分钟后，取出螺丝孔内的生胶带，并用雕刀轻轻取出树脂，用打磨机轻微修整，磨去多余的树脂，使树脂平滑、圆钝（图 5-54）。

（6）检查就位情况：复位义龈后，将树脂重新放回基台上，检查树脂在基台上的密合性和就位情况（图 5-55）。查看树脂与义龈的接触情况，保证义龈不影响树脂的就位。检查螺丝孔内是否清洁，避免树脂残留。

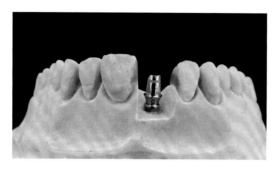

图 5-49　填补邻牙倒凹

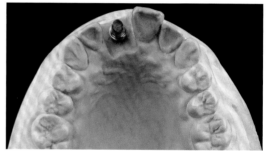

图 5-50　封闭基台螺丝孔

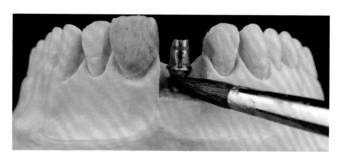

图 5-51　在基台及邻牙区域涂布分离剂

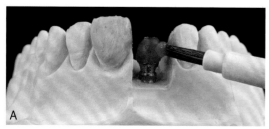
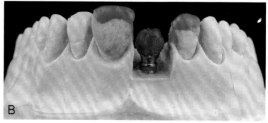

图 5-52　堆塑树脂
A. 基台上堆塑　B. 邻牙上堆塑

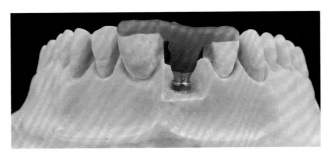

图 5-53　树脂向邻牙延伸

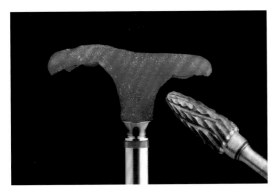

图 5-54　打磨修整树脂

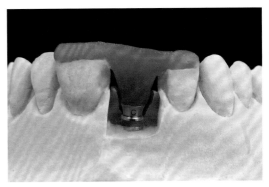

图 5-55　检查树脂的就位和密合

【注意事项】

1. 邻牙应避免倒凹的存在,防止对定位装置(transfer key)的就位造成阻碍。

2. 制作定位装置(transfer key)时应保证基台与种植体替代体边缘紧密贴合、就位准确。保证在模型上树脂的就位道与基台的共同就位道一致。

3. 确保螺丝孔内无任何树脂进入,螺丝能够顺利就位和取出。

4. 可在制作的树脂上标记相应的牙位,便于就位。

【思考题】

制作定位装置(transfer key)时要注意什么?

(王鹤云　朱卓立　杨胜涛)

第六章　数字化义齿设计与制作

第一节　数字化美学设计

实验　数字化美学设计

【目的和要求】

1. 掌握数字化美学设计的步骤。

2. 了解常见数字化美学设计系统。

【实验内容】

使用 exocad 软件进行数字化美学设计。

【实验用品】

上下颌牙列扫描数据，患者正面微笑照片，患者正面带开口器咬合照片，exocad 软件。

【方法和步骤】

1. 创建订单

（1）填写工作的详细信息：在软件的订单界面中一般需要填写工作的详细信息，包括医生（或者客户）、患者及技师信息等。点击订单牙弓中需要进行美学设计的牙位，选择修复体类型为"解剖缺失牙"，生产方法、材料以及一些其他选项的设置比如是否使用术前模型扫描、是否使用额外牙龈扫描等对本设计没有影响，可不设置。

（2）扫描设置：使用对颌扫描，选择"对颌牙"，至少在修复体的对侧定义一颗对颌牙，并且选择"双侧石膏模型（无咬合架）"模式进行扫描，或者直接使用数字化扫描数据。

（3）其他信息设置：牙齿颜色，最小厚度，粘接剂间隙等可不设置。

（4）订单保存：扫描方法和步骤和固定义齿相同，点击操作菜单中"设计"

进入下一步操作(图 6-1)。

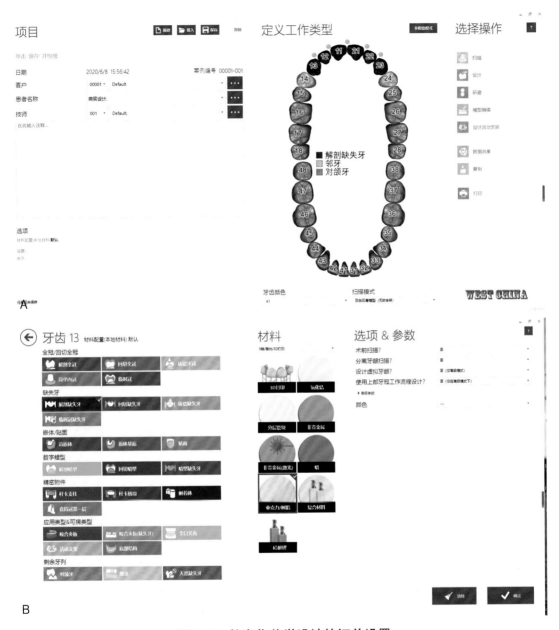

图 6-1 数字化美学设计的订单设置
A. 创建订单 B. 修复类型设置

2. 数字化美学设计

(1)载入患者的正面微笑照片(图 6-2)。

(2)通过三点对齐方式,将模型数据与患者正面微笑照片进行拟合(图 6-3)。

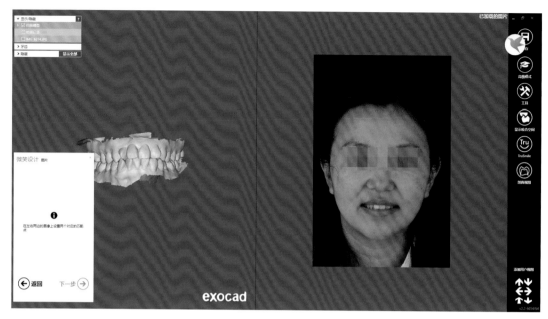

图6-2　载入患者的正面微笑照片

（3）标记线的标记及比例调整：在正面微笑照片中画出唇形，标记瞳孔连线，微笑设计的各种比例关系和线条会自动出现，按照照片情况进行各种标记线的标记以及比例的调整。可通过单击起始点来添加水平线、垂直线、自由线，也可以添加微笑曲线并按照口唇对其进行调整，显示口唇轮廓线（图6-4）。

（4）牙体外形及位置调整：自动生成解剖缺失牙后，可以从2D和3D方向进行牙体的外形及位置调整。可以从软件数据库中选择与患者更加匹配的牙形（图6-5）。可整体、也可单个牙或同名牙对牙齿形态和位置等进行调整。用自由造型工具对单个牙进行细节雕刻调整（图6-6）。

（5）解剖缺失牙颜色调整：可通过"标准颜色预设"选择系统中的颜色，也可以在"自定义颜色选择"中通过改变颜色三要素自己定义牙体颜色，也可以从患者照片中提取牙齿的颜色。通常患者上颌前牙的切缘曲线与微笑时下唇曲线接触，但也要根据实际情况，只要整体是协调美观即可，完成微笑设计。

【思考题】

常见的数字化美学设计系统有哪些？各自的优缺点是什么？

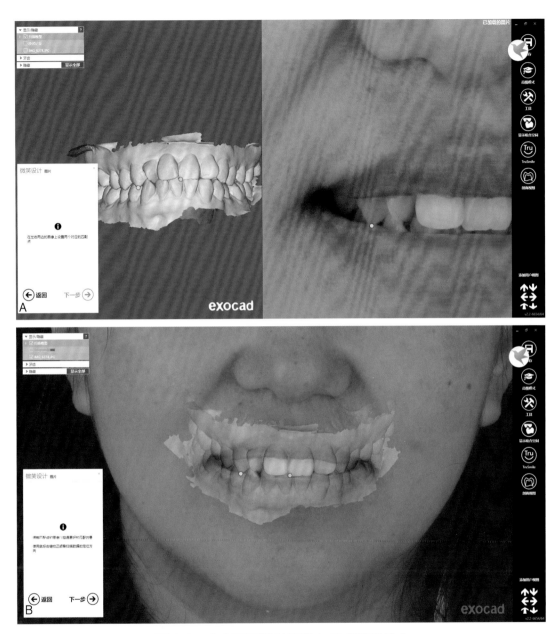

图 6-3 患者正面微笑照片与患者模型拟合
A. 三点对齐　B. 拟合完成

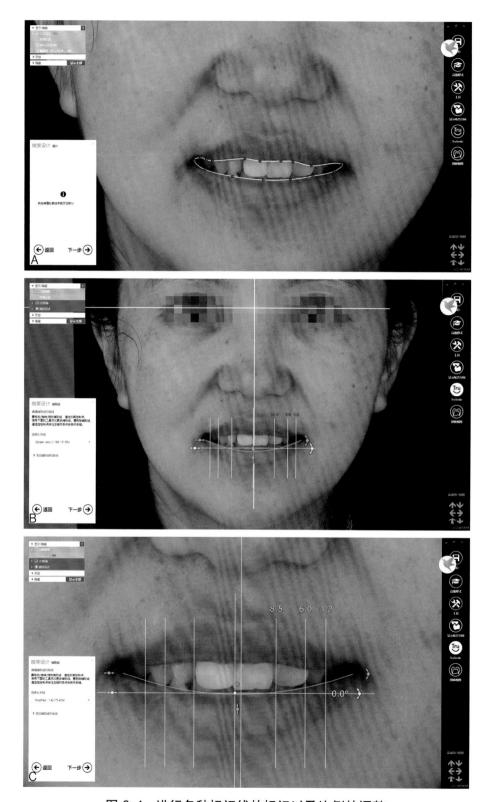

图 6-4 进行各种标记线的标记以及比例的调整

A. 画唇形 B. 标记瞳孔连线 C. 调整比例关系,添加辅助线和曲线

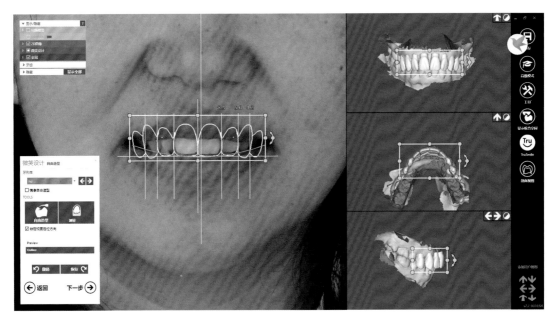

图 6-5　选择合适的牙形

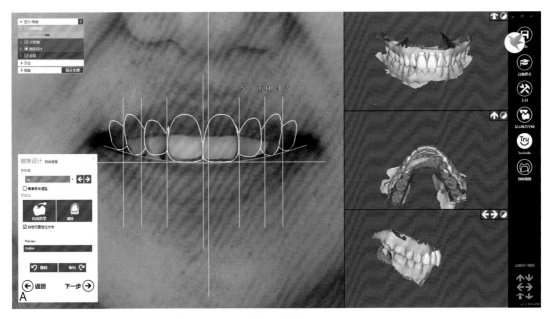

图 6-6　调整牙齿的位置和形态

A. 调整切缘位置

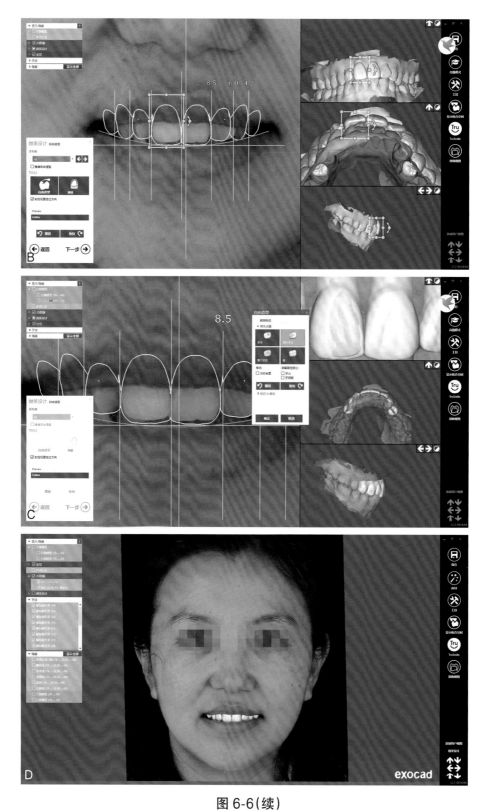

图 6-6(续)

B.调整颊舌向位置　　C.调整牙齿形态　　D.完成调整

第二节 固定义齿数字化设计与加工

实验一 前牙基底冠的数字化设计

【目的和要求】

1. 掌握前牙基底冠的数字化扫描方法。

2. 掌握前牙基底冠的数字化设计方法。

3. 了解常见数字化设计系统。

【实验内容】

1. 前牙基底冠的数字化扫描。

2. 回切法进行前牙基底冠的数字化设计。

3. 直接法进行前牙基底冠的数字化设计。

【实验用品】

上颌前牙单冠模型及对颌模型,数字化扫描仪,设计软件。

【方法和步骤】

1. **模型检查** 在进行扫描之前,首先应检查模型,具体要求如下。

(1)模型是否完整,有无缺损、断裂现象。

(2)模型是否存在气泡、杂质。

(3)预备体是否就位。

(4)咬合关系是否准确,邻牙磨耗面是否吻合。

2. **创建订单** 在软件的订单界面中一般需要填写以下信息。

(1)工作的详细信息:医生(或者客户)、患者及技师信息。点击订单牙弓中需要修复的牙位,对于该实验,选择修复体类型为回切全冠或内冠;生产方法为3/4/5 轴;材料为氧化锆。修复体邻牙和对颌牙都要进行标记。

(2)扫描设置:使用对颌扫描,且选择"双侧石膏模型(无咬合架)"模式进行扫描。

(3)其他信息设置:可以设置牙齿颜色,最小厚度,粘接剂间隙等。

(4)最后进行订单保存,点击操作菜单中"扫描"进入下一步操作(图 6-7)。

3. **模型扫描**

(1)固定上下颌模型,进行咬合关系扫描:将上下颌模型整体固定在扫描仪配套的扫描板上,整体放入扫描仪进行扫描。对于前牙单冠修复,若模型咬合关系稳定,可直接用橡皮筋捆绑固定;若咬合关系不稳定,则需要使用咬合记录或上殆架将其固定(图 6-8)。

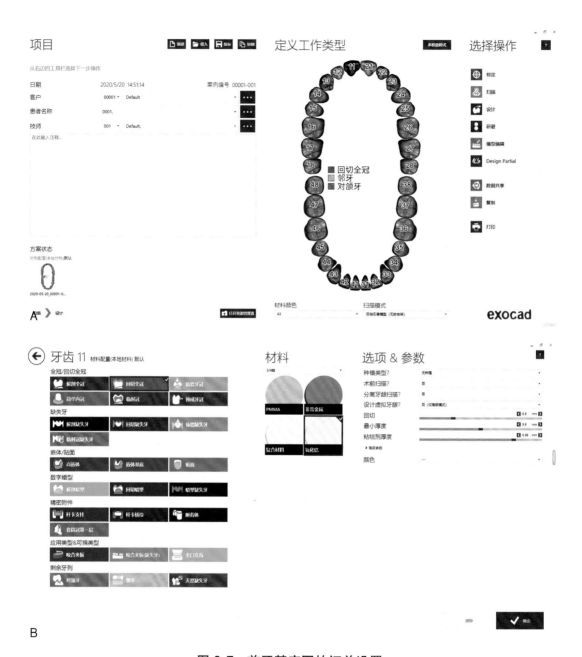

图 6-7　前牙基底冠的订单设置
A. 创建订单　B. 修复体设置

（2）扫描上下颌模型:按照软件提示,将上颌或下颌模型分别放入扫描仪中(有的扫描仪可同时进行上下颌模型扫描),点击"下一步"执行对模型全牙弓的粗略扫描。扫描过程中可通过"增补扫描"对未扫描清楚的部位进行补扫,同时也可对模型进行粗略的修整(图 6-9)。

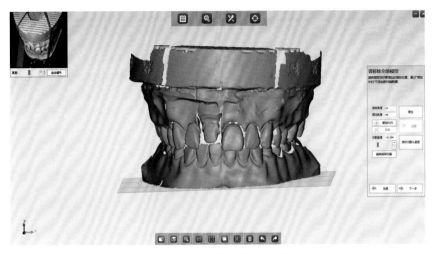

图 6-8 咬合关系扫描

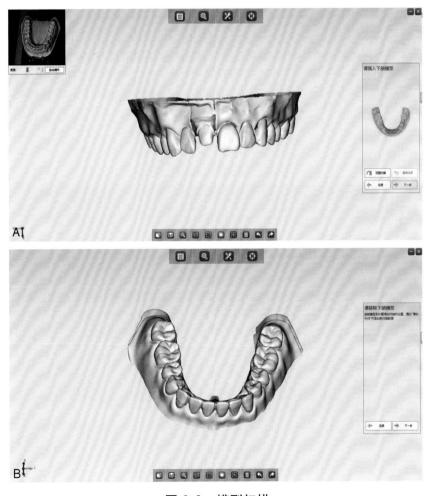

图 6-9 模型扫描
A. 上颌模型扫描 B. 下颌模型扫描

（3）咬合关系拟合：获得咬合关系和上下颌模型数据后，软件会自动将模型数据根据对应点关系配准到咬合关系上。在三维方向上进行观察，检查虚拟模型与实物模型的咬合关系是否一致。若自动配准位置不准确，可选择"手动拼接"进行三点对位配准（图 6-10）。

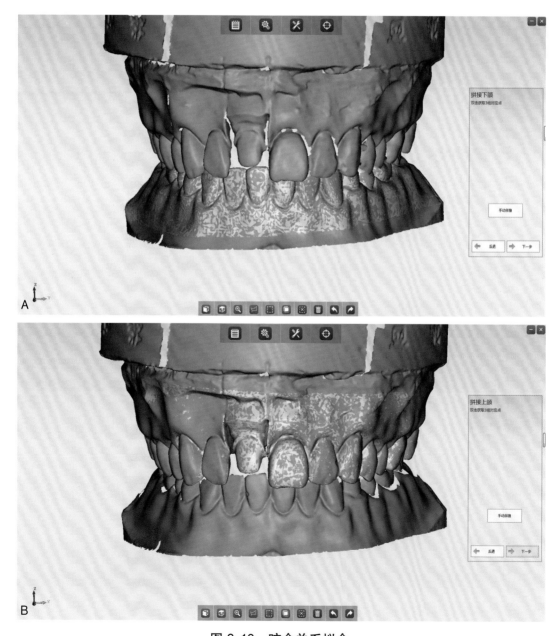

图 6-10 咬合关系拟合
A. 下颌模型与咬合关系拟合 B. 上颌模型与咬合关系拟合

（4）扫描代型和配准：将代型从牙列中取下，插入扫描板上提示的位置进行扫描。扫描结束后，仔细检查代型是否完整、清晰、正确。若发现代型扫描不完整，可调整代型的角度和位置，或喷涂显影剂再次扫描。之后软件会将代型扫描数据与之前扫描得到的牙列模型进行自动拟合，也可选择"手动拼接"功能将代型拟合到牙列模型上（图 6-11）。

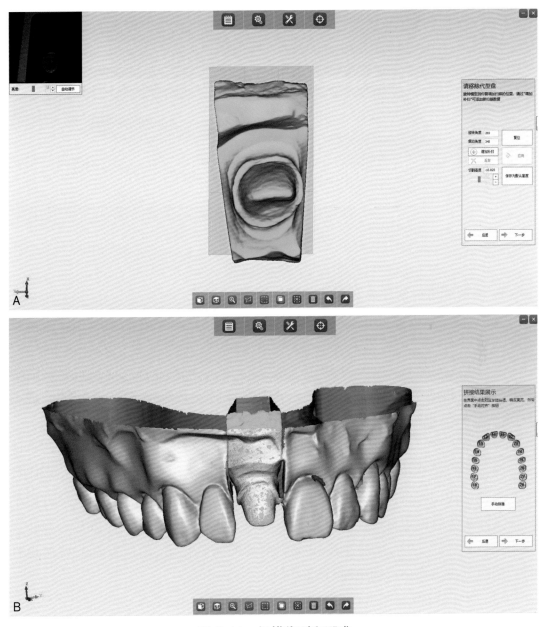

图 6-11 扫描代型和配准
A. 代型扫描　B. 代型与模型拟合

（5）检查后完成扫描：转动模型检查上下颌咬合关系是否正确，模型是否扫描完整。点击"下一步"完成扫描流程（图 6-12）。

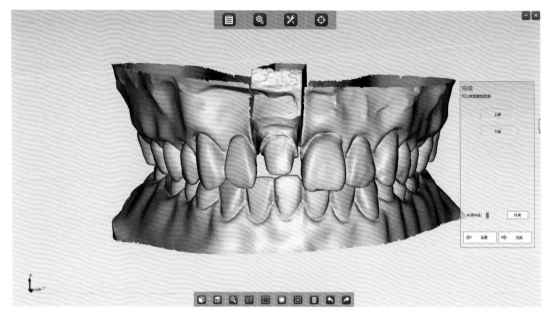

图 6-12 完成扫描

4. 回切法进行前牙基底冠的数字化设计

（1）确定边缘线：选择"侦测边缘线"模式，软件可根据点击的点自动侦测边缘线。对于牙冠这种边缘线圆滑规则的修复体，通常点击一个点就可以了。但大多情况下需选择"校正/手绘边缘线"进行手动调整。对比实体代型与数字模型，通过"移动""上/下"和"手绘"等功能来控制边缘线上的点，将边缘线调整到正确位置，进行下一步操作（图 6-13）。

（2）确认就位道方向：绝大多数情况下，软件会根据单个预备体代型所确认的边缘范围自动生成就位道方向，并自动计算和显示出倒凹区域。在处理比较复杂的预备代型时会提示检查/更正检测到的就位道，或者生成的就位道方向不符合实际最佳就位道方向，可选择手动、自定义调整就位道方向。方法为旋转视图来更改就位道方向，然后单击设定当前视图为就位道，来设置新的就位道方向。倒凹可视化将会自动更新（图 6-14）。

（3）牙冠底部（与制备代型接触部分）的设计

1）粘接剂间隙的参数设置：根据加工方式、材料、预备体的条件等进行粘接剂参数的设置。软件需要对牙冠各个部位的粘接剂间隙分别进行设置，包括粘

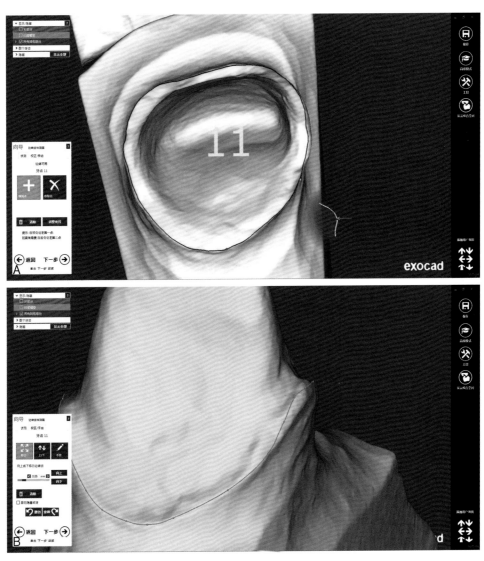

图 6-13　确定边缘线
A. 自动侦测边缘线　B. 手动调整边缘线

接间隙：冠边缘区域预留的间隙剂空间，调整此数值会影响冠就位的松紧度；额外间隙：冠内部除边缘区域外，整体预留的间隙剂空间，一般厚于边缘区域，调整此数值会影响冠整体的松紧度。较锐的前牙，可将其间隙剂厚度适当增大；龈龈径短、聚合角度较小的基牙，可将其间隙剂厚度适当调小。

2）设计牙冠边缘：牙冠边缘形态和厚度的设置决定牙冠边缘的强度以及是否形成悬突。软件提供以下几个参数进行边缘设计：①边缘线水平宽度：定义牙冠水平边缘宽度。通常会根据材料性质强制执行某些限制，例如，对于氧化锆，通常的最小厚度为 0.2mm；②边缘倾斜宽度：定义边缘倾角部分的宽度。此参数

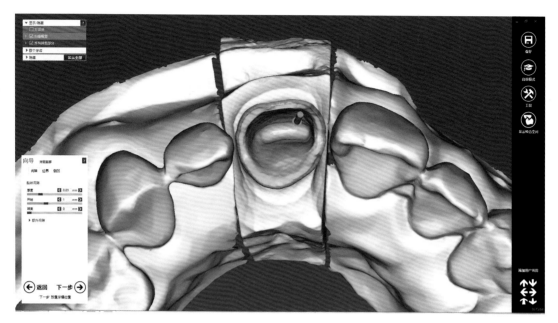

图 6-14　设置就位道方向

通常可以设置为零；③边缘倾斜角度：定义倾斜部分的角度；④边缘垂直高度：定义额外的垂直边缘，通常也设置为零。

3）倒凹和车针参数设置：软件默认自动填除代型上的倒凹区，如不需填除，可勾选"禁止填除倒凹"。可通过滑动条"角度"来对某些（小）角度的倒凹进行填除。角度为零时，倒凹将被垂直填除。滑动条"大小"的作用是在代型边缘周围限定倒凹不会被填除的区域。单击"显示倒凹"来查看剩余的倒凹。如果选择了要铣削的材料，默认情况下将自动勾选"预设铣削"。在"直径"下，设置铣削刀具的直径。一般设置的直径比所使用的实际车针直径略高，比如使用 1mm 车针时可设置为 1.05mm 直径。最后点击"应用"来查看更改的效果，然后进行下一步（图 6-15）。

4）预期修复体（解剖全冠）设计：根据患者的年龄、性别、牙列的咬合曲线、空间大小及同名牙形态等，选择"加载个性化牙齿数据"，在软件所提供的牙形数据库中选择合适的牙冠形态。对于单颗或多颗前牙修复，对侧同名牙形态良好，也可使用"镜像"功能，复制对侧同名牙形态（图 6-16）。

牙冠调入后，可用"简单模式"中的"移动""旋转""缩放"等功能将牙冠放置在牙列相应部位上，调整牙冠位置、大小及倾斜度，并使修复体边缘与代型边缘保持一致。对于牙冠预备体，不用过分在意牙齿位置排列的精确性，只要牙齿数据与基牙位置相对合理，软件就会在下一步中自动适应基牙代型进行调整（图 6-17）。

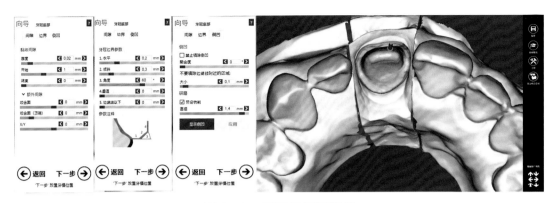

图 6-15 牙冠组织面设计

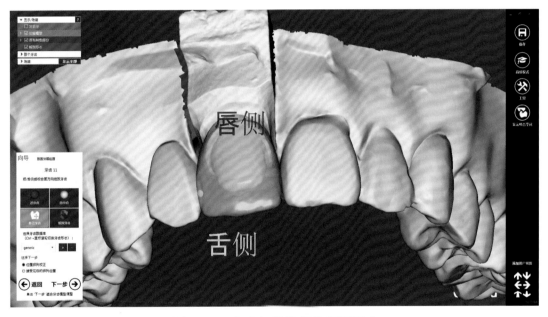

图 6-16 自动加载修复体牙冠形态

为满足实际需要,会对牙齿进行个性化调整,使用"自由造型"中的"虚拟蜡刀"对牙齿进行材料的增加/减少,光滑/平整操作,可根据需要调整虚拟蜡刀的强度、大小范围、形状来对牙冠形态进行自由调整。使用"解剖形态自由造型"工具可以对想要更改的地方,如牙尖、部分牙齿、整个牙齿、嵴等进行相应的牵拉调整(图 6-18)。

使用"适应对颌/邻牙调整修复体"来进行咬合和邻接关系调整,在静态咬合状态下对咬合关系进行调整;可设置与对颌牙及邻牙的期望距离。预期修复体保证正中咬合轻接触(图 6-19,图 6-20)。

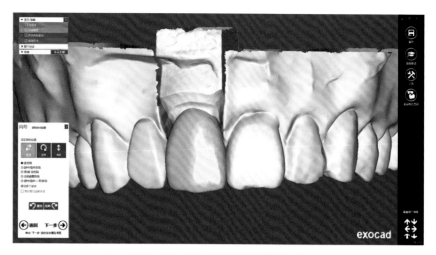

图 6-17　粗略排列牙冠修复体

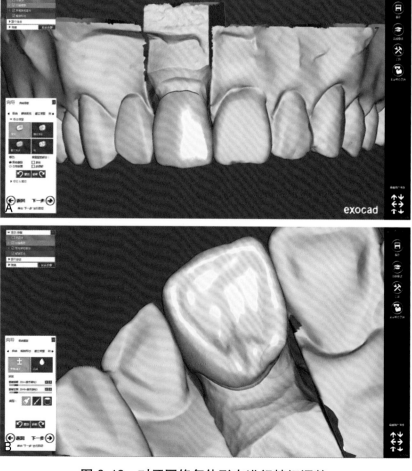

图 6-18　对牙冠修复体形态进行精细调整
A. 解剖形态调整　B. 自由造型调整

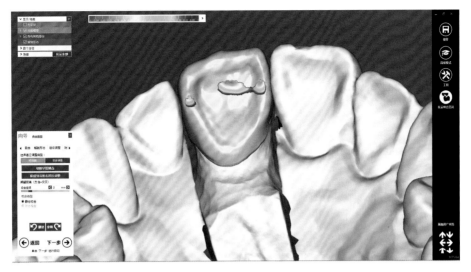

图 6-19　修复体咬合调整

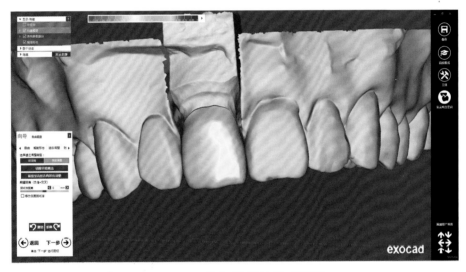

图 6-20　修复体邻接关系调整

5）回切预期修复体（解剖全冠）：设置"最小厚度"确保基底冠的最薄厚度，"回切大小"用来定义预期修复体需要回切的量。也可根据实际需要，自定义需要回切的范围，如舌侧加强带等部位不需回切，可选择"部分回切"，点击并拖动鼠标，在牙冠上标记不需要回切的部分。点击"应用"在当前步骤执行回切（图 6-21）。

设计回切后的基底冠，可用虚拟蜡刀等工具对修复体进行细微的调整，检查咬合关系和邻接关系是否正确，方法同解剖全冠的调整（图 6-22）。

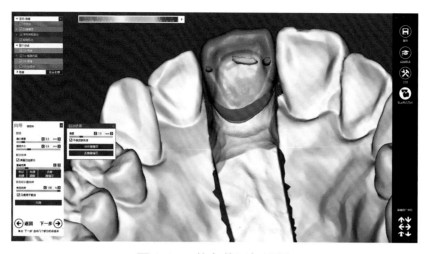

图 6-21　修复体回切设置

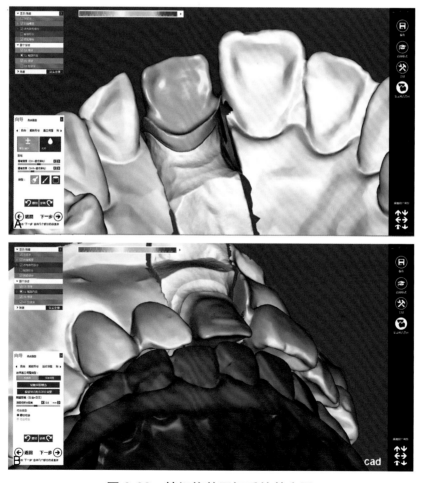

图 6-22　精细修整回切后的基底冠

A. 自由造型　B. 咬合关系和邻接关系调整

6）完成修复体设计：合并所设计的每个部件，保存为适合于切削或3D打印的数据，完成修复体设计。软件会在指定的文件夹内生成几种格式的数据，将STL格式数据传输给CAM设备即可进行修复体加工（图6-23）。

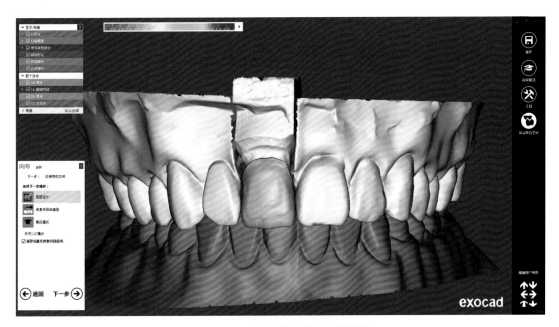

图6-23　完成前牙基底冠设计

5. 直接法进行前牙基底冠的数字化设计

（1）创建订单：创建订单时，修复体类型选择"内冠"（图6-24）。

（2）扫描方法、确定边缘线、确认就位道方向、牙冠底部设计与回切法设计相同。

（3）舌侧加强带设计：牙冠底部设计结束后，软件会自动生成内冠。首先进行舌侧加强带设计。分别点击底冠的近中和远中舌侧，设置加强带近远中位置，同时还可以设置加强带的高度和角度。如果底冠不需要加强带，可直接跳过这一步（图6-25）。

（4）对修复体进行精细调整：可用虚拟蜡刀等工具对修复体进行细微的调整，检查咬合关系是否正确，方法同前（图6-26）。

（5）完成修复体设计：修复体形态调整完成之后，点击下一步，合并所设计的每个部件，保存为适合于切削或3D打印的数据，完成修复体设计（图6-27）。

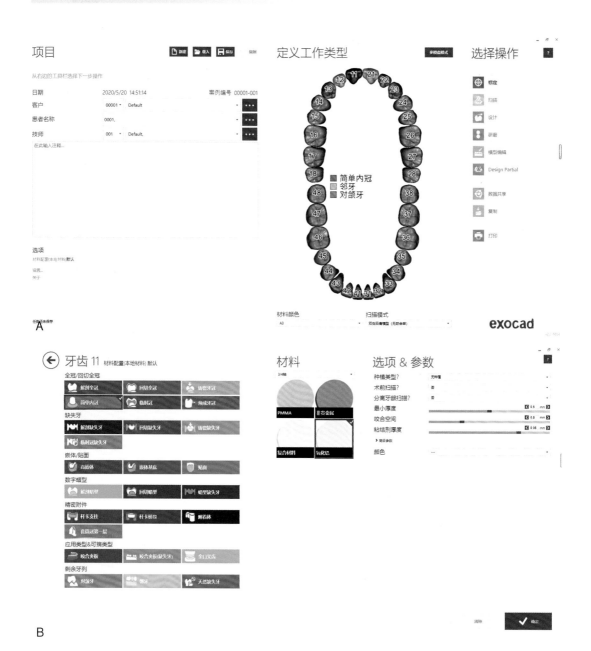

图 6-24　直接法设计前牙基底冠的订单设置

A. 创建订单　B. 修复体设置

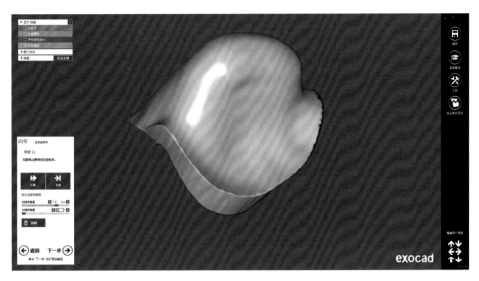

图 6-25　舌侧加强带设计

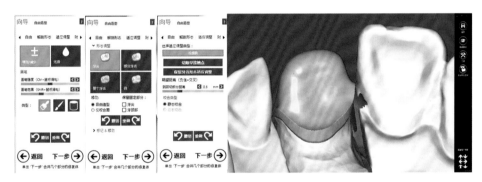

图 6-26　对修复体进行精细调整

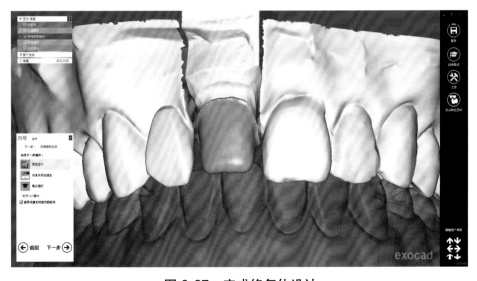

图 6-27　完成修复体设计

【操作要点】

1. 按照软件提示将模型放在正确的位置并按照正确的顺序进行扫描。

2. 扫描前应仔细检查模型,确认模型是否与底座密贴。若发现有其他材料或污渍残留在模型上,应及时去除。要确认模型的咬合关系正确,应确保咬合关系稳定,以防在扫描时模型移位或脱落。

3. 若在扫描中途发现问题,应及时点击软件中"暂停扫描"选项,将问题解决后重新开始扫描。

4. 每个流程的操作,都应从多个角度进行观测,不可从单一角度上完成修复体的设计。

【思考题】

1. 试述前牙基底冠数字化设计的回切法与直接法的优缺点。

2. 前牙基底冠舌侧加强带设计的要求是什么?

实验二　后牙解剖全冠的数字化设计

【目的和要求】

1. 掌握后牙解剖全冠的数字化扫描方法。

2. 掌握后牙解剖全冠的数字化设计方法。

【实验内容】

1. 后牙解剖全冠的数字化扫描。

2. 后牙解剖全冠的数字化设计。

【实验用品】

上颌后牙单冠模型及对颌模型,数字化扫描仪,设计软件。

【方法和步骤】

1. **模型检查**　同本节实验一。

2. **创建订单**　在软件的订单界面中一般需要填写以下信息。

(1)工作的详细信息:医生(或者客户)、患者及技师信息。点击订单牙弓中需要修复的牙位,选择修复体类型为解剖全冠;生产方法为 3/4/5 轴;材料为氧化锆。修复体邻牙需要标记为邻牙。

(2)扫描设置:使用对颌扫描,选择"对颌牙",至少在修复体的对侧定义一颗对颌牙,并且选择"双侧石膏模型(无咬合架)"模式进行扫描。

(3)其他信息设置:可以设置牙齿颜色,最小厚度,粘接剂间隙等。

(4)最后进行订单保存,点击操作菜单中"扫描"进入下一步操作(图 6-28)。

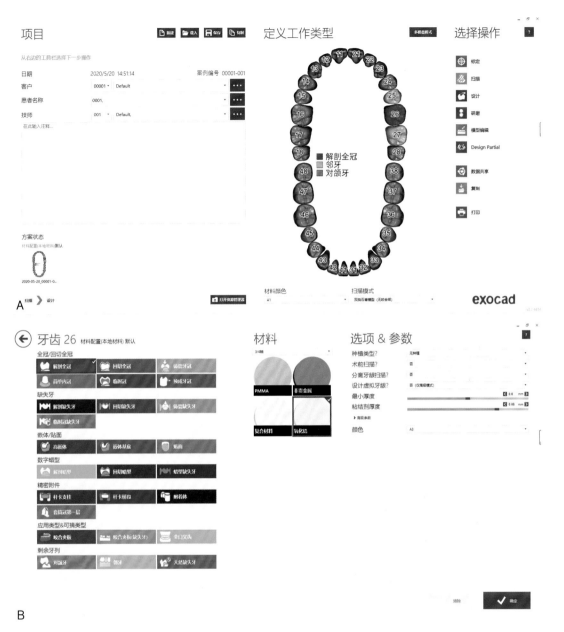

图 6-28 后牙解剖全冠的订单设置
A. 创建订单 B. 修复体设置

3. 模型扫描 扫描步骤同本节实验一。首先进行咬合关系扫描,再进行上下颌模型全牙弓扫描,完成咬合关系与上下颌模型数据的配准。最后进行代型的精确扫描,完成代型数据与模型的配准后,检查扫描数据无误,完成扫描(图 6-29)。

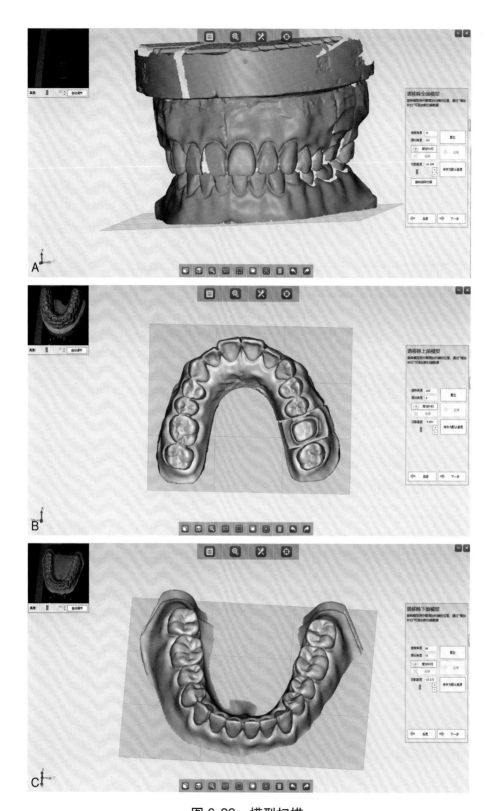

图 6-29　模型扫描

A. 咬合关系扫描　B. 上颌模型扫描　C. 下颌模型扫描

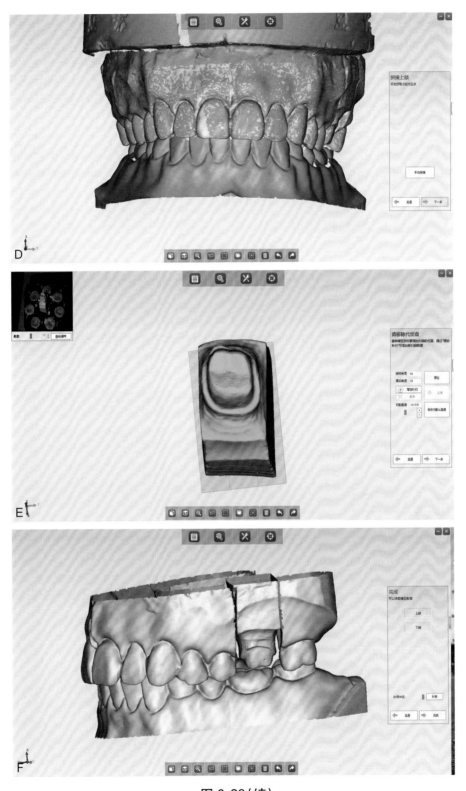

图 6-29(续)

D. 咬合关系与模型拟合　　E. 代型扫描　　F. 完成扫描

4. 数字化设计

（1）预期修复体（解剖全冠）底部的数字化设计：方法同本节实验一，软件设计步骤相同，确定边缘线，确认就位道方向，进行牙冠底部的设计，包括粘接剂间隙的参数设置、设计牙冠边缘和处理倒凹和车针参数设置（图6-30）。

（2）预期修复体（解剖全冠）设计：方法同本节实验一，软件设计步骤相同，根据患者的年龄、性别、牙列的咬合曲线、空间大小及同名牙形态等，调用预成修复体或镜像功能得到修复体。进行简单排列之后，对修复体进行精细的形态、咬合关系和邻接关系的个性化调整（图6-31）。

（3）完成修复体设计（图6-32）。

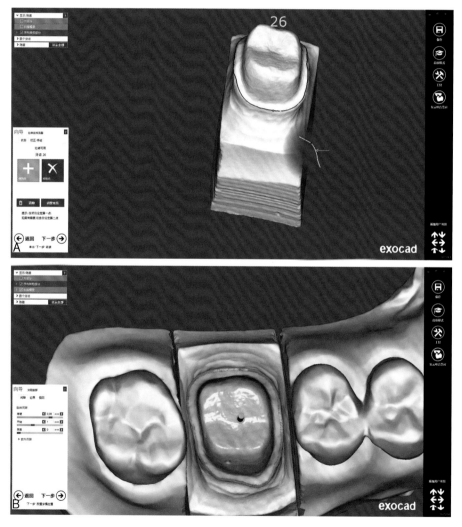

图 6-30　牙冠底部的数字化设计
A. 确定边缘线　B. 确认就位道方向

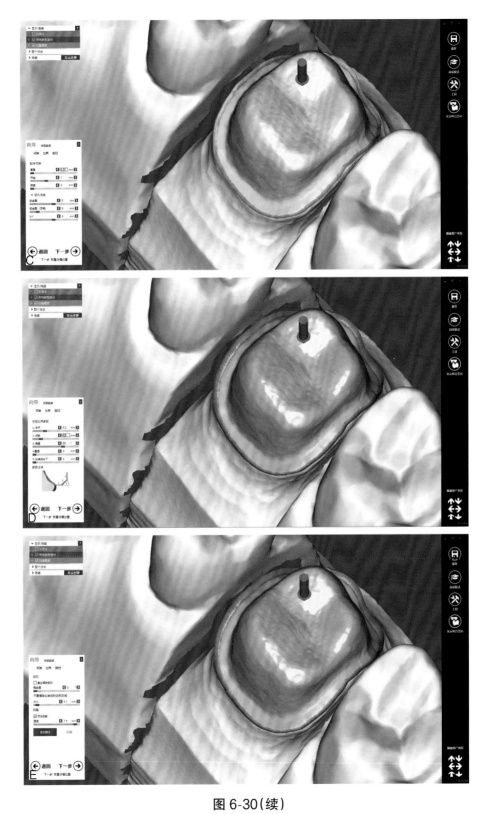

图 6-30(续)

C. 粘接剂间隙的参数设置 D. 设计牙冠边缘 E. 倒凹和车针参数设置

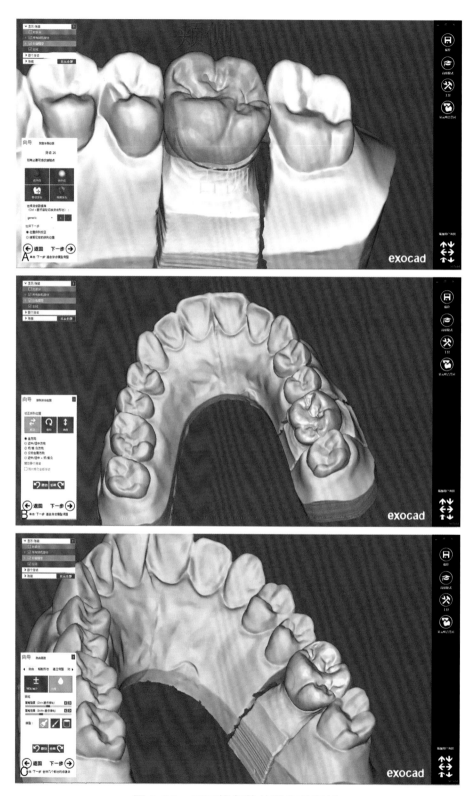

图6-31　牙冠修复体的数字化设计
A.调入修复体　B.排列牙冠　C.自由造型牙冠

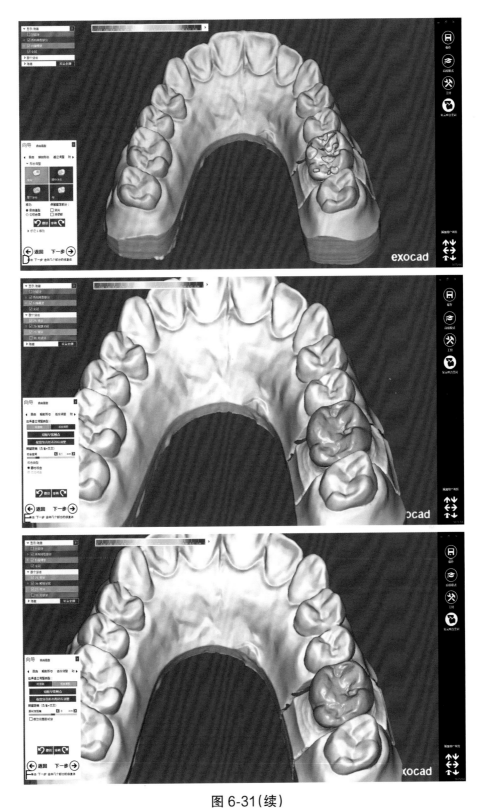

图 6-31（续）
D. 牙冠解剖形态调整　E. 咬合关系调整　F. 邻接关系调整

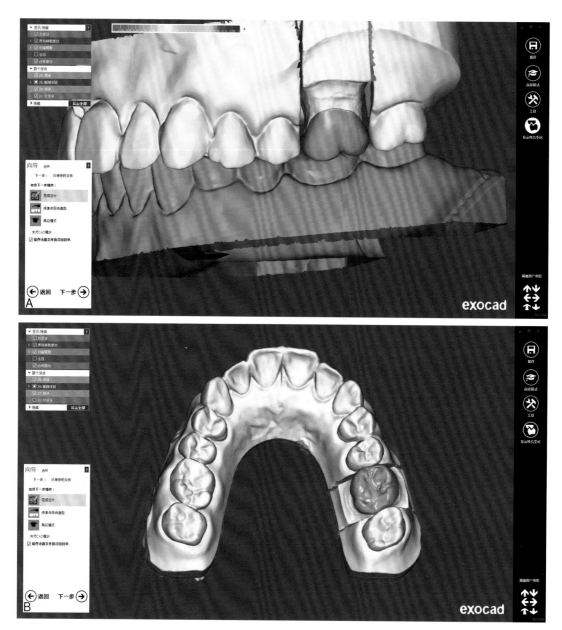

图 6-32　完成修复体设计

A.颊面观　B.殆面观

【思考题】

后牙解剖全冠数字化设计的咬合关系和邻接关系的调整注意事项有哪些?

实验三　三单位前牙基底桥的数字化设计

【目的和要求】

1. 掌握三单位前牙基底桥的数字化扫描方法。

2. 掌握三单位前牙基底桥的数字化设计方法。

【实验内容】

1. 三单位前牙基底桥的数字化扫描。

2. 三单位前牙基底桥的数字化设计。

【实验用品】

三单位前牙基底桥模型及对颌模型,数字化扫描仪,设计软件。

【方法和步骤】

1. **检查模型**　同本节实验一。

2. **创建订单**　在软件的订单界面中一般需要填写以下信息。

（1）工作的详细信息:医生（或者客户）、患者及技师信息。点击订单牙弓中需要修复的牙位,选择修复体类型固位体为回切全冠,桥体为回切缺失牙;生产方法为 3/4/5 轴;材料为氧化锆。修复体邻牙需要标记为邻牙。

（2）扫描设置:使用对颌扫描,选择"对颌牙",至少在修复体的对侧定义一颗对颌牙,并且选择"A 型咬合架双侧石膏模型"模式进行扫描。

（3）其他信息设置:可以设置牙齿颜色,最小厚度,粘接剂间隙等。

（4）最后进行订单保存,点击操作菜单中"扫描"进入下一步操作（图 6-33）。

3. **模型扫描**　扫描步骤同本节实验一,首先进行咬合关系扫描,三单位修复体应该进行模型上𬌗架后扫描咬合关系。其次进行上下颌模型全牙弓扫描,完成咬合关系与上下颌模型数据的配准。最后进行代型的精确扫描,完成代型数据与模型的配准后,检查扫描数据无误,完成扫描（图 6-34）。

4. **三单位前牙基底桥的设计**

（1）虚拟𬌗架参数设置:利用虚拟𬌗架可以三维模拟患者的下颌运动,并指导修复体的咬合设计。在软件中选择实际所用的𬌗架,将实体𬌗架中所测得的患者个性化的口颌参数输入虚拟𬌗架,根据所用𬌗架种类不同,一般包含前伸髁导斜度、侧方髁导斜度、迅即侧移等参数（图 6-35）。

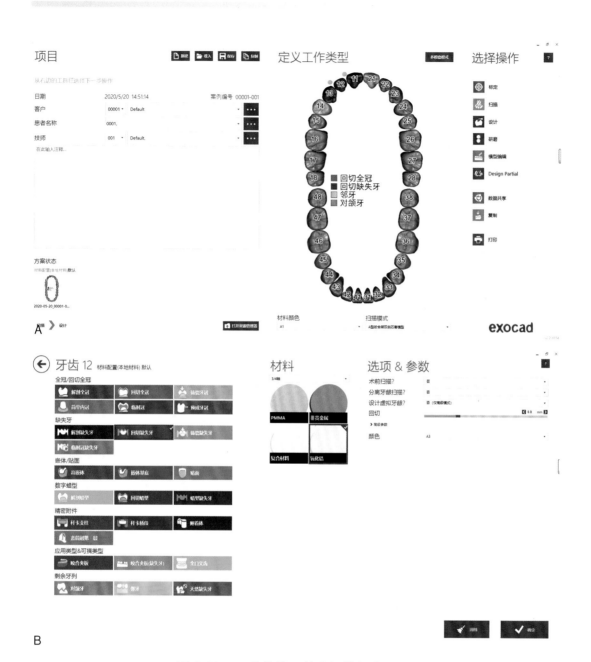

图 6-33 三单位前牙基底桥的订单设置
A. 创建订单　B. 修复体设置

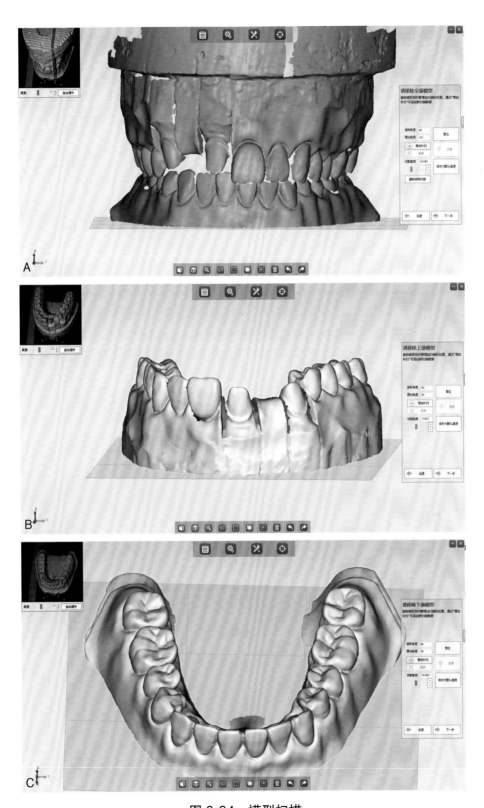

图 6-34 模型扫描
A. 咬合关系扫描 B. 上颌模型扫描 C. 下颌模型扫描

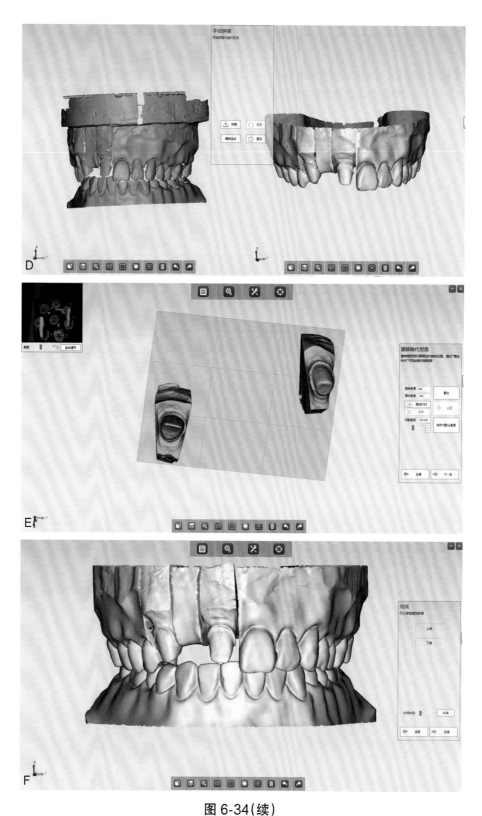

图 6-34(续)
D. 咬合关系与模型拟合　　E. 代型扫描　　F. 完成扫描

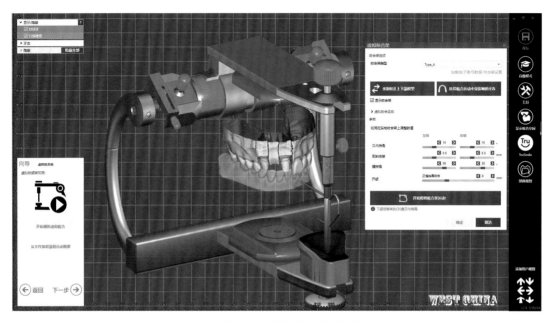

图 6-35 虚拟𬌗架参数设置

（2）确定三单位冠桥预备体边缘线：对于每个预备体都可以选择"侦测边缘线"模式，软件自动根据点击的点侦测边缘线。也可以通过选择"校正/手绘边缘线"模式，通过"移动""上/下"和"手绘"等功能来控制边缘线上的点，对每个牙位的边缘线进行手动调整。将边缘线调整到正确位置，进行下一步操作（图 6-36）。

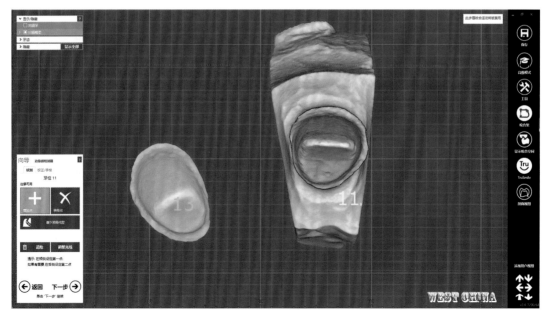

图 6-36 确定预备体边缘线

（3）确认三单位前牙基底桥的就位道方向:绝大多数情况下,软件会自动检测而生成三单位前牙基底桥的共同就位道方向。如果生成的就位道方向不符合实际最佳就位道方向,可选择手动、自定义调整就位道方向。共同旋转三单位冠桥视图来更改就位道方向。对于三轴或四轴铣削设备,由于生产限制,需要勾选"牙桥共同就位道"来保证牙桥中的所有牙齿有共同就位道。在五轴或激光熔化模式下,软件允许牙桥使用不同的就位道方向(图6-37)。

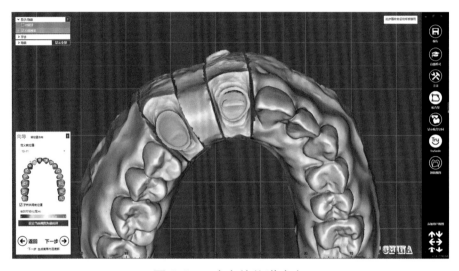

图 6-37 确定就位道方向

（4）三单位前牙基底桥底部(与制备代型接触部分)的设计:分别设置各基牙间隙剂参数并进行边缘和倒凹的检查。三单位前牙基底桥的就位较单冠困难,因此冠桥的间隙剂厚度应比单冠稍厚,才能保证良好的固位。固位体边缘设置以及倒凹和车针参数设置同本节实验一(图6-38)。

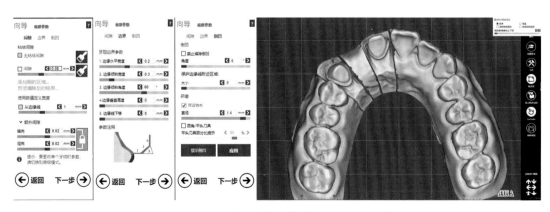

图 6-38 三单位前牙基底桥组织面设计

（5）三单位冠桥修复体设计：根据患者的年龄、性别、牙列的咬合曲线、空间大小及同名牙形态等，在软件所提供的牙形数据库中选择合适的牙冠形态或者利用"镜像复制"功能复制对侧同名牙（图6-39）。

牙冠调入后，可用"简单模式"中的"移动""旋转""缩放"等功能将牙冠放置在牙列相应部位上，也可用"链条模式"对冠桥位置进行整体快速调整，使修复体边缘与代型边缘保持一致。对于三单位前牙基底桥，只要牙齿数据相对于基牙备牙位置相对合理，软件就会在下一步中自动适应备牙代型进行调整（图6-40）。

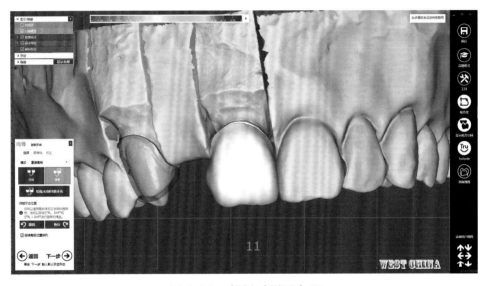

图 6-39　复制对侧同名牙

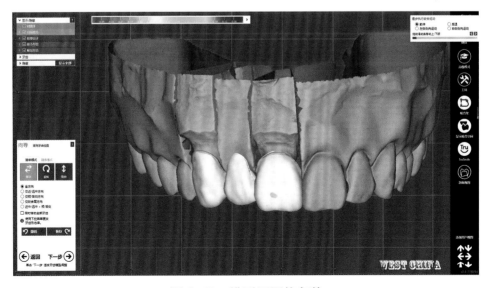

图 6-40　排列牙冠修复体

　　使用"自由造型"中的"虚拟蜡刀"对牙齿进行材料的增加/减少,光滑/平整操作,可根据需要调整虚拟蜡刀的强度、大小范围、形状来对牙冠形态进行自由调整。使用"解剖形态自由造型"工具可以对想要更改的地方,如牙尖、部分牙齿、整个牙齿、嵴等进行相应的牵拉调整(图 6-41)。

　　使用"适应咬合调整修复体"来进行咬合关系调整。使用虚拟𬌗架功能,可在静态或动态咬合之间选择对咬合关系的调整;可设置与对颌牙的期望距离。

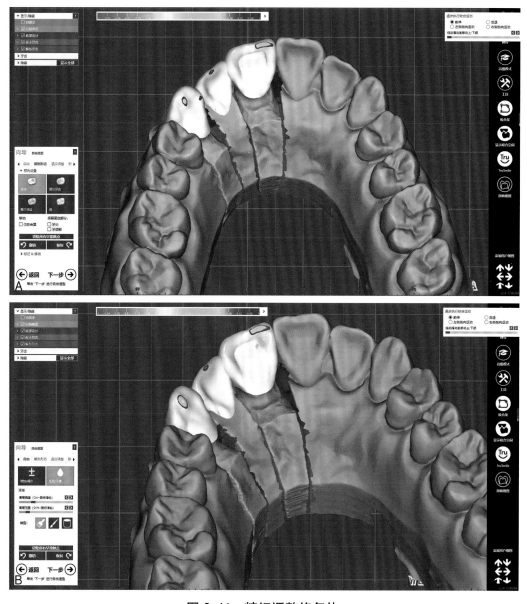

图 6-41　精细调整修复体
A. 解剖形态调整　B. 自由造型调整

预期修复体保证有正常的覆𬭤覆盖关系,协调的纵𬭤曲线和横𬭤曲线,正中咬合轻接触,功能运动时没有早接触和𬭤干扰。对于三单位冠桥的桥体部分,使用"适应牙龈调整缺失牙"调整桥体底部与牙龈之间的距离(图 6-42)。可设置与邻牙的期望距离,使用"适应邻接调整"进行邻接关系调整,前牙区邻接点的位置应偏向唇侧,越往远中位置逐渐偏向中 1/3。切牙接触区近切缘处,切龈径大于唇舌径(图 6-43)。

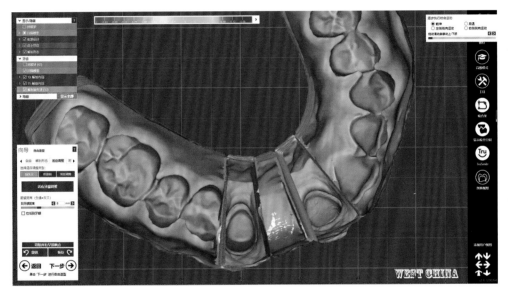

图 6-42　桥体适应牙龈调整

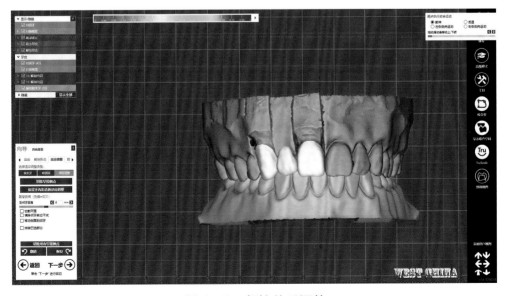

图 6-43　邻接关系调整

（6）回切预期修复体：对三个修复体进行回切参数设置，方法同本节实验一。回切之后，可以对修复体进行精细调整。为确保桥体组织面与牙槽嵴轻微接触，可在这一步适应牙龈调整缺失牙底部。为减轻对基牙的扭力，设计桥体时应注意减径（图6-44）。

（7）设计三单位冠桥连接体：订单设置时定义过连接杆，软件会自动生成连接杆。可以通过其横截面积或其高度/宽度两种模式来调整连接杆。也可以通过"自由设计"选项来移动连接体上的控制点，实现对连接体的位置、形态及面积大小的调整，完成连接体的设计。根据材料不同，连接体的横截面积不同：金

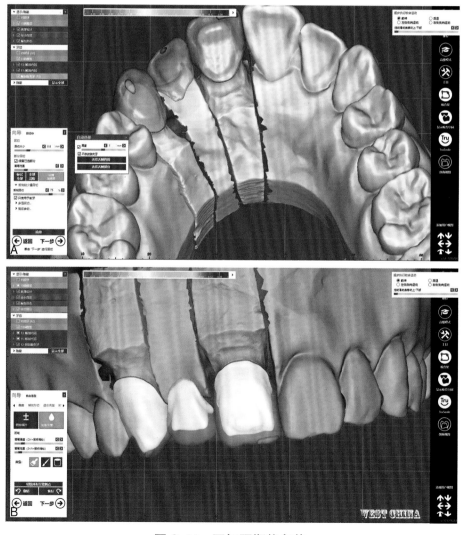

图6-44 回切预期修复体
A. 回切参数设置 B. 回切后修复体精细调整

属烤瓷前牙桥：4~6mm^2，氧化锆前牙桥 8~10mm^2（图 6-45）。

5. 完成修复体设计　检查固位体、桥体、连接体的位置、形态、倾斜度是否恰当，咬合关系是否合适，合并并保存修复体设计。如果修复体制作方式选择 SLM，则需要选择"优化自由造型并选择型激光熔化"，这样输出的数据才是无缺口或开放的边缘；完全相互连接的网格，内侧无网格碎片或网格交叉"密封的"网格（图 6-46）。

【思考题】

1. 三单位前牙基底桥的桥体设计要求是什么？

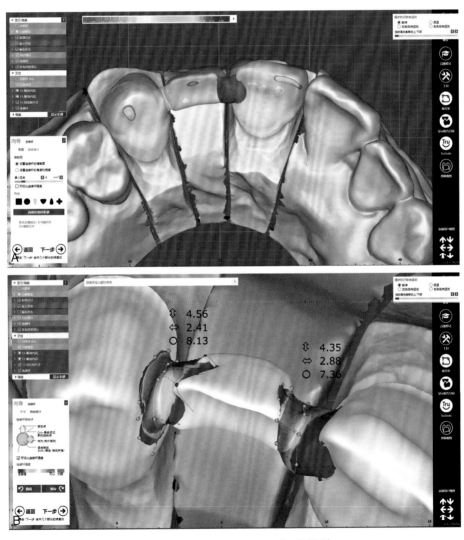

图 6-45　设计三单位冠桥连接体
A. 连接体形态设计　　B. 连接体自由设计

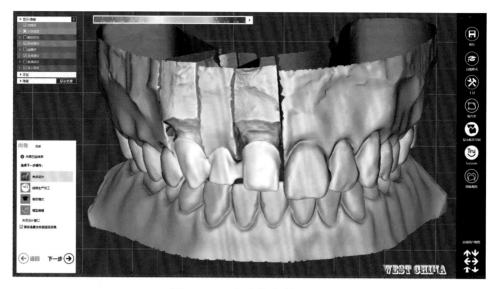

图 6-46 完成修复体设计

2. 三单位前牙基底桥的回切应注意什么?

实验四 三单位后牙桥的数字化设计

【目的和要求】

1. 掌握三单位后牙桥的数字化扫描方法。

2. 掌握三单位后牙桥的数字化设计方法。

【实验内容】

1. 三单位后牙桥的数字化扫描。

2. 三单位后牙桥的数字化设计。

【实验用品】

三单位后牙桥模型及对颌模型,数字化扫描仪,设计软件。

【方法和步骤】

1. **检查模型** 同本节实验一。

2. **创建订单** 在软件的订单界面中一般需要填写以下信息。

(1)工作的详细信息:医生(或者客户)、患者及技师信息。点击订单牙弓中需要修复的牙位,选择修复体类型固位体为解剖全冠,桥体为解剖缺失牙;生产方法为 3/4/5 轴;材料为氧化锆。修复体邻牙需要标记为邻牙。

(2)扫描设置:使用对颌扫描,选择"对颌牙",至少在修复体的对侧定义一颗对颌牙,并且选择"A 型咬合架双侧石膏模型"模式进行扫描。

（3）其他信息设置：可以设置牙齿颜色，最小厚度，粘接剂间隙等。

（4）最后进行订单保存，点击操作菜单中"扫描"进入下一步操作（图6-47）。

3. 模型扫描　扫描步骤同本节实验三，首先进行模型上𬌗架后的咬合关系扫描。再进行上下颌模型全牙弓扫描，完成咬合关系与上下颌模型数据的配准。最后进行代型的精确扫描，完成代型数据与模型的配准后，检查扫描数据无误，完成扫描（图6-48）。

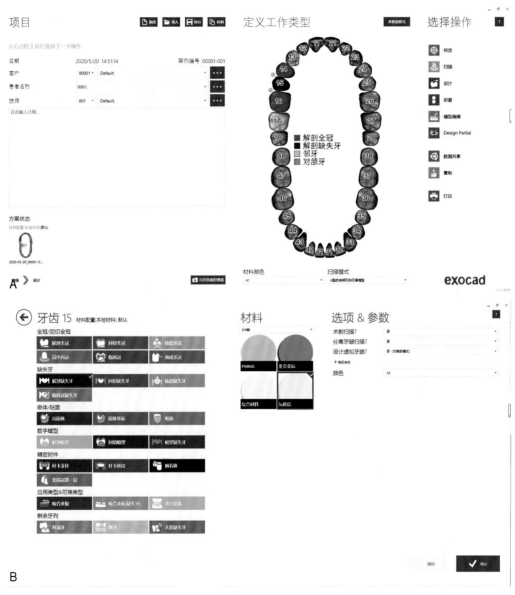

图6-47　三单位后牙桥的订单设置
A. 创建订单　B. 修复体设置

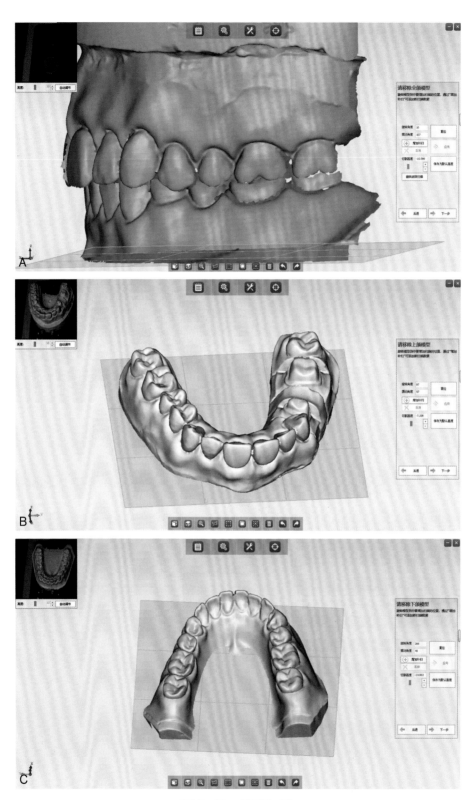

图 6-48　模型扫描

A. 咬合关系扫描　B. 上颌模型扫描　C. 下颌模型扫描

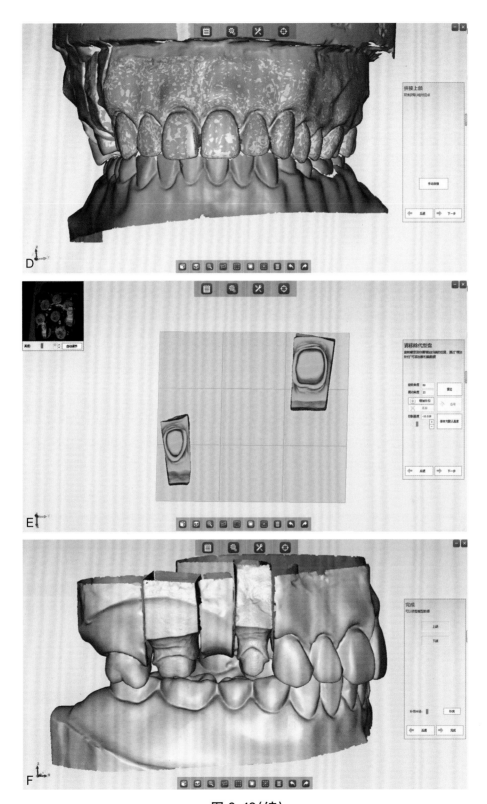

图 6-48（续）
D. 咬合关系与模型拟合　　E. 代型扫描　　F. 完成扫描

4. 三单位后牙桥的设计

（1）虚拟𬌗架参数设置:方法同本节实验三（图 6-49）。

（2）确定三单位后牙桥底部数字化设计:方法同本节实验三,软件设计步骤相同,确定边缘线,确认就位道方向,进行牙冠底部的设计,包括粘接剂间隙的参数设置、设计牙冠边缘和处理倒凹和车针参数设置。三单位冠桥的就位较单冠困难,因此冠桥的间隙剂厚度应比单冠稍厚,才能保证良好的固位（图 6-50）。

（3）三单位冠桥修复体设计:调入或镜像复制修复体,方法同本节实验三。该实验选择镜像复制为虚拟术前模型功能,对镜像复制后的术前模型进行大小和位置的调整,以便后续步骤与修复体进行更好的拟合（图 6-51）。

牙冠调入后,根据虚拟术前模型进行修复体位置和大小的调整。使用"自由造型"中的"虚拟蜡刀"和"解剖形态自由造型"工具对牙冠形态进行精细调整。使用"适应咬合/牙龈/邻接调整修复体"来进行咬合关系、桥体底部与牙龈之间的距离和邻接关系的调整,咬合应有合理的咬合点位置和数量,方法同本节实验三。前磨牙、第一磨牙近中接触区在𬌗 1/3 偏颊侧,第一磨牙远中、第二磨牙接触区在𬌗 1/3 的中 1/3 处（图 6-52）。

为了使修复体更具个性化特征,还可以将修复体根据虚拟术前模型进行适应性调整。点击"适应牙齿模型调整"软件自动将修复体与虚拟术前模型进行匹配。之后可以继续按照上一步自由造型的步骤对修复体进行最后的精细调整（图 6-53）。

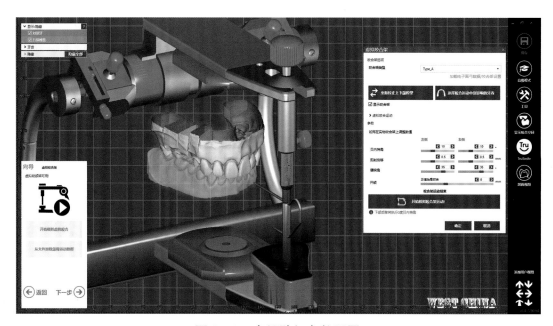

图 6-49　虚拟𬌗架参数设置

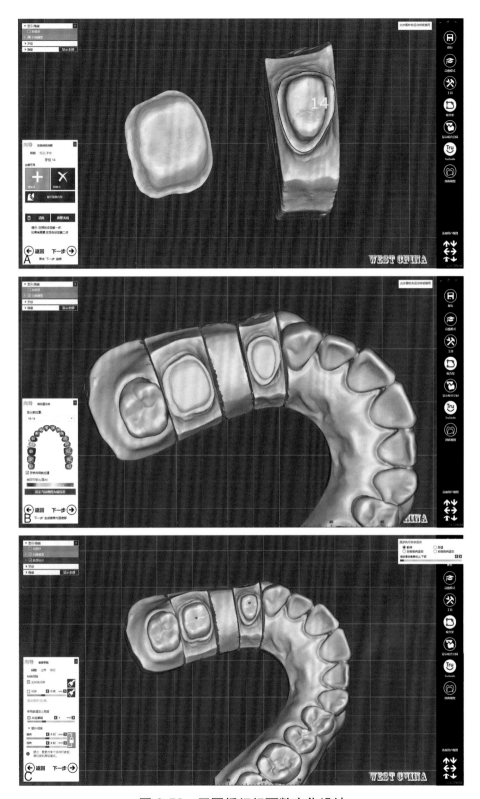

图 6-50　牙冠桥组织面数字化设计
A.确定边缘线　B.确认就位道方向　C.粘接剂间隙的参数设置

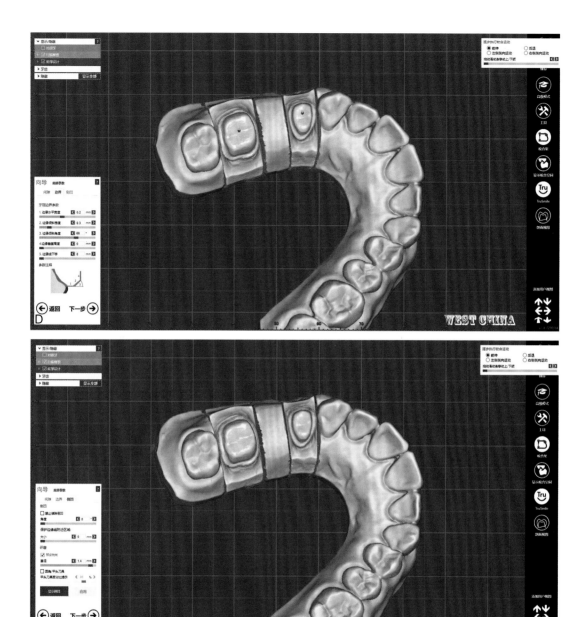

图 6-50（续）
D. 设计牙冠边缘　E. 倒凹和车针参数设置

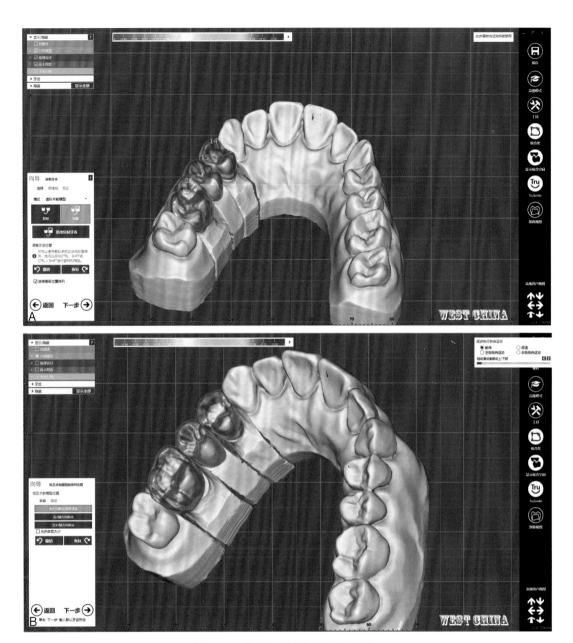

图 6-51 镜像复制为虚拟术前模型
A. 镜像复制　B. 调整复制后的位置

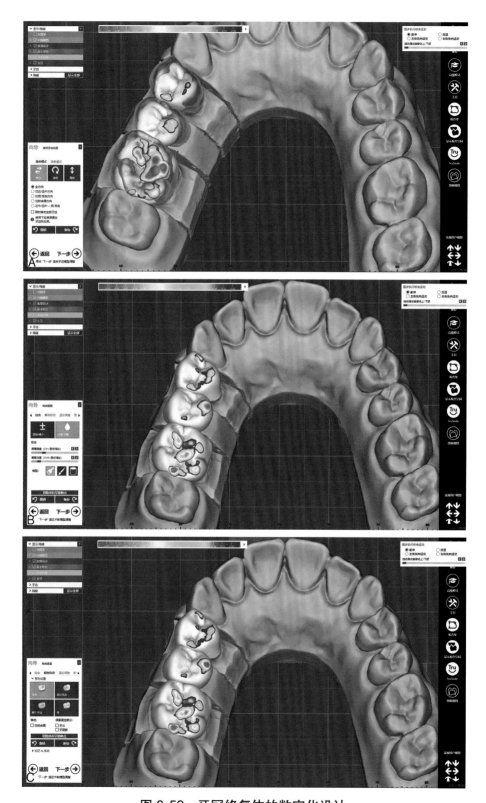

图 6-52　牙冠修复体的数字化设计
A. 排列牙冠　B. 自由造型牙冠　C. 牙冠解剖形态调整

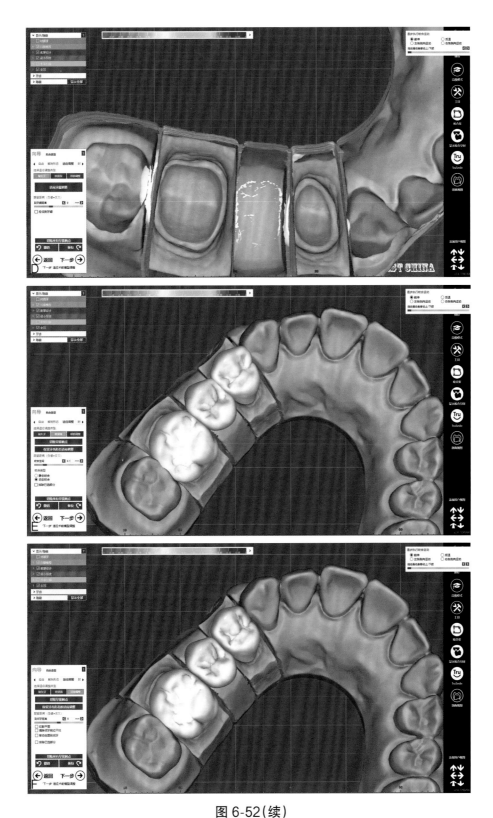

图 6-52(续)
D. 牙龈适应调整　　E. 咬合关系调整　　F. 邻接关系调整

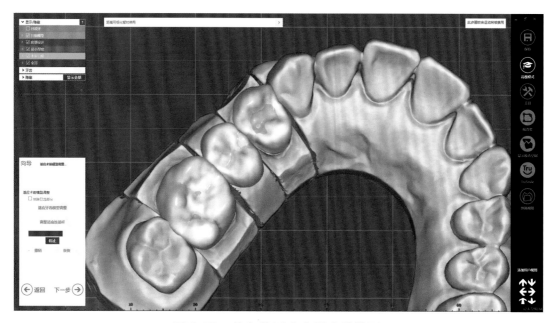

图 6-53　修复体适应虚拟术前模型

（4）设计三单位冠桥连接体:连接体的设置方法同本节实验三,材料不同,连接体的横截面积不同:金属烤瓷后牙桥 6~9mm^2,氧化锆后牙桥 12~14mm^2（图 6-54）。

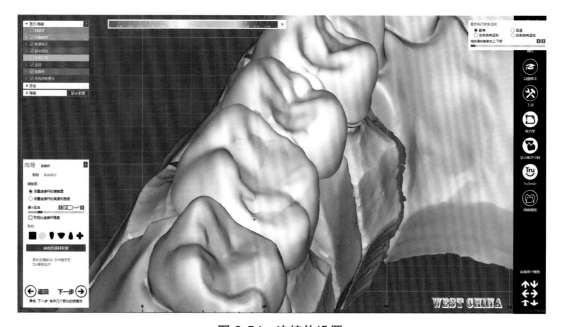

图 6-54　连接体设置

5. 合并并保存修复体设计　检查固位体、桥体和连接体的位置、形态、倾斜度是否恰当,咬合关系和邻接关系是否合适,合并并保存修复体设计,完成修复体设计(图 6-55)。

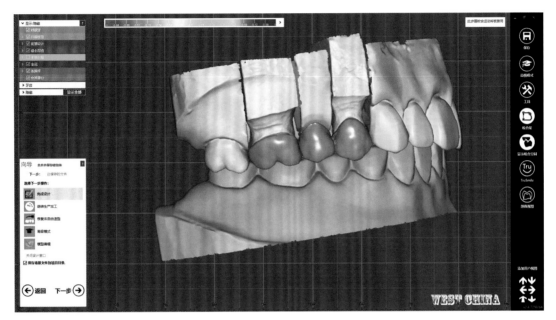

图 6-55　完成修复体设计颊面观

【思考题】

1. 三单位后牙桥设计时,颌位关系转移的注意事项是什么?
2. 三单位后牙桥的连接体设计要点是什么?

实验五　贴面的数字化设计

【目的和要求】

1. 掌握贴面的数字化设计方法。
2. 熟悉贴面的数字化扫描方法。

【实验内容】

1. 贴面的数字化扫描。
2. 贴面的数字化设计。

【实验用品】

上颌贴面模型及对颌模型,口内扫描仪或模型扫描仪,设计软件。

【方法和步骤】

1. 贴面的数字化扫描

（1）口内直接扫描：口腔吹干，减少反光等影响。按照软件提示流程进行，先扫描下颌，再扫描上颌，从一侧后牙殆面开始扫描至另一侧，再扫描一侧至另一侧的颊面和舌面。对贴面部位的基牙进行检查补扫，确保每个位置扫描清晰完整。

（2）口外模型扫描：模型检查过程同实验一。

创建订单，在软件的订单界面中一般需要填写工作的详细信息：医生（或者客户）、患者及技师信息。点击订单牙弓中需要修复的牙位，选择修复体类型为贴面；生产方法为 3/4/5 轴；材料为氧化锆。扫描设置：若为口内直接扫描数据，可不定义扫描类型，点击选择"数字印模扫描，口内扫描仪模式"。若为模型扫描，该实验为直接进行单颌石膏模型扫描。其他信息设置：可以设置牙齿颜色，最小厚度，粘接剂间隙等。最后进行订单保存，点击操作菜单中"设计"进入下一步操作。扫描过程同本节实验一（图 6-56）。

2. 贴面的数字化设计

（1）确定边缘线：方法同本节实验一，选择"侦测边缘线"模式，需要多点击几个点软件才能自动侦测边缘线。但大多情况下需选择"校正/手绘边缘线"进行手动调整。对比实体代型与数字模型，通过"移动""上/下"和"手绘"等功能来控制边缘线上的点，将边缘线调整到正确位置，进行下一步操作（图 6-57）。

（2）确认就位道方向：方法同本节实验一，软件会根据贴面代型所确认的边缘范围自动生成就位道方向，并自动计算和显示出倒凹区域。也可选择手动、自定义调整就位道方向。旋转视图调整到没有倒凹的方向，然后单击设定当前视图为就位道（图 6-58）。

（3）贴面底部的设计

1）粘接剂间隙的参数设置：根据加工方式、材料、预备体的条件等进行粘接剂参数的设置。软件需要对贴面各个部位的粘接剂间隙分别进行设置，包括粘接间隙和额外黏着间隙。对于贴面来说，粘接间隙都可设置为零。

2）设计贴面边缘：牙冠边缘形态和厚度的设置决定牙冠边缘的强度以及是否形成悬突。软件提供以下几个参数进行边缘设计：边缘线水平宽度、边缘倾斜宽度、边缘倾斜角度、边缘垂直高度。

3）处理倒凹和车针参数设置：倒凹参数可以直接设置为零，车针参数设置方法同前（图 6-59）。

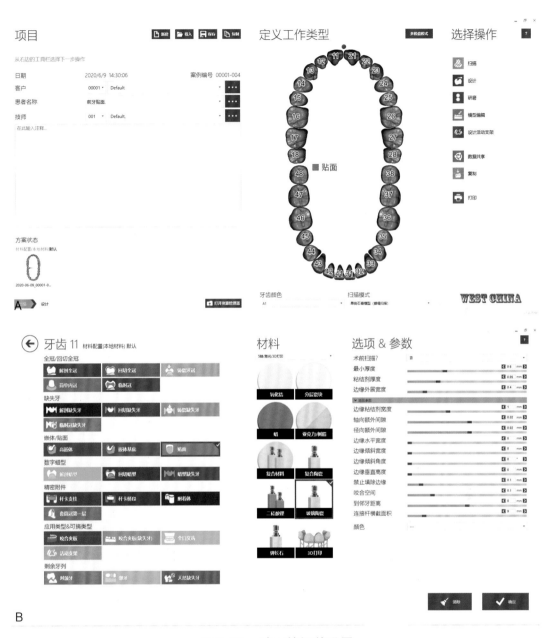

图 6-56 贴面的订单设置
A. 创建订单 B. 修复体设置

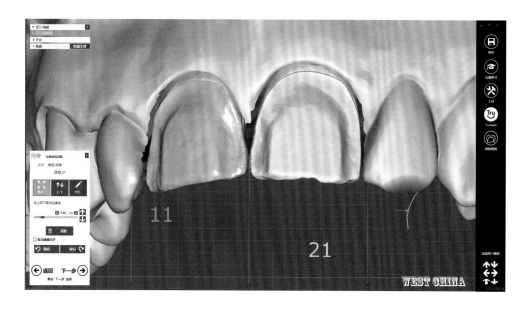

图 6-57　确定边缘线

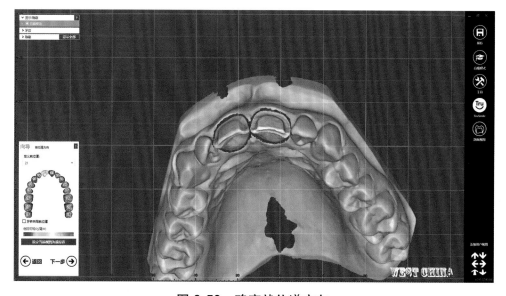

图 6-58　确定就位道方向

（4）贴面设计：方法同本节实验一，根据患者的年龄、性别、牙列的咬合曲线、空间大小及同名牙形态等，点击下一步，软件会自动加载缺牙区牙冠，也可在牙形数据库中选择合适的牙冠形态。对侧同名牙形态良好，也可使用"镜像"功能，复制对侧同名牙形态。用"简单模式"或"链条模式"功能将牙冠放置在牙列相应部位上，调整牙冠的位置、大小及倾斜度，并使修复体边缘与代型边缘保

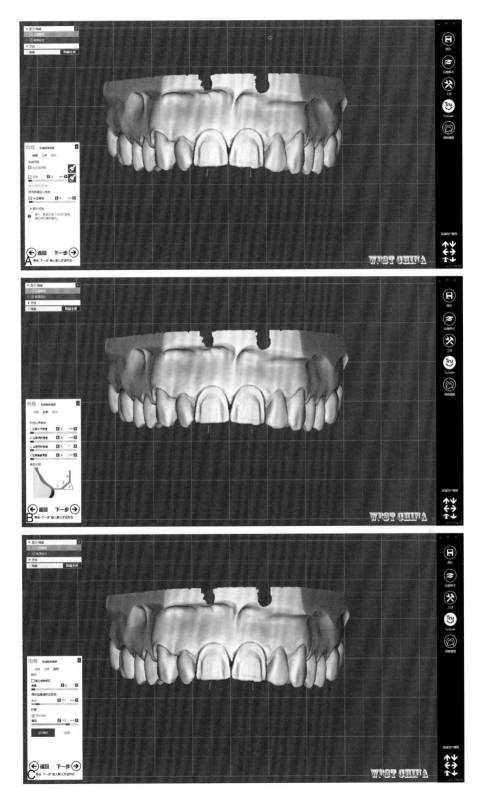

图 6-59 贴面组织面设计

A. 间隙设置 B. 边缘设置 C. 倒凹和车针参数设置

持一致。对贴面进行个性化调整,使用"自由造型"中的"虚拟蜡刀"对牙齿进行材料的增加/减少,光滑/平整操作,可根据需要调整虚拟蜡刀的强度、大小范围、形状来对贴面形态进行自由调整。使用"解剖形态自由造型"工具可以对需要更改的地方进行相应的牵拉调整(图 6-60)。

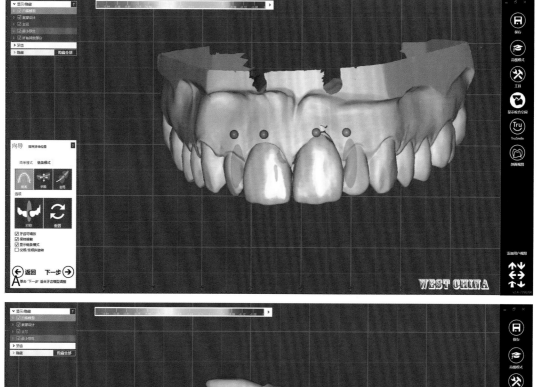

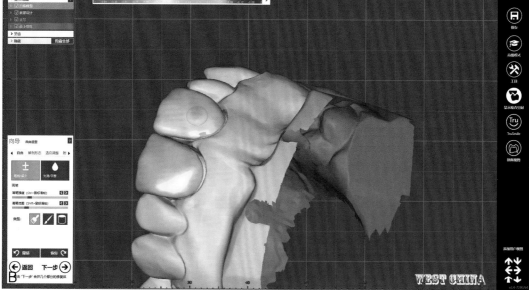

图 6-60　贴面设计
A. 贴面排列　B. 自由造型调整

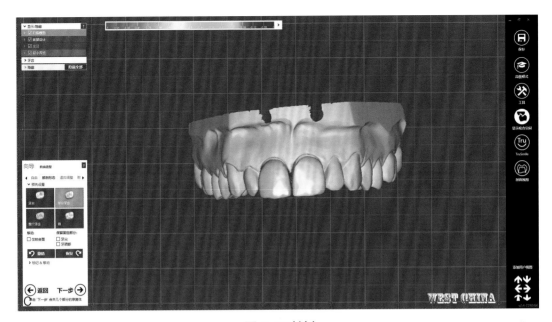

图 6-60(续)

C. 解剖形态调整

3. 完成修复体设计 可用虚拟蜡刀等工具对修复体进行细微的调整,然后合并所设计的每个部件,保存为适合于切削或 3D 打印的数据,完成修复体设计。软件会在指定的文件夹内生成几种格式的数据,将 STL 格式数据传输给 CAM 设备即可进行修复体加工(图 6-61)。

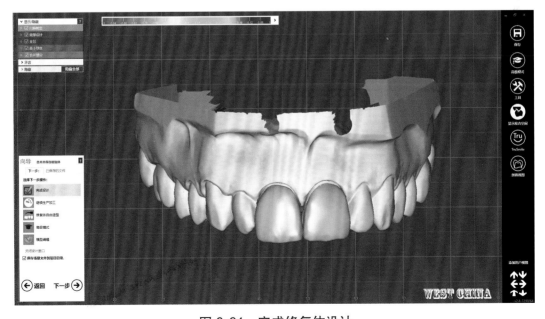

图 6-61 完成修复体设计

【思考题】

贴面的设计与前牙数字化设计的区别和联系？

实验六　嵌体的数字化设计

【目的和要求】

1. 掌握嵌体的数字化设计方法。

2. 熟悉嵌体的数字化扫描方法。

【实验内容】

1. 嵌体的数字化扫描。

2. 嵌体的数字化设计。

【实验用品】

下颌嵌体模型及对颌模型，口内扫描仪或模型扫描仪，设计软件。

【方法和步骤】

1. 嵌体的数字化扫描

（1）口内直接扫描：方法同本节实验五，对设计嵌体部位的基牙进行检查补扫，确保每个位置扫描清晰完整。

（2）口外模型扫描：模型检查过程同本节实验一。创建订单，在软件的订单界面中一般需要填写以下工作的详细信息：医生（或者客户）、患者及技师信息。点击订单牙弓中需要修复的牙位，选择修复体类型为嵌体；生产方法为 3/4/5 轴；材料为氧化锆。扫描设置：若为口内直接扫描数据，可不定义扫描类型。点击选择"数字印模扫描，口内扫描仪模式"。若为模型扫描，该实验为双侧石膏模型（无咬合架）扫描。其他信息设置同前。最后进行订单保存，点击操作菜单中"设计"进入下一步操作。扫描过程同本节实验一（图 6-62）。

2. 嵌体的数字化设计

（1）确定边缘线：方法同实验一，选择"侦测边缘线"模式，需要至少点击 4 个点软件才能自动侦测边缘线。但大多情况下需选择"校正/手绘边缘线"进行手动调整。对比实体代型与数字模型，通过"移动""上/下"和"手绘"等功能来控制边缘线上的点，将边缘线调整到正确位置，进行下一步操作（图 6-63）。

（2）确认就位道方向：方法同本节实验一，软件会根据嵌体代型所确认的边缘范围自动生成就位道方向，并自动计算和显示出倒凹区域。也可选择手动、自定义调整就位道方向。旋转视图调整到没有倒凹的方向，然后单击设定当前视图为就位道（图 6-64）。

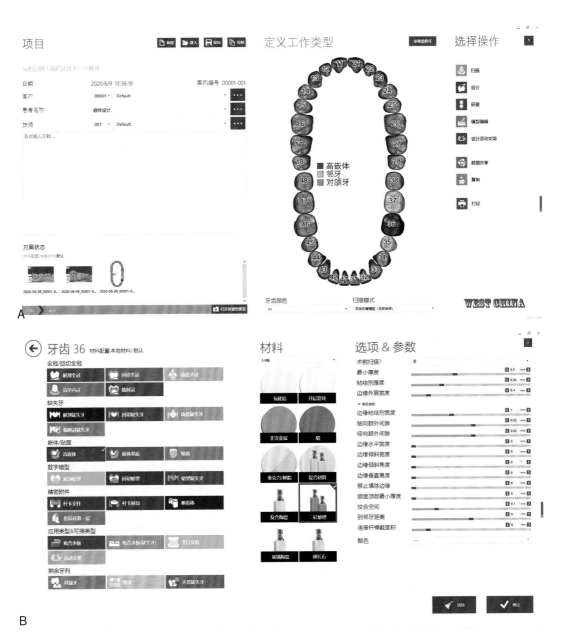

图 6-62　嵌体的订单设置
A. 创建订单　B. 修复体设置

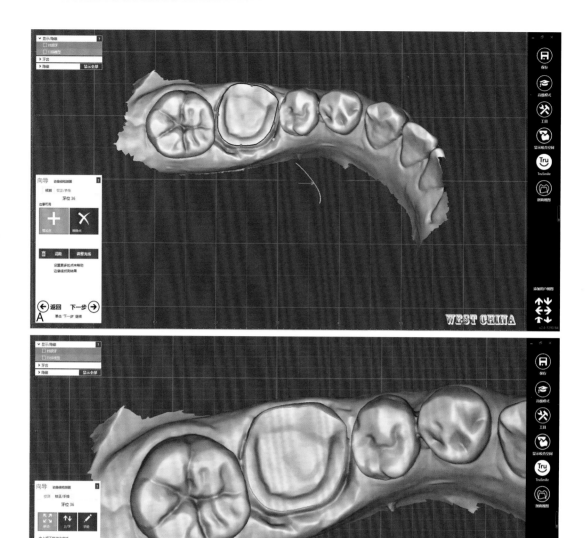

图 6-63　确定边缘线
A. 侦测边缘线　B. 手动调整边缘线

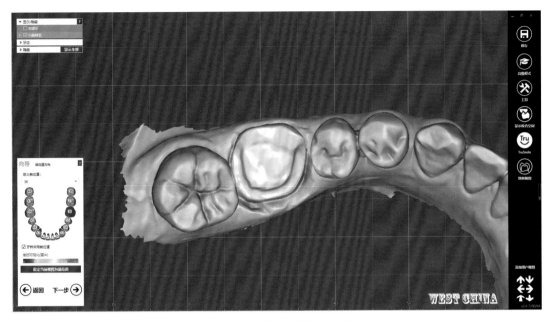

图 6-64 确定就位道方向

（3）嵌体底部的设计：根据加工方式、材料及预备体的条件等进行粘接剂参数的设置。软件需要对嵌体各个部位的粘接剂间隙分别进行设置，包括粘接间隙和额外黏着间隙。对于嵌体来说，粘接间隙都可设置为零。牙冠边缘形态和厚度的设置决定牙冠边缘的强度以及是否形成悬突。软件提供以下几个参数进行边缘设计：边缘线水平宽度、边缘倾斜宽度、边缘倾斜角度、边缘垂直高度。倒凹参数可以直接设置为零，车针参数设置方法同前（图 6-65）。

（4）嵌体设计：根据患者的年龄、性别、牙列的咬合曲线、空间大小及同名牙形态等，点击下一步，软件会自动加载缺牙区牙冠，也可在牙形数据库中选择合适的牙冠形态。对侧同名牙形态良好，也可使用"镜像"功能，复制对侧同名牙形态（图 6-66）。

用"简单模式"或"链条模式"功能将牙冠放置在牙列相应部位上。对嵌体进行个性化调整，使用"自由造型"中的"虚拟蜡刀"和"解剖形态自由造型"工具可以对需要更改的地方进行调整。使用"适应对颌/邻牙调整修复体"来进行咬合和邻接关系的调整（图 6-67）。

（5）完成修复体设计：最后检查合并所设计的每个部件，保存为适合于切削或 3D 打印的数据，完成修复体设计。软件会在指定的文件夹内生成几种格式的数据，将 STL 格式数据传输给 CAM 设备，即可进行修复体的加工（图 6-68）。

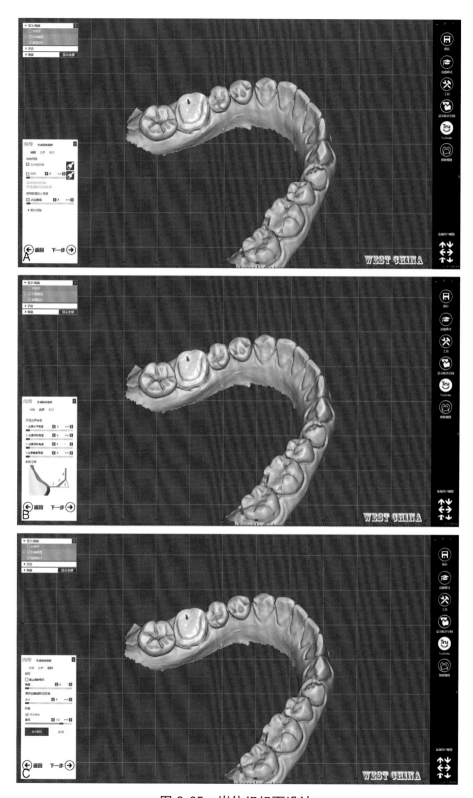

图 6-65　嵌体组织面设计
A.间隙设置　B.边缘设置　C.倒凹和车针参数设置

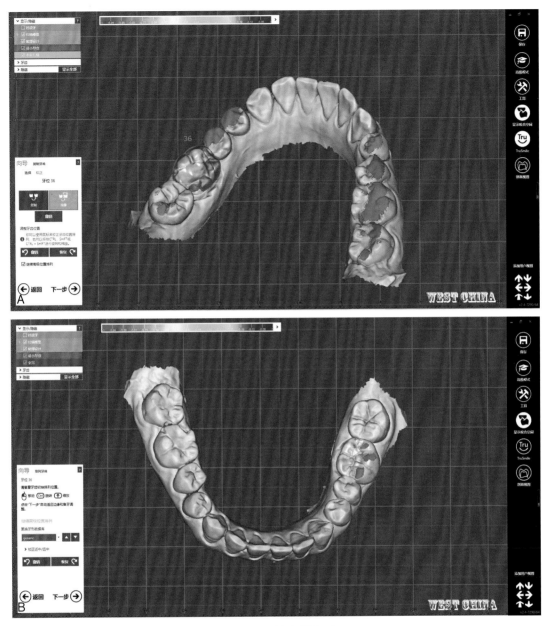

图 6-66 修复体调入

A. 镜像复制对侧同名牙 B. 自动生成产牙冠形态

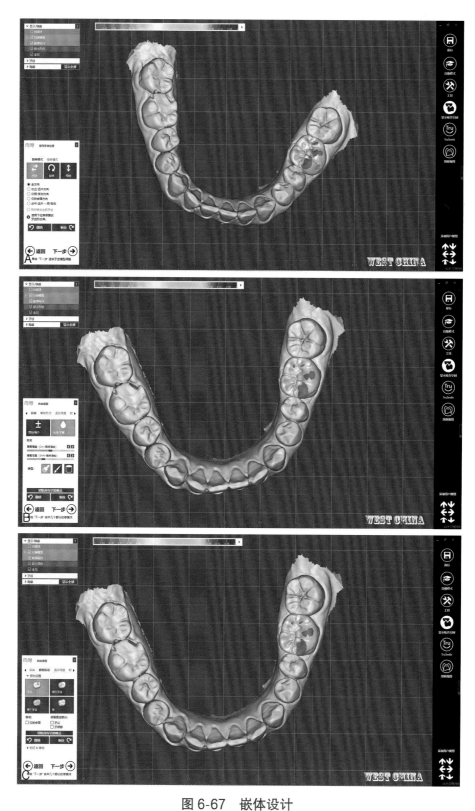

图 6-67　嵌体设计

A. 嵌体排列　B. 自由造型调整　C. 解剖形态调整

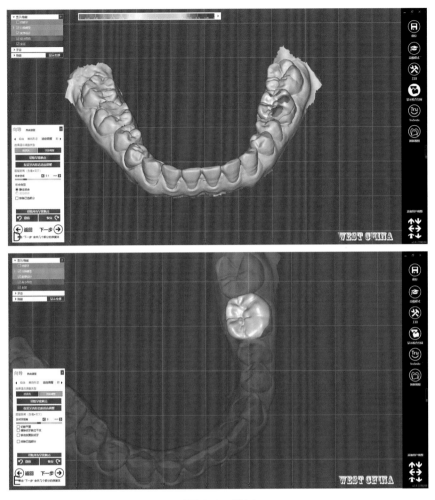

图 6-67（续）

D. 咬合调整　E. 邻接调整

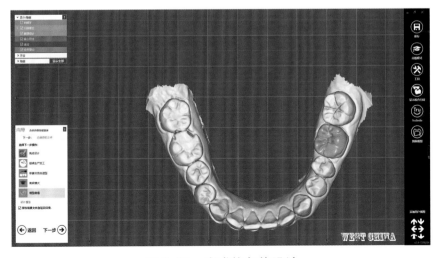

图 6-68　完成修复体设计

【思考题】

嵌体组织面设计与其他修复体组织面设计的区别?

实验七　固定义齿的数字化加工

【目的和要求】

1. 掌握减材制作的数字化加工方法。

2. 了解减材制作的防护措施和注意事项。

【实验内容】

1. 减材制作的排版。

2. 减材制作的切削。

3. 减材制作的后处理。

【实验用品】

固定义齿数字化设计 STL 数据,减材制作排版软件、切削机器、后处理机器。

【方法和步骤】

1. 减材制作的排版

(1) 打开排版软件,将设计完成的 STL 数据导入 CAM 排版软件中(图 6-69)。

(2) 对 STL 数据进行排版:选择合适的材料盘,材料盘的厚度必须大于修复体的高度(图 6-70)。

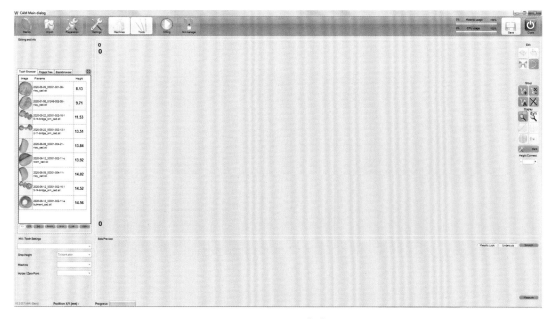

图 6-69　导入数据

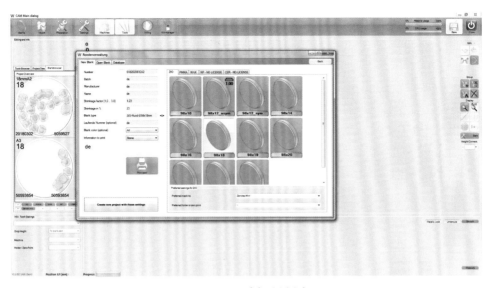

图 6-70　选择材料盘

　　调整修复体的位置和方向,应考虑修复体是否有足够的支撑、是否能保证加工质量,是否能有效利用材料盘的空间位置。使修复体在材料盘中处于合适的位置。添加连接杆,注意其直径和位置的合理设置,防止修复体在切削过程中掉落和变形。在加工长度较大需要二次烧结的修复体时,切削后的修复体在烧结时会发生线性体积收缩,因此一般需要在排版时添加支撑杆,用于烧结时支撑修复体。检查修复体的位置和设置是否正确,有无牙冠重叠或超出边界,确保不会出现排版错误(图 6-71)。

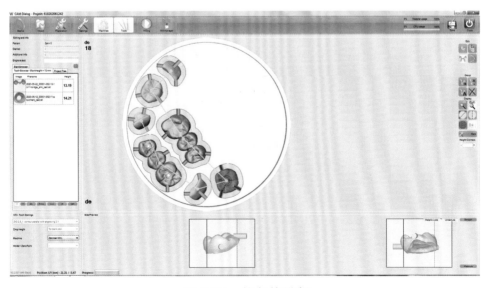

图 6-71　修复体排版

（3）根据所确定的加工材料和工艺,软件会自动计算切削路径,转换为切削机器所能识别的程序代码,完成排版,传递数据到切削设备,准备切削(图 6-72)。

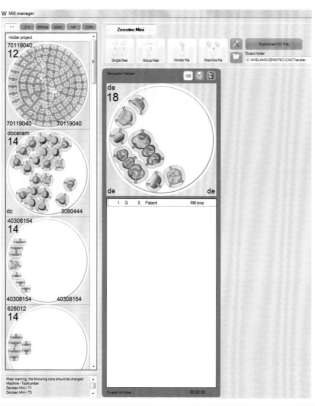

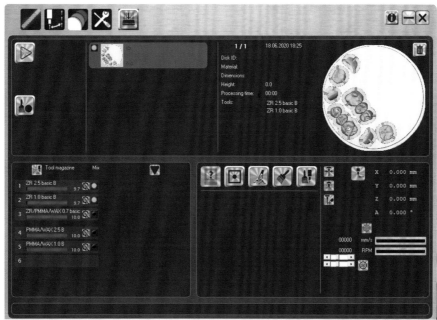

图 6-72　排版后的数据传输至切削机器

2. 减材制作的切削　以 wieland mini 切削机器为例,开启空压机,开启 Desktop8 机器电源。等机器开机后,将材料盘固定在切削机器的夹具上。检查切削所需的车针,修复体不同切削步骤需要不同直径和形状的车针,检查机器内是否储备完成一个完整切削过程所需的车针。关闭机仓,点击确认键。点击 program 选择需要切削的数据后,点击确认,切削机将在自检后开始自动切削。切削完成后,应仔细检查加工完成的修复体是否存在加工缺陷和变形。若出现明显失败现象,应分析加工失败的原因,调整加工工艺后重新加工。

3. 减材制作的后处理

(1)去支撑:按照各材料的操作要求,采用相应的工具去除支撑材料。

(2)烧结或再结晶:大部分常用切削材料,如玻璃陶瓷和软质氧化锆材料,在切削完成后都需进行烧结或再结晶处理才能达到临床所需的强度和使用性能。严格按照各材料的烧结或再结晶要求,对材料进行处理。

(3)打磨、抛光:烧结或再结晶处理后的修复体,还需进行表面的精细化打磨处理。打磨抛光也应严格按照各材料的操作要求,使用专门的工具进行操作。抛光时应先使用白胶轮进行初步抛光,再使用鬃刷配合抛光膏对修复体进行高度抛光。

(4)上饰瓷及染色:修复体经喷砂打磨后,为获得更加逼真自然的效果,有时还需对其进行上釉和外染色等步骤。

【操作要点】

1. 在设备使用前后,应检查设备是否存在异常。

2. 确保在生产过程中设备周围无杂物堆积,若发现无关事物,应及时进行清理。

3. 定期对设备进行养护,如对各个部件的清理、润滑、修整等。

【思考题】

1. 固定义齿的数字化加工有哪些方式?

2. 减材制作时排版的注意事项有哪些?

第三节　可摘局部义齿的数字化设计与加工

实验一　可摘局部义齿支架的数字化设计

【目的和要求】

1. 掌握可摘局部义齿的数字化扫描方法。

2. 掌握可摘局部义齿支架的数字化设计方法。

　3. 了解常见可摘局部义齿的数字化设计系统。

【实验内容】

　1. 可摘局部义齿的数字化扫描。

　2. 可摘局部义齿支架的数字化设计。

【实验用品】

肯氏二类可摘局部义齿的上下颌石膏模型。

【方法和步骤】

　1. **模型检查**　在进行扫描之前,首先应检查模型,具体要求如下。

（1）模型是否完整,支托凹是否预备。

（2）模型是否存在气泡、杂质,有无缺损、断裂现象。

（3）咬合关系是否准确。

　2. **创建订单**　在软件的订单界面中一般需要填写以下信息。

（1）工作的详细信息:医生(或者客户)、患者及技师信息。点击订单牙弓中缺失的牙位,选择修复体类型为活动义齿。如果不进行缺失牙的设计,在创建订单时无需将所有缺失牙准确录入,只在工作模型上任意选择一颗牙齿定义为活动义齿即可;生产方法为5轴/激光/3D打印;材料为非贵金属。

（2）扫描设置:选择"双侧石膏模型(无咬合架)"模式进行扫描,对颌牙弓至少选择一个牙位,定义为对颌牙。

（3）其他信息设置:可以设置义齿颜色,最小厚度等。

（4）最后进行订单保存,点击操作菜单中"扫描"进入下一步操作(图6-73)。

　3. **模型扫描**

（1）咬合关系扫描:固定上下颌模型,将上下颌模型整体固定在扫描仪配套的扫描板上,放入扫描仪进行扫描(图6-74)。

（2）扫描上下颌模型:按照提示,将上颌或下颌模型分别放入扫描仪中(有的扫描仪可以同时进行上下颌模型扫描),点击"下一步"执行对模型全牙弓扫描。扫描过程中可通过"增补扫描"对未扫描清楚的部位进行补扫,同时也可以对模型进行粗略的修整。若扫描仪可进行纹理扫描,扫描前在模型上描绘出支架设计图,以方便后续设计(图6-75)。

（3）上下颌模型与咬合关系进行拟合:获得具有咬合关系和上下颌模型数据后,软件会自动将模型数据根据对应点关系拟合到咬合关系上。在三维方向上进行观察,检查虚拟模型与实物模型的咬合关系是否一致。若自动拟合位置不准确,可以选择"手动拼接"进行三点对位匹配(图6-76)。

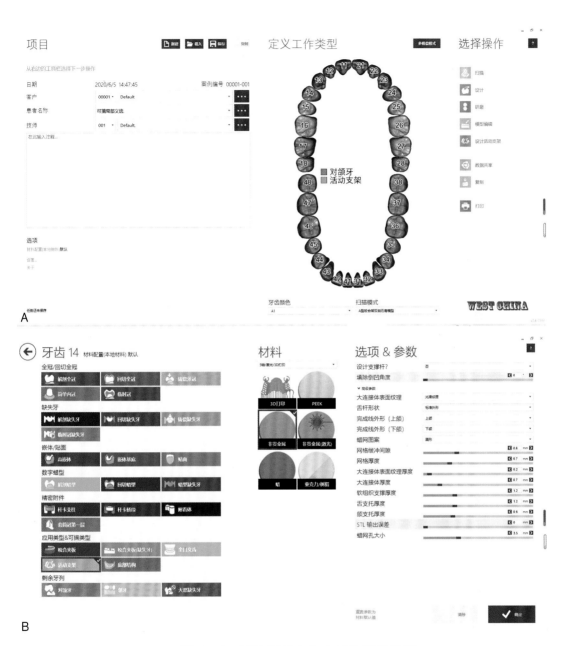

图 6-73 可摘局部义齿支架的订单设置

A. 创建订单　B. 修复体设置

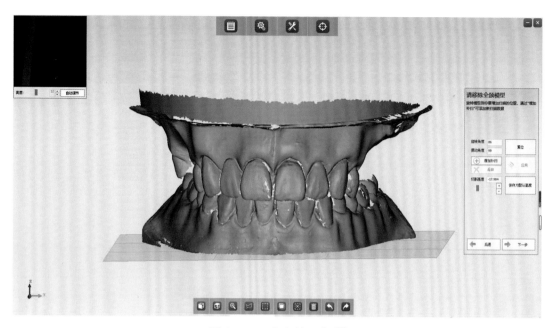

图 6-74　咬合关系扫描

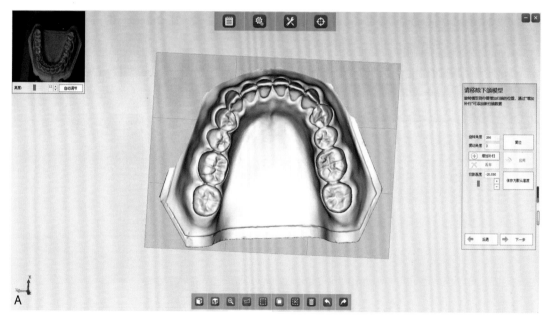

图 6-75　扫描模型

A.扫描下颌模型

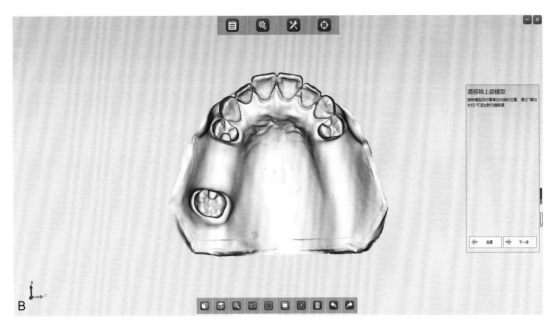

图 6-75（续）

B. 扫描上颌模型

（4）检查后完成扫描：转动模型检查上下颌咬合关系是否正确，模型是否扫描完整。点击"完成"结束扫描流程（图 6-77）。

4. 可摘局部义齿支架的数字化设计　有两种设计支架的路径，一种是点击订单页面右上角的"设计"进入设计界面，从缺失牙开始进行设计；另一种是点击订单页面中的"设计活动支架"直接进行支架设计，不设计缺牙区的缺失牙。我们以第一种方式为例进行介绍。

（1）缺牙区义齿设计

1）排列缺失牙：点击缺牙区的近远中接触区或牙槽嵴，粗略排列缺失牙。这一步不用强求其精确位置。点击进入下一步，用"简单模式"或"链条模式"将牙冠放置在牙列相应部位上，精确调整牙冠位置、大小及倾斜度，方法同固定义齿的设计（图 6-78）。

2）对缺牙区牙齿进行个性化调整：使用"自由造型"中的"虚拟蜡刀"对牙齿进行材料的增加/减少，光滑/平整操作，可根据需要调整虚拟蜡刀的强度、大小范围、形状来对牙冠形态进行自由调整。使用"解剖形态自由造型"工具可以对需要更改的地方，如牙尖、部分牙齿、整个牙齿、嵴等进行相应的牵拉调整（图 6-79）。

3）对缺牙区牙齿进行牙龈、咬合关系和邻接关系的调整：方法同固定义齿的设计（图 6-80）。

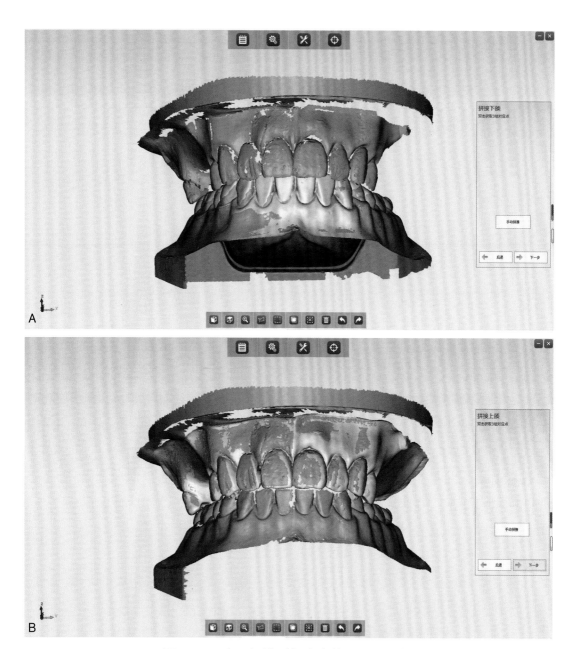

图 6-76　上下颌模型与咬合关系进行拟合
A. 咬合关系与下颌模型拟合　B. 咬合关系与上颌模型拟合

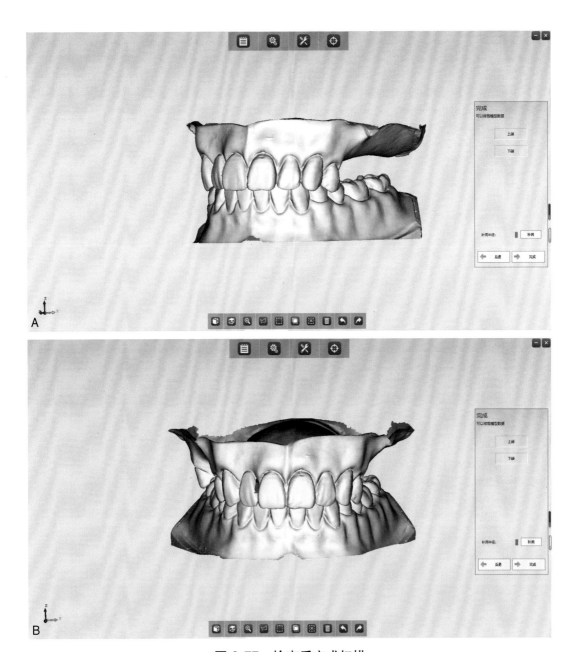

图 6-77 检查后完成扫描
A.扫描完成侧面观　B.扫描完成正面观

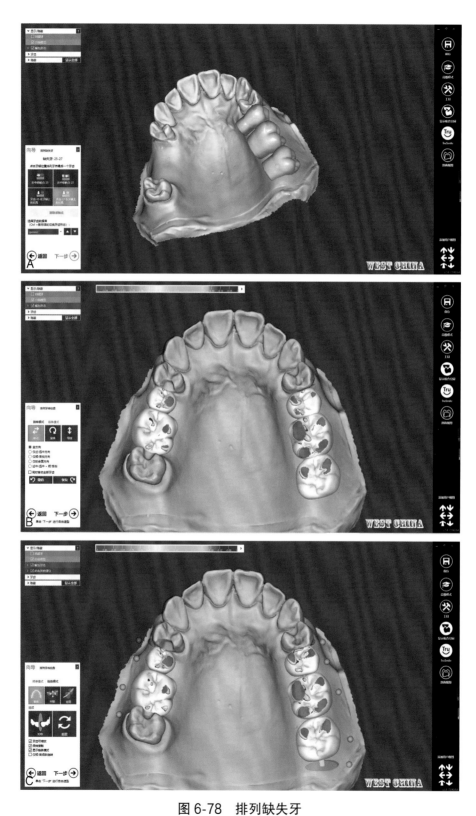

图 6-78　排列缺失牙

A. 粗略排列缺失牙　　B. 简单模式排列缺失牙　　C. 链条模式排列缺失牙

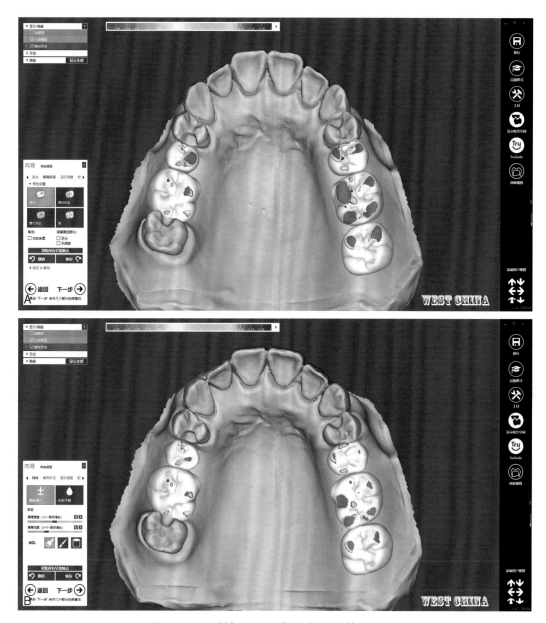

图 6-79　对缺牙区牙齿形态进行精细调整

A. 解剖形态调整　　B. 自由造型调整

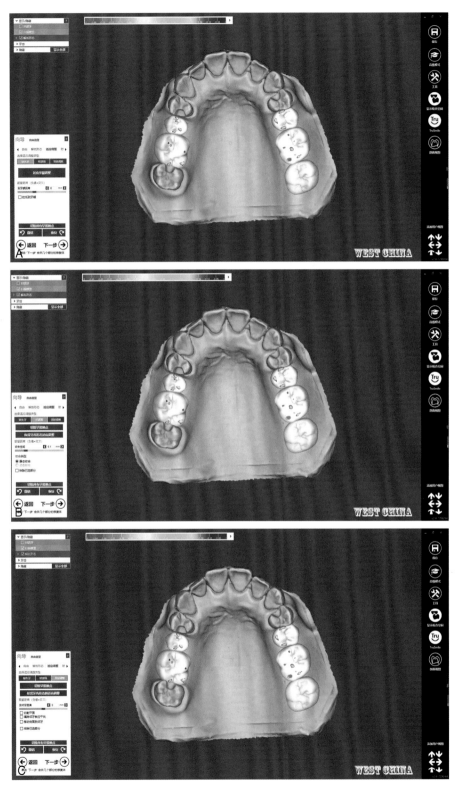

图 6-80 对缺牙区牙齿进行牙龈、咬合和邻接关系的调整
A.适应牙龈调整 B.咬合关系调整 C.邻接关系调整

4）完成解剖缺失牙的设计：点击"下一步"进入活动支架设计（图 6-81）。

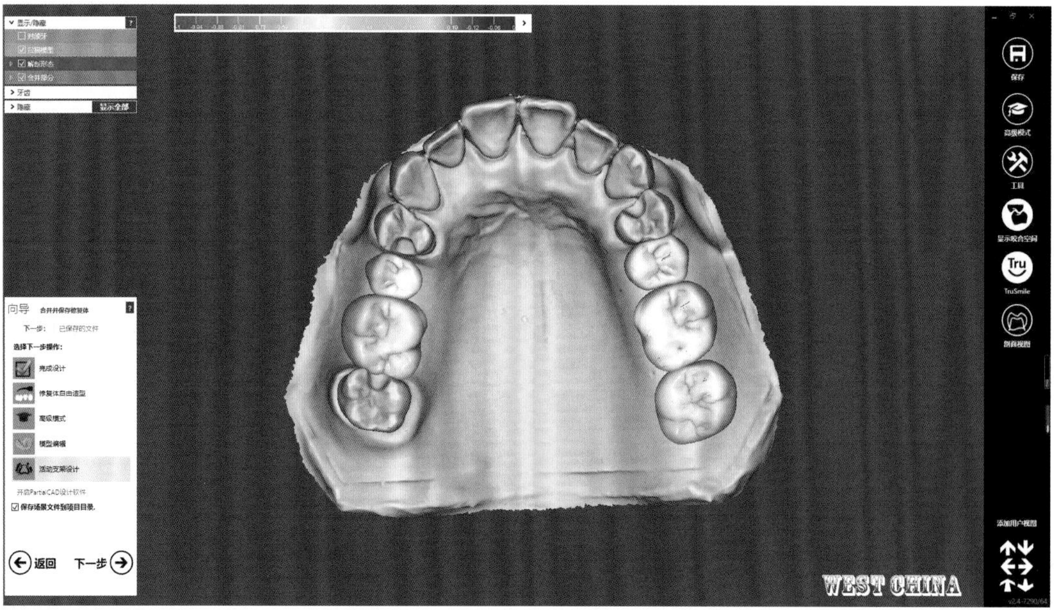

图 6-81 完成解剖缺失牙的设计

（2）活动支架设计

1）设置支架的就位道方向：绝大多数情况下，软件会根据当前视图自动生成就位道方向，并自动计算和显示出倒凹区域。可选择手动、自定义调整就位道方向。方法为旋转视图来更改就位道方向，调整倒凹大小，然后单击"视图方向设置"，来设置新的就位道方向。倒凹可视化将会自动更新。在这一步可以通过点击箭头或者输入数值来设置倒凹的角度（图 6-82）。

2）倒凹区域蜡型调整：软件会自动填除所有倒凹。根据实际需要，应手动去除或添加某些区域的蜡型，以暴露有利倒凹，比如将放置卡环尖端的倒凹区暴露出来；进行模型缓冲，比如Ⅱ型卡环连接体部位缓冲，腭侧或尖锐区域进行缓冲处理等。单击鼠标左键进行蜡型移除，按住 shift 加滚动鼠标滚轮调整工具大小（图 6-83）。

3）进行大连接体和缺牙区网格的绘制：点击鼠标左键进行大连接体和缺牙区网格的绘制，双击完成曲线绘制。点击"编辑曲线"选择需要更改的曲线，通过移动曲线上的点来调整曲线的位置。对于上颌设计，要求大连接体是封闭曲线，且缺牙区网格曲线与大连接体曲线有交叉，可在稍后的步骤中同时创建这两

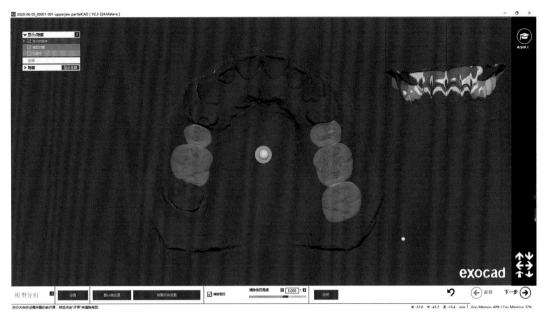

图 6-82　设置支架的就位道方向

个部分的设计。对于大连接体中有前腭杆、后腭杆等中空设计,可在大连接体曲线内绘制另一条闭合曲线,也可绘制组织支点。软件自动生成蜡网预览,要更改蜡网的方向,可单击并旋转箭头中间的控制点。也可以在"设置"菜单中更改网格和大连接体参数、网格形状、缓冲厚度及表面纹理等(图 6-84)。

　　4)绘制卡环:用曲线工具绘制卡环,注意如三臂卡环需要从颊侧到舌侧作为一个整体进行绘制,不能分成两个卡环绘制,双击完成曲线的绘制(图 6-85)。

　　5)调整卡环的形状:点击下一步,曲线生成卡环形状,对卡环的形态和位置进行精确调整。对每个卡环,选择该卡环所在牙位为前牙还是后牙,并选择卡环类型。在"设置"中可以调整卡环整体的厚度、宽度以及卡环末端的宽度。每个卡环调整完成之后点击"应用"再进行下一个卡环的调整(图 6-86)。

　　6)设置支托和小连接体:用蜡型工具进行支托和小连接体的设置,可以调整工具的强度和大小。点击进入下一步(图 6-87)。

　　7)绘制终止线:用曲线工具绘制外终止线,对曲线的调整方法同前。点击下一步生成外终止线外形,进一步精确调整终止线。使用控制箭头更改外终止线的角度,可以选择外终止线的外形,也可以通过 2D 剪切视图来自己创建外终止线的外形。在"设置"中也可以进行外终止线参数的更改,包括整体宽度和厚度、末端宽度和厚度以及嵌入表面的深度(图 6-88)。

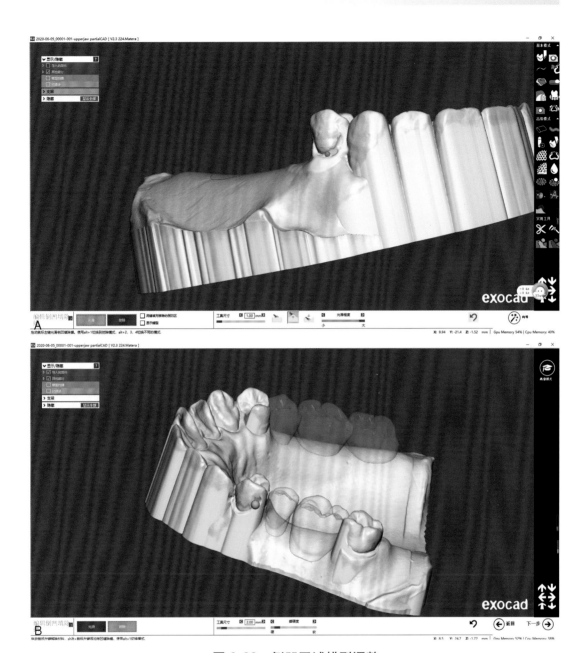

图 6-83　倒凹区域蜡型调整
A. 模型缓冲　B. 暴露卡环尖端倒凹区

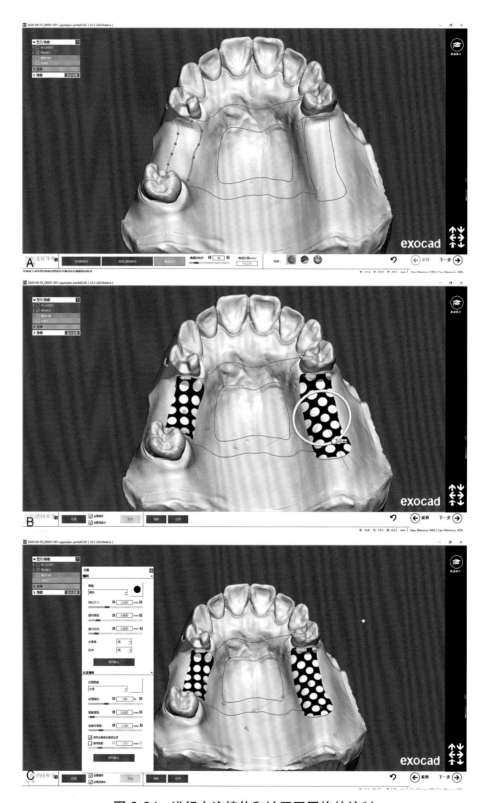

图 6-84　进行大连接体和缺牙区网格的绘制

A.绘制大连接体和缺牙区网格　B.调整蜡网方向　C.调整大连接体和网格参数

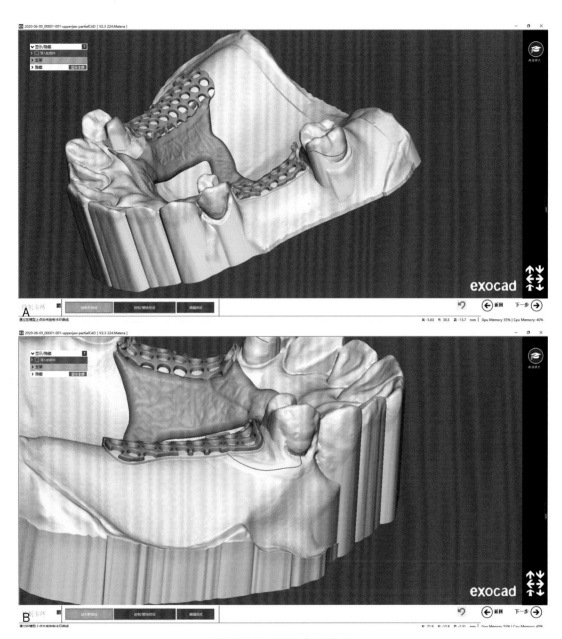

图 6-85　绘制卡环曲线

A. 三臂卡环绘制　B. Ⅱ型卡环绘制

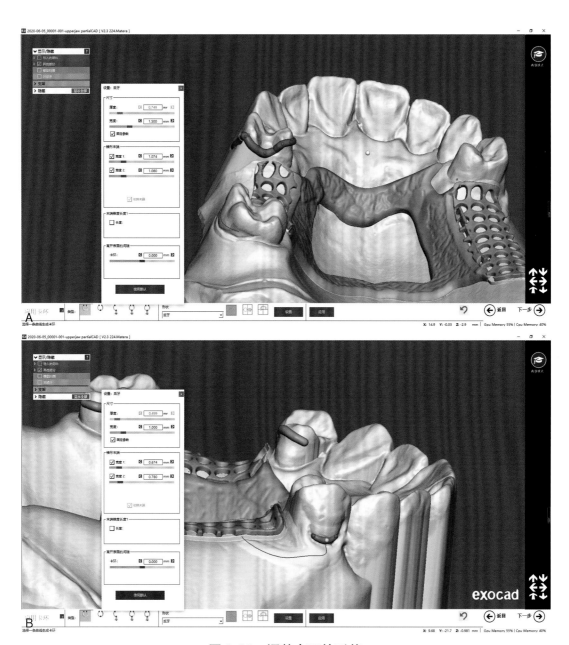

图 6-86　调整卡环的形状

A. 调整三臂卡环　　B. 调整Ⅱ型卡环

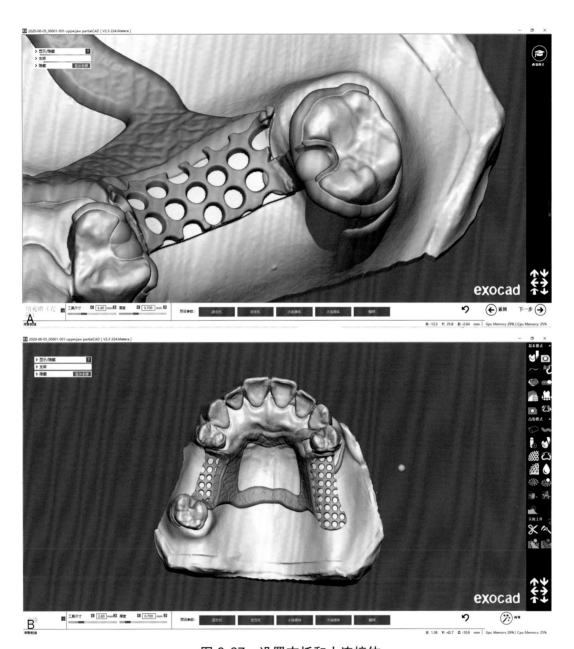

图 6-87　设置支托和小连接体
A. 设置支托　B. 支托和小连接体设置完成

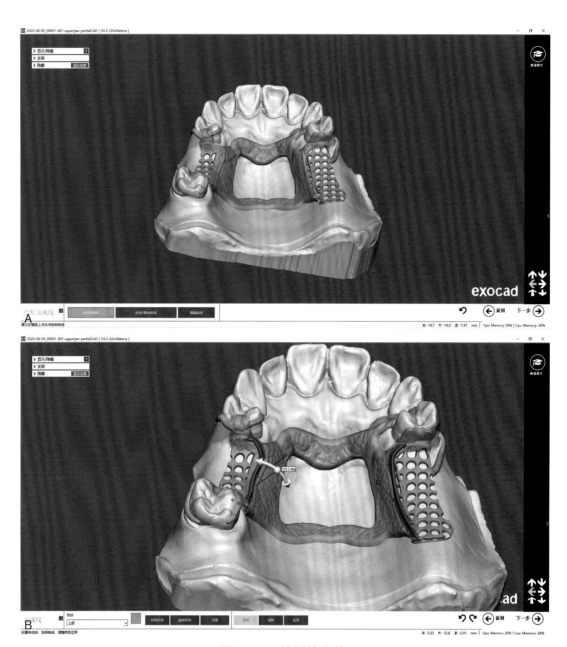

图 6-88　绘制终止线

A.绘制终止线　B.更改终止线角度

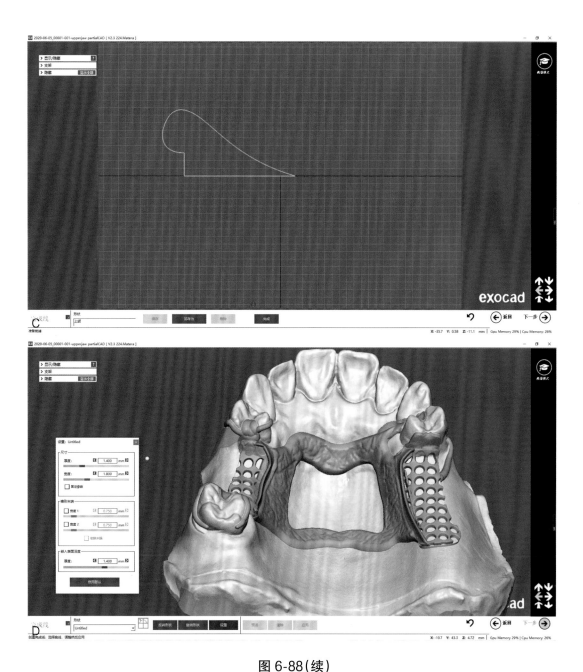

图 6-88(续)
C. 自定义终止线外形　D. 设置终止线参数

8）设置金属舌背等：点击下一步，可以添加金属舌背、金属全冠设计在支架中。选择"设置"可以导入相应部件，对导入的部件可进行"参考数据""不可编辑"和"可编辑"设定，"参考数据"导入部件仅为透明形状，供设计时参考使用。该实验可以将缺失牙导入作为参考。"不可编辑"则导入部件不能进行自由造型，不会适应模型，如果想将前面的牙冠设计与支架设计合并在一起，可使用此选项。如果想对交叉区域进行光滑等处理，或将前面的牙冠设计作为解剖蜡型进行固位珠、金属舌背等设计，选择"可编辑"选项（图6-89）。

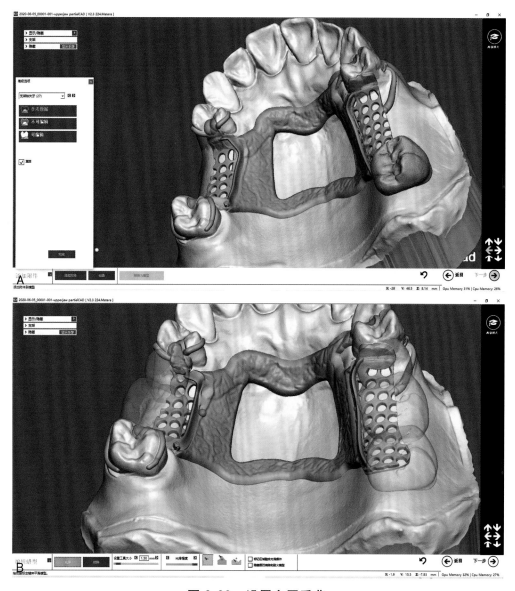

图6-89 设置金属舌背
A.导入牙冠等部件　B.牙冠作为参考数据导入

9）对支架蜡型进行修整：编辑蜡型，选择蜡型自由造型中"平滑""平滑添加"和"平滑移除"选项对支架蜡型进行修整。如对支架蜡型组织面进行修整，则需要点击下方"隐藏倒凹蜡和耐火模型"暴露组织面（图6-90）。

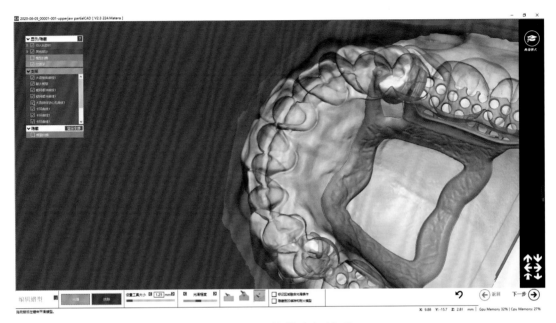

图 6-90 修整支架蜡型

10）完成支架设计：在输出设计数据之前，根据生产加工要求调整设置，比如三角网格公差（三角网格受公差设置影响，公差越小分辨率越大，输出数据文件也越大）、自动缓冲和输出数据定位方向、缩放、动态缓冲、静态缓冲等参数。最后点击"保存生产加工"将设计保存为".stl"格式（图6-91）。

【操作要点】

1. 支架蜡型的各部分与模型表面紧密贴合，完成的蜡型结构合理，表面光滑，精致美观。

2. 支托与卡环相连的部分稍厚，但不能影响咬合。

3. 大连接体形态、位置正确，小连接体应垂直通过龈缘。

4. 卡环的固定部位和连接体不能进入倒凹区。

【思考题】

1. 试述可摘局部义齿模型扫描时的注意事项。

2. 常见的可摘局部义齿设计系统有哪些？

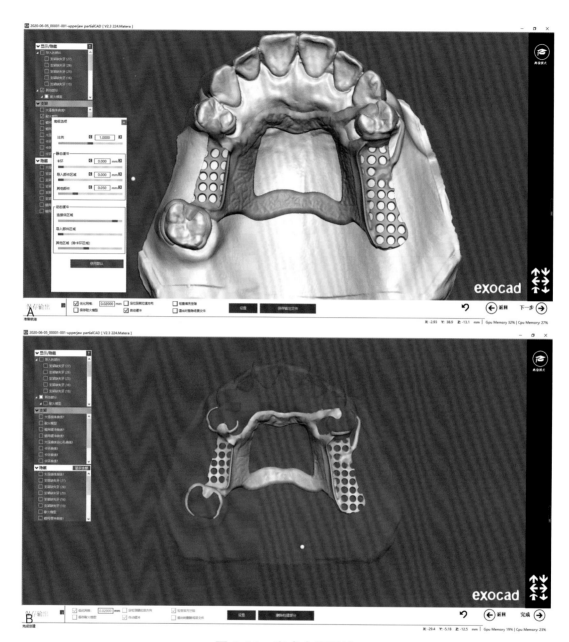

图 6-91 完成支架设计
A. 调整生产加工参数　B. 完成支架设计

实验二　可摘局部义齿支架的数字化加工

【目的和要求】

1. 掌握金属增材制作的数字化加工方法。

2. 了解金属增材制作的防护措施和注意事项。

【实验内容】

1. 金属增材制作的排版。

2. 金属增材制作的打印。

3. 金属增材制作的后处理。

【实验用品】

可摘局部义齿支架数字化设计 STL 数据,增材制作排版软件、金属打印机器、后处理机器等。

【方法和步骤】

1. 金属增材制作的排版

（1）打开排版软件,将设计完成的 STL 数据导入 CAM 排版软件中。

（2）对 STL 数据进行排版:调整修复体放置的位置和方向,使同一版上各修复体底面到打印基板的高度尽量保持一致,修复体的组织面朝上、磨光面朝下放置,最好能够在不影响打印精度的前提下选择打印时间最少的方向。打印的修复体最好放置在中间位置。

放置支撑杆,使修复体牢固地固定在打印基板上,软件会根据不同材料和修复体推荐支撑参数,也可自定义支撑参数(图 6-92)。

（3）使用软件分层功能仔细检查排版数据,逐层预览检查各层切片图像,确保各层之间的材料叠加关系无误后将数据传输到三维打印机,以便下一步打印使用。

2. 金属增材制作的打印

（1）打印前的准备

1）打印机检查:检查并清理干净打印机工作舱内的粉尘和烟雾等杂质,以防止在加工过程中污染新添加的粉末导致加工修复体的质量下降。

2）调节基板:放入打印基板,检查基板与刮刀 X、Y 和 Z 向的平行度,误差控制在打印机要求的公差范围内。如果基板与刮刀的平行度欠佳,会导致加工过程中支撑结构断裂,使打印模型出现变形现象。

3）调节刮刀:调节刮刀,使其与基板间的间隙在第一次铺粉时控制在机床要求的公差范围内。间隙太大会导致支撑与平台的连接欠佳,致使接下来的打印失败。

4）惰性气体保护:钴铬合金打印时,一般需要在工作舱内充入氮气保护;打印钛合金及纯钛金属时,一般需要充入氩气保护。通过机床上的工作舱气体成分检测功能,确保工作室内氧气浓度降低到材料要求的指定值以下方可开始打印进程。

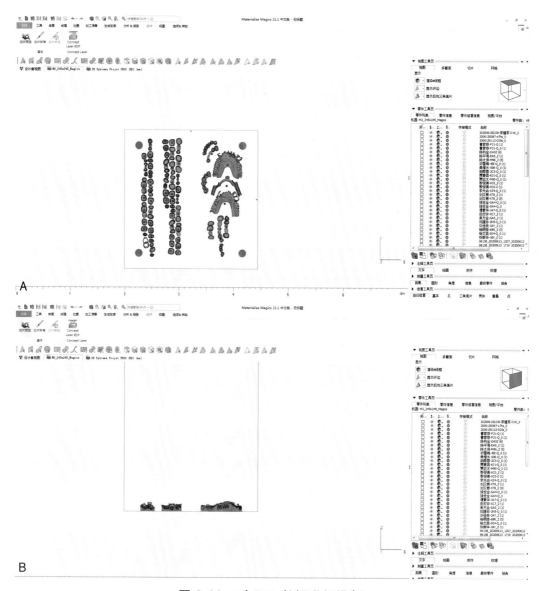

图 6-92　对 STL 数据进行排版
A. 调整修复体放置的位置和方向　B. 放置支撑杆

（2）进行打印：将排版后的数据传送至金属打印机，激光发出的光束在计算机控制下，根据几何形体各层截面的坐标数据有选择地对金属粉末层进行扫描，金属微粒在激光作用的位置上烧结在一起，烧结完一层基板便下沉一层，补充铺粉后进行下一层扫描烧结，新的一层和前一层在烧结时自然熔融，最终生成所需的三维实体模型。加工完毕后取出基板，将粉末舱中剩余材料经过筛粉器筛分、过滤后倒回储存容器中以备下次使用。

（3）打印后的检查：检查基板上的修复体与基板连接是否完整，有无断裂现象,修复体是否存在加工缺陷和变形。若出现失败现象,必须在分析打印失败的原因后,调整打印工艺并重新加工。

3. 增材制作的后处理

（1）应力释放:打印过程中存在冷却收缩现象,金属修复体内部会产生应力。需按照规范的技术要求进行应力释放,否则会导致修复体变形。将金属基板和修复体一起放入应力释放炉中,充入相应惰性气体保护,按照厂家规定的程序进行应力释放,最后自然冷却后取出基板。

（2）去支撑:使用线切割机将修复体从基板上分离下来,再用技工打磨机去除剩余的支撑杆。

（3）喷砂:通过喷砂处理将残留在修复体体表面的金属粉末去除干净,也可去掉加热过程中修复体表面产生的氧化物等。

【思考题】

增材制作和减材制作的区别以及各自的适应证。

第四节　全口义齿的数字化设计与加工

实验　全口义齿排牙的数字化设计与加工

【目的和要求】

1. 掌握全口义齿排牙的数字化扫描方法。
2. 掌握全口义齿排牙的数字化设计方法。
3. 了解全口义齿的数字化加工方法。

【实验内容】

1. 全口义齿的数字化扫描。
2. 全口义齿排牙的数字化设计。
3. 全口义齿的数字化加工。

【实验用品】

全口义齿的标准上下颌石膏模型,𬌗托,扫描粉。

【方法和步骤】

1. **模型检查**　在进行扫描之前,首先应检查模型,具体要求如下。

（1）模型是否完整:模型要充分反映无牙颌组织的表面特征及细微结构,并包含与全口义齿制作有关的重要解剖标志。

（2）模型是否存在气泡、杂质，有无缺损、断裂现象。

（3）咬合关系是否准确。

2. 创建订单　在软件的订单界面中一般需要填写以下信息。

（1）工作的详细信息：医生（或者客户）、患者及技师信息。点击订单牙弓中需要修复的牙位，选择修复体类型为全口义齿；生产方法为 5 轴/激光/3D 打印；材料为打印基托和树脂牙。

（2）扫描设置：选择"双侧石膏模型（无咬合架）"模式进行扫描。

（3）其他信息设置：可以设置义齿的颜色、最小厚度等。

（4）最后进行订单保存，点击操作菜单中"扫描"进入下一步操作（图 6-93）。

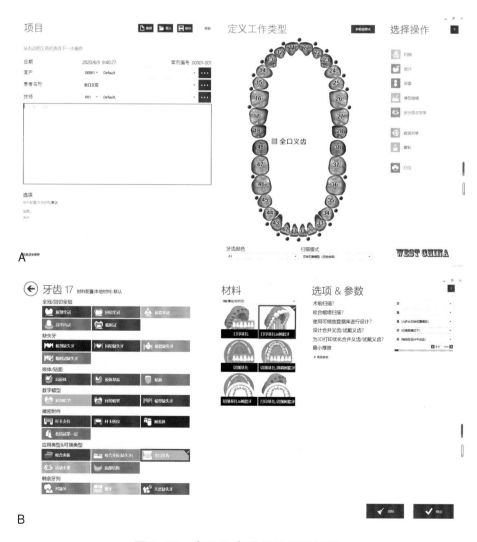

图 6-93　全口义齿排牙的订单设置
A. 创建订单　B. 修复体设置

3. 模型扫描

（1）咬合蜡堤扫描：固定上下颌模型，将上下颌模型和咬合蜡堤整体固定在扫描仪配套的扫描板上，放入扫描仪进行扫描（图 6-94）。

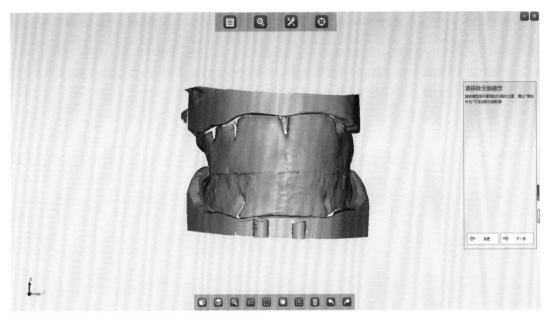

图 6-94　咬合蜡堤扫描

（2）扫描上下颌模型：按照提示，将上颌或下颌模型分别放入扫描仪中（有的扫描仪可以同时进行上下颌模型扫描），点击"下一步"执行对模型全牙弓扫描。扫描过程中可通过"增补扫描"对未扫描清楚的部位进行补扫，同时也可以对模型进行粗略的修整（图 6-95）。

（3）上下颌模型与咬合蜡堤进行拟合：软件会自动将模型数据根据对应点关系拟合到咬合蜡堤的咬合关系上。在三维方向上进行观察，检查虚拟模型与实物模型的咬合关系是否一致。若自动拟合位置不准确，可以选择"手动拼接"进行三点对位拟合（图 6-96）。

（4）检查后完成扫描：转动模型检查上下颌咬合关系是否正确，模型是否扫描完整。点击"完成"结束扫描流程（图 6-97）。

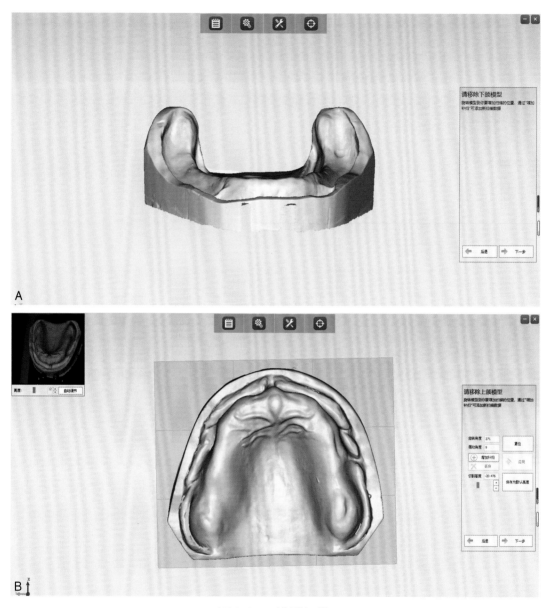

图 6-95　模型扫描
A.扫描下颌模型　B.扫描上颌模型

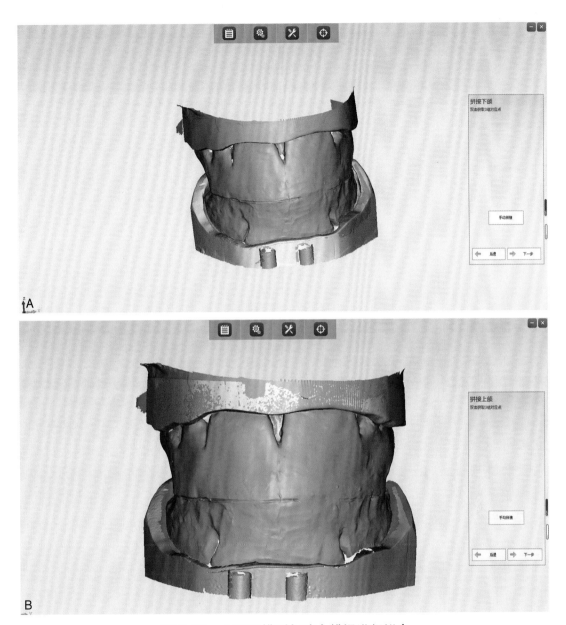

图 6-96 上下颌模型与咬合蜡堤进行拟合
A. 下颌模型与咬合蜡堤拟合　B. 上颌模型与咬合蜡堤拟合

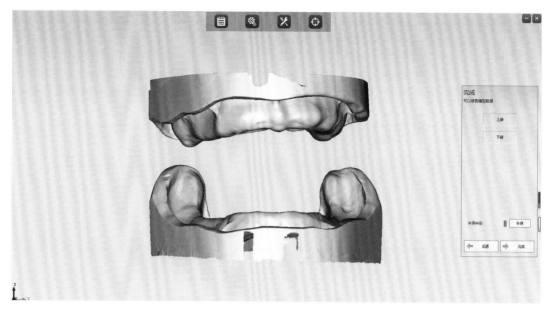

图 6-97　完成扫描

4. 全口义齿的数字化设计

（1）模型分析

1）确定𬌗平面：该软件有两种确定咬合平面的方法。一种是"使用三点定义"，即直接在咬合蜡堤上标记中心、左侧和右侧三个点，可以通过拖动标记点来调整其位置，也可以通过标尺或者直接输入数据来调整标记点的位置，点击"确定"生成咬合平面；另一种是"使用咬合架平面来定义"，一般情况如果使用的扫描咬合架模式进行模型和咬合蜡堤的扫描，模型的位置会自动在咬合架的正确位置，无需进行调整。当模型没有处在咬合架的正确位置时，可以选择"重新校正上下颌模型"对模型位置进行调整。首先选择"自动"直接在咬合蜡堤上标记中心、左侧磨牙处和右侧磨牙处三个点，软件会自动拟合咬合蜡堤和𬌗架的咬合平面位置，之后再通过手动选择、拖动等方式进行位置的精细调整。最后输入患者的前伸髁导斜度、侧方髁导斜度，设置前伸和侧方切导斜度等参数（图 6-98）。

2）上颌模型分析：根据提示一步一步进行切牙乳突、上颌结节和中线的标记。切牙乳突和上颌结节的标记可通过单击鼠标左键标记三个点形成一个圈，再在所形成的圈上单击鼠标左键拖动，调整圈的大小和形状。将蓝点精确地放置在切牙乳突中点。模型的中线可以软件自动检测，也可以拖动旋转矢状面进行调整（图 6-99）。

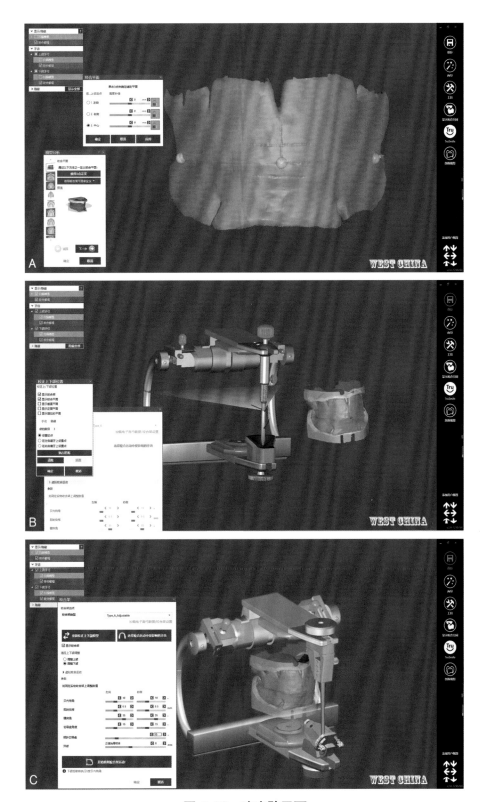

图 6-98　确定𬌗平面
A. 三点定义咬合平面　B. 使用咬合架定义𬌗平面　C. 输入患者的口颌系统参数

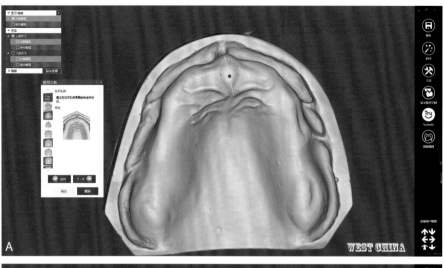

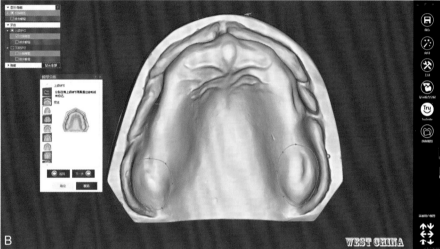

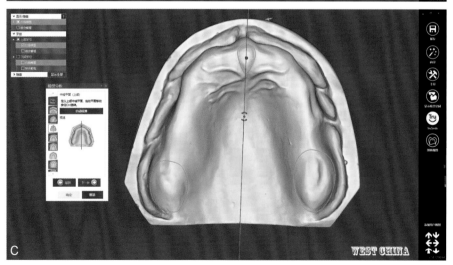

图 6-99 上颌模型分析

A. 标记切牙乳突　B. 标记上颌结节　C. 标记中线

3）标记上颌前牙排列位置：根据咬合蜡堤的位置以及切牙乳突的位置进行上颌前牙唇侧排列位置的设置，上颌中切牙唇面位于切牙乳突中点前8~10mm（图6-100）。

4）标记上颌尖牙、上颌第一前磨牙和翼上颌切迹：上颌尖牙顶连线通过切牙乳突中点，或者与切牙乳突后缘平齐。上颌尖牙的唇面与腭皱的侧面相距约10.5mm。上颌第一前磨牙位于尖牙后，参考两侧颊系带的位置进行标记。最后标记翼上颌切迹的位置（图6-101）。

5）下颌模型分析：标记下颌颊系带和舌系带位置，并根据颊系带位置标记下颌第一前磨牙的位置（图6-102）。

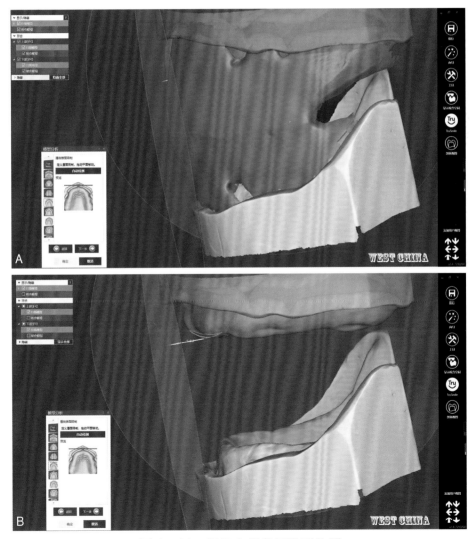

图6-100　标记上颌前牙排列位置
A.排牙位置与咬合蜡堤的关系　B.排牙位置与切牙乳突的关系

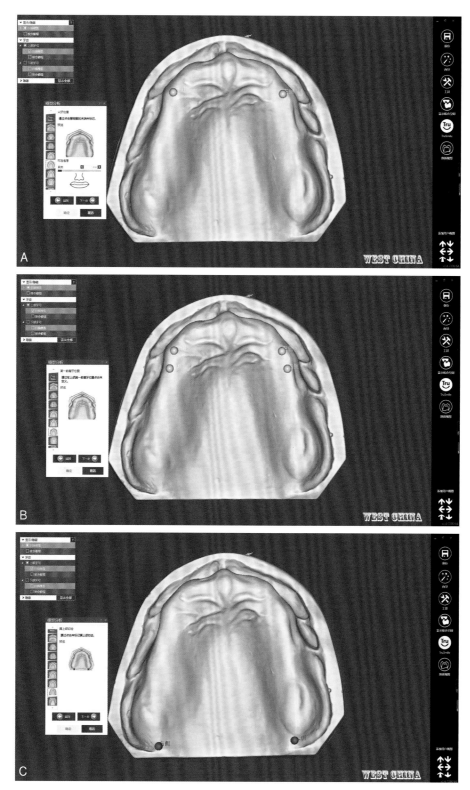

图 6-101 标记上颌尖牙、上颌第一前磨牙和翼上颌切迹

A.标记上颌尖牙 B.标记上颌第一前磨牙 C.标记翼上颌切迹

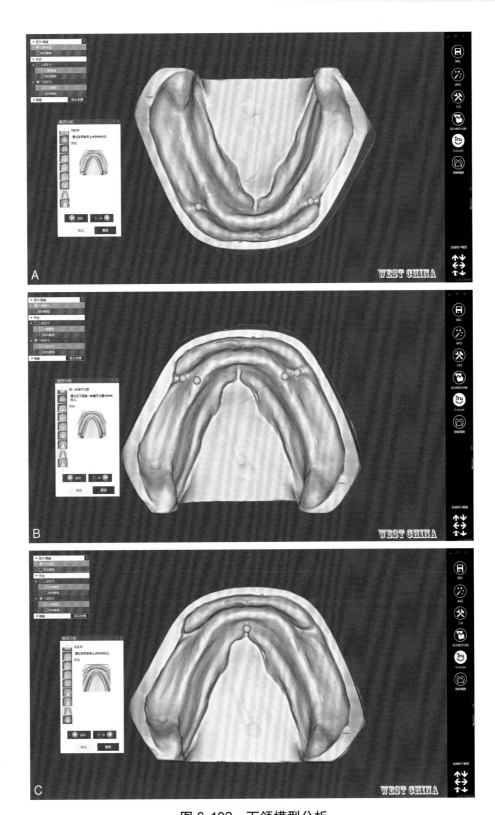

图 6-102　下颌模型分析
A.标记颊系带　B.标记第一前磨牙　C.标记舌系带

6）标记磨牙后垫和中线：磨牙后垫的标记可通过单击鼠标左键标记三个点形成一个圈，再在所形成的圈上单击鼠标左键拖动，调整圈的大小和形状。模型的中线可以软件自动检测，也可以拖动旋转矢状面进行调整，红点要精确放置在牙槽嵴中线的位置（图6-103）。

7）确定下颌前牙排列位置：根据咬合蜡堤、上颌前牙排列位置等确定下颌前牙排列位置（图6-104）。

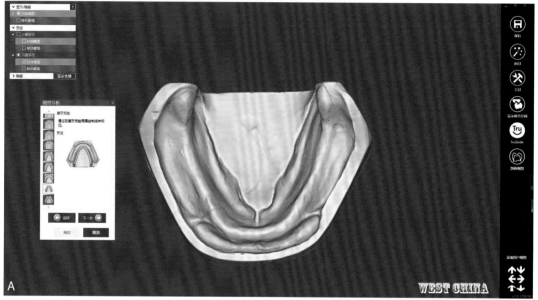

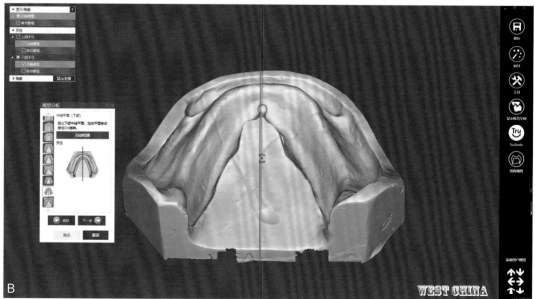

图 6-103　标记磨牙后垫和中线
A. 标记磨牙后垫　B. 标记下颌中线

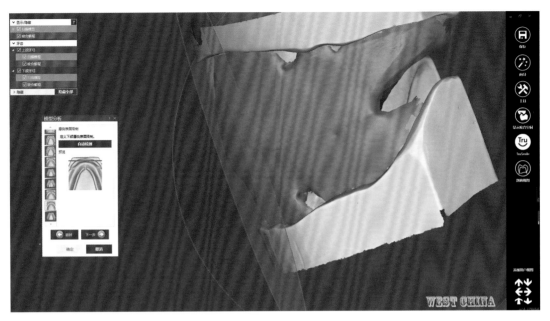

图 6-104　确定下颌前牙排列位置

8）标记牙槽嵴顶线：下颌牙槽嵴顶线软件可自动检测，也可以拖动标记线进行手动调整，单击左键可在标记线上添加点，单击左键之后单击右键可删除标记线上的点，将该线完全放置在牙槽嵴中间（图 6-105）。

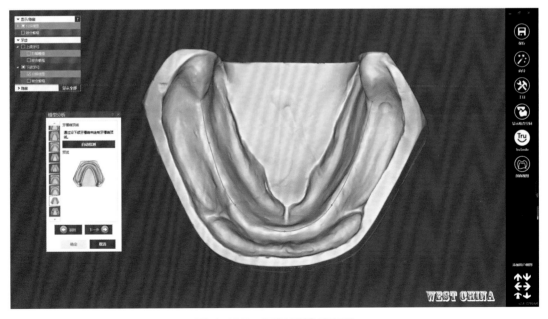

图 6-105　标记牙槽嵴顶线

9）标记下颌第一、第二磨牙位置：软件可自动检测，也可手动设置，一般位于后牙区牙槽嵴的最低点，且在牙槽嵴颊舌侧的中点。点击下一步标记最后磨牙远中边界，软件可自动检测，也可手动设置，一般下颌第二磨牙位于磨牙后垫前缘（图 6-106）。

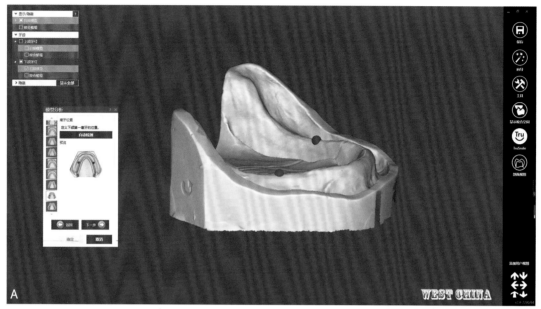

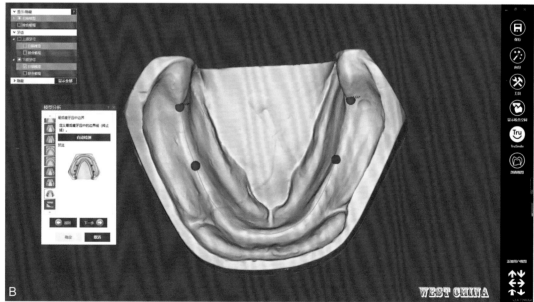

图 6-106　标记下颌第一、第二磨牙位置
A.标记下颌第一磨牙　B.标记下颌第二磨牙

10）标记上颌牙槽嵴顶线：最后标记上颌牙槽嵴顶线的位置，方法同下颌牙槽嵴顶线标记，上颌第一磨牙位置会根据下颌第一磨牙的位置自动出来，也可以手动进行调整（图6-107）。

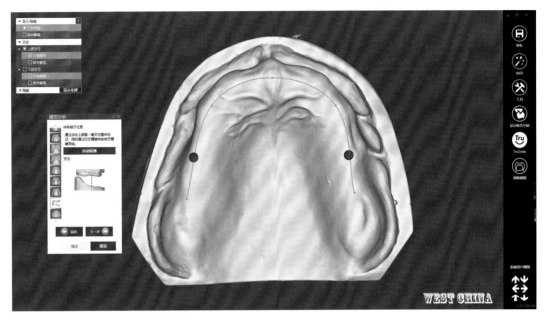

图6-107　标记上颌牙槽嵴顶线

这个步骤将出现模型的分析结果。上颌绿色点为上颌第一前磨牙，红色点为翼上颌切迹。蓝色线和绿色线为上颌排牙区域，红色线穿过上颌结节的中心。下颌蓝色线和绿色线为下颌排牙区域，分别为下颌第一前磨牙与磨牙后垫颊舌侧的连线，红色线穿过磨牙后垫中心。如果需要修改这些标记线，都需要返回相应步骤，调整标记点位置或者上颌结节和磨牙后垫的位置。点击"下一步"，生成最终排牙线位置（图6-108）。

红色线代表上下颌最终排牙线位置，将后牙准确放置在此线上。该线可以在蓝色和绿色的区域内进行调整。通过对比上下颌的蓝色和绿色区域的位置，将红色最终排牙线调整到最合适的位置，点击进行下一步，成品牙排列（图6-109）。

（2）成品牙排列：首先进行成品牙数据选择，软件可根据模型分析的结果自动选择，也可以手动更换成品牙。前牙的选择参照患者的面部及颌弓形态、性别、年龄、唇高线、颌间隙等确定牙的外形；参照性别、年龄、肤色等选定牙齿的颜色；根据上颌牙弓前段的弧形长度或前牙与面部的比例关系确定前牙的近远中宽度。后牙

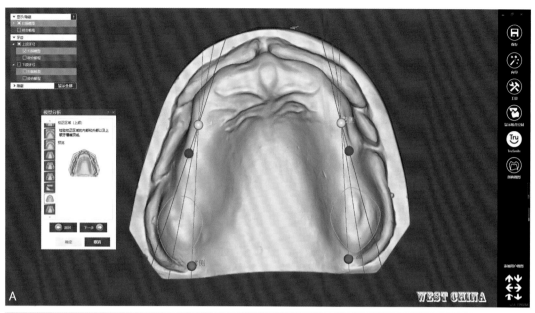

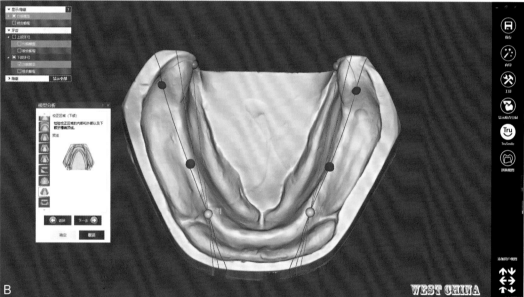

图 6-108　生成排牙线

A. 上颌排牙线　B. 下颌排牙线

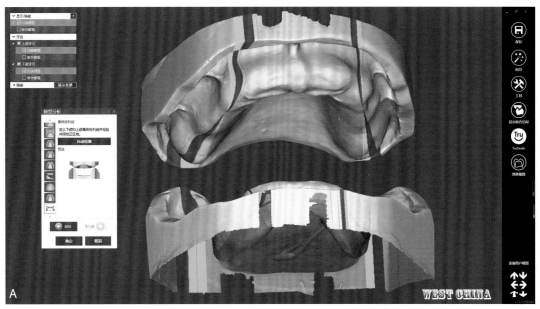

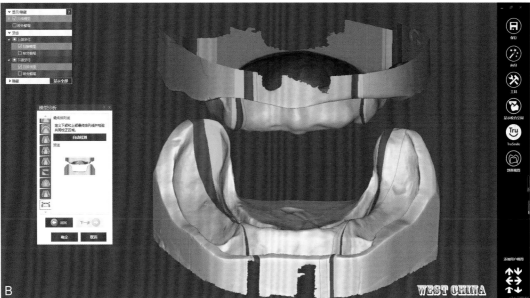

图 6-109　生成排牙区域
A. 上颌排牙区域　B. 下颌排牙区域

的选择通常以下颌尖牙远中面至磨牙后垫前缘为依据,确定后牙的近远中总宽度;参照颌间距离的大小选择后牙牙冠的高度;颊舌向宽度的选择应考虑后牙牙槽嵴的吸收程度,吸收较重则选较窄的后牙;牙尖高度的选择也应参照牙槽嵴的吸收程度,可选择解剖式、半解剖式或无尖牙;颜色与前牙一致(图6-110)。

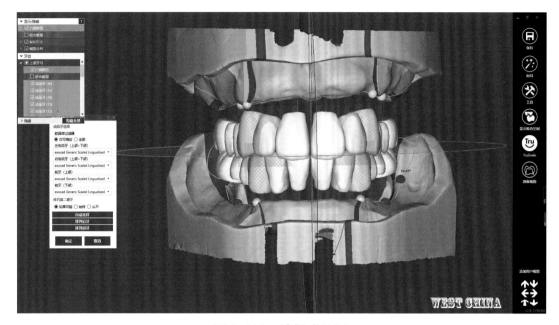

图 6-110　选择成品牙

　　软件设计中,上下颌后牙作为整体一起更换;上颌前牙和下颌前牙可选择不同的尺寸。选择更换上颌前牙尺寸时,下颌前牙会自动更换到相应尺寸,但是更换下颌前牙尺寸时,上颌前牙尺寸不会发生变化。首先排列后牙,是否排列最后一个磨牙,软件给出三个选项"如果可能""始终"和"从不",可以根据牙弓尺寸以及实际需要选择其中一项,选择之后再点击"排列后牙",软件重新对后牙进行排列。完成后牙排列之后,进行前牙排列。这一步主要是确定好前后牙的尺寸,排列的精确位置可点击进入下一步进行调整(图6-111)。

　　用"链条模式"或者"简单模式"对整个牙弓弧度和每个牙齿的位置和大小进行调整。点击鼠标左键进行单个牙齿移动,相邻牙齿或与对颌牙齿的早接触点数值会显示在牙齿旁边。点击 ctrl 键加左键旋转牙齿。"链条模式"可以自动处理相邻牙齿直接的接触关系,点击绿色点变为红色,以固定单个牙齿在当前的位置。选择"单颗"模式,可对单颗牙进行调整;选择"消除接触点"则在移动过

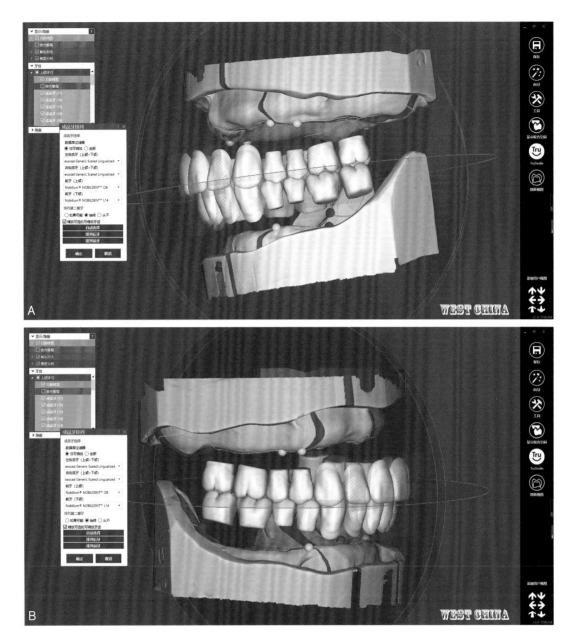

图 6-111　排列成品后牙
A. 左侧后牙颊面观　　B. 右侧后牙颊面观

程中,牙齿与牙齿之间不会自动保持接触。前牙排列要求上下颌中线对齐并与面中线一致,并确保形成正常的尖牙关系。后牙区域只能作为一个整体进行调整,若勾选"保持后牙受分析限制",后牙的运动范围将被限制在模型分析得到的排牙区域内(图 6-112)。

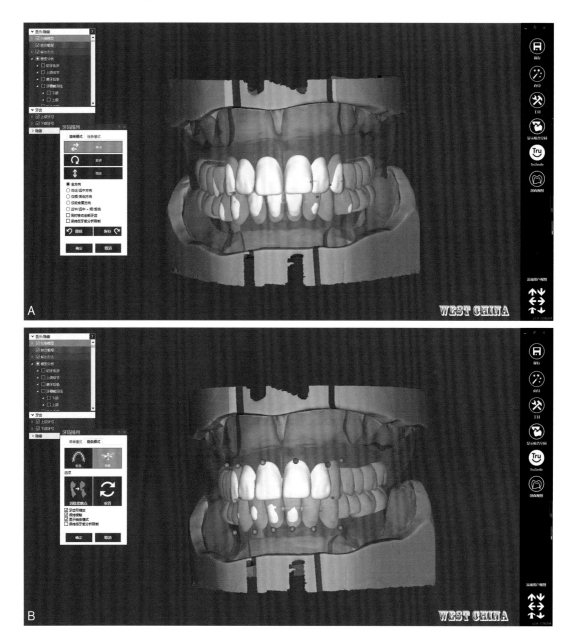

图 6-112　调整牙齿排列
A.简单模式调整牙齿排列　B.链条模式调整牙齿排列

（3）自由造型成品牙：为更简便达到平衡殆调整，可以像固定义齿设计模块一样对牙齿进行个性化调整，使用"自由造型"中的"虚拟蜡刀"和"解剖形态自由造型"工具可以对义齿需要更改的地方进行相应调整。使用"适应对颌/邻牙调整修复体"进行咬合关系和邻接关系的调整。正中平衡殆要求达到最广泛的均匀咬合接触。前伸平衡殆要求前牙区至少有一点接触，同时两侧后牙区至少各有一点接触,即达到前伸三点平衡殆。侧方平衡殆要求工作侧同名牙尖至少有两点接触,同时非工作侧异名牙尖至少有一点接触,即达到侧方三点平衡殆(图 6-113)。

（4）基托组织面设计:首先选择视图到所需就位道方向进行就位道设置,旋转过程中倒凹区域会显示为红色,点击"从视图方向设置就位道"之后点击"应

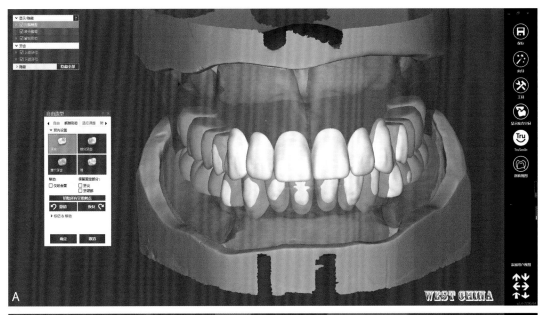

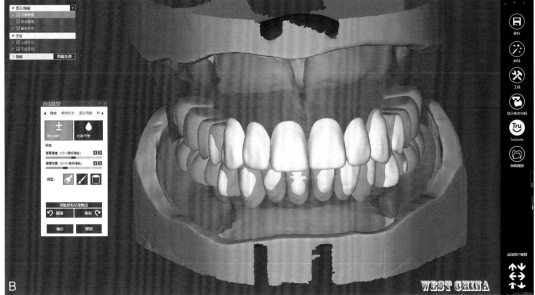

图 6-113　对牙齿进行个性化调整
A.解剖形态调整　　B.自由造型调整

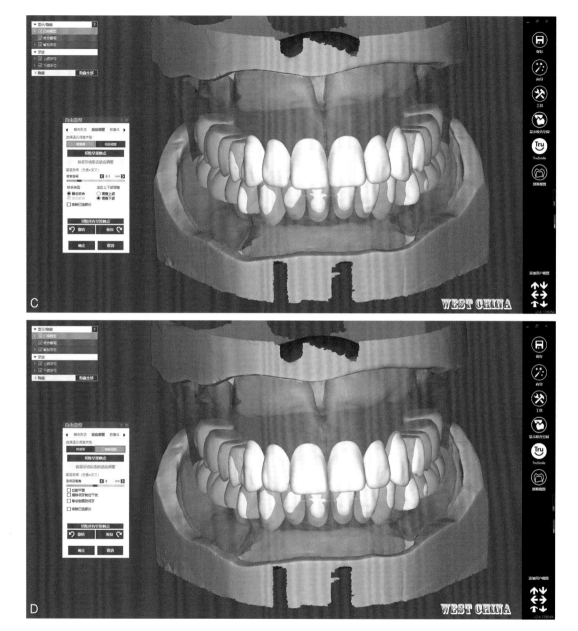

图 6-113(续)

C. 咬合关系调整　D. 邻接关系调整

用"生成基托底部。可以对倒凹区域进行数值设置,也可以选择自由造型手动调整倒凹区域。同时在自由造型模式下进行模型缓冲。然后进行基托边缘描绘,和固定义齿边缘线描绘相同,可点击几个点之后进行自动检测,也可手动描绘边缘。唇、颊侧基托边缘伸至黏膜反折处,后缘包过上颌结节伸至颊间隙内;上颌基托的腭侧后缘止于两侧翼上颌切迹与腭小凹连线后约 2mm。下颌基托的唇、颊边缘应伸至黏膜反折处,颊侧翼缘区面积较大,基托可充分延伸,颊侧翼缘区之后为远中颊角区,基托不能伸展过多,以免咬肌活动造成义齿脱位;基托舌侧边缘止于舌侧口底,远中应伸入舌侧翼缘区,以利于义齿固位;后缘盖过磨牙后垫的 1/3~1/2。上下基托应避开唇、颊、舌系带。在"属性"一栏中可以对基托的厚度进行设置。下颌的基托组织面设计操作相同。点击"下一步"生成基托(图 6-114,图 6-115)。

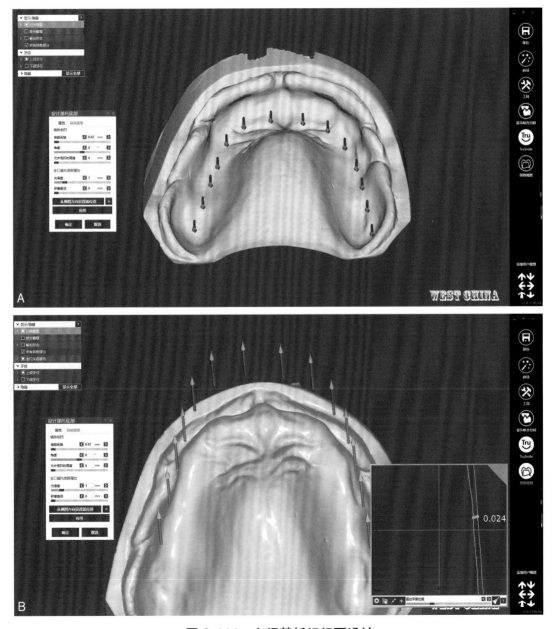

图 6-114 上颌基托组织面设计
A. 设置基托就位道方向　B. 设置倒凹参数

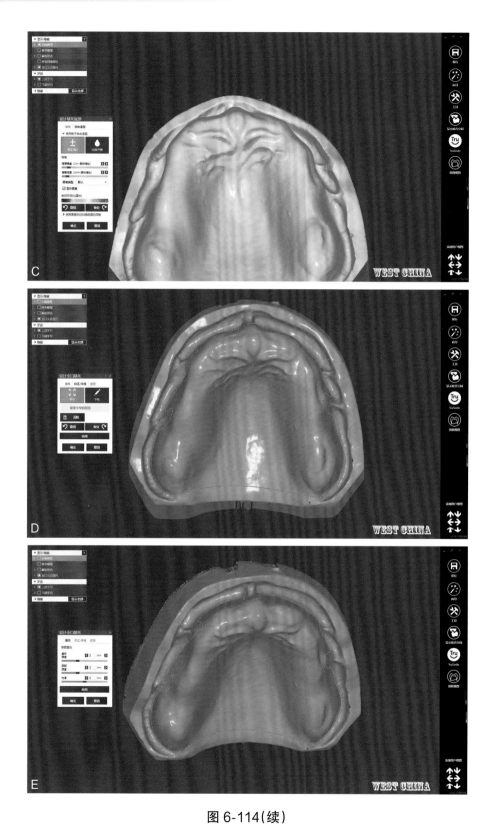

图 6-114（续）
C.基托组织面缓冲　D.绘制基托范围　E.设置基托参数

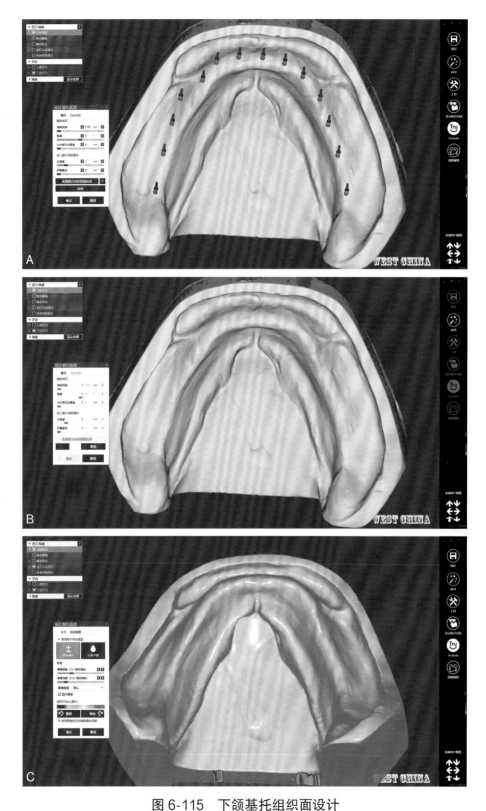

图 6-115　下颌基托组织面设计

A.设置基托就位道方向　B.设置倒凹参数　C.基托组织面缓冲

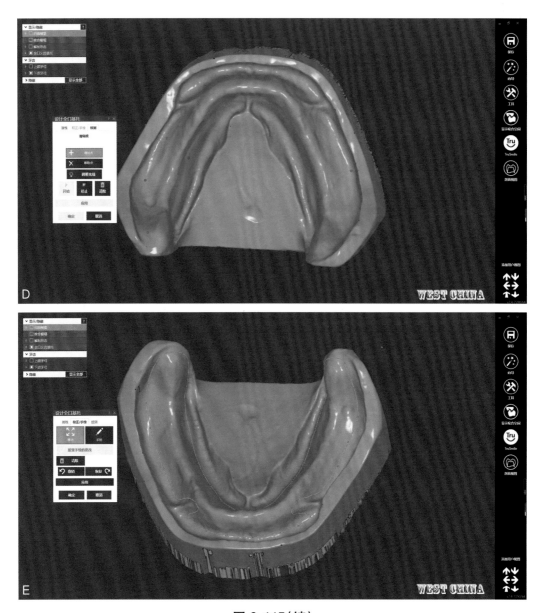

图 6-115(续)
D. 自动侦测基托边缘线　E. 绘制基托范围

（5）对基托进行调整：在"自由造型"这步对基托外形和厚度进行精细调整。
"解剖形态"模式中选择"大范围调整基托"可以调整牙龈到牙颈部的范围，并限
定所需的牙颈部周围的厚度。选择"小范围调整基托"调整龈乳头/牙龈区域。在
"自由"模式中"虚拟蜡刀"对基托进行材料的增加/减少、光滑/平整操作，可根据需
要调整虚拟蜡刀的强度、大小范围、形状来对基托形态进行自由调整。要求基托厚
度为 1.5~2mm，基托边缘及缓冲区稍厚，其余部分厚度应均匀一致，唇颊及舌侧光

滑面基托应呈微凹面。自由造型雕刻出龈缘的生理外形。用雕刀做出唇颊面牙间隙处龈乳头的解剖外形,沿牙间隙处向龈方延伸修整出适当的凹面,以显示与天然牙龈相似的牙根突度和长度,形成根形。如需要还可雕刻腭皱的形态。根据生产实际需要设置参数,点击"应用"将修整牙齿底部以适应基托内部(图 6-116)。

(6)完成设计:点击"下一步"完成全口义齿设计,选择"完成设计"单击"保存"并导出修复体(图 6-117)。

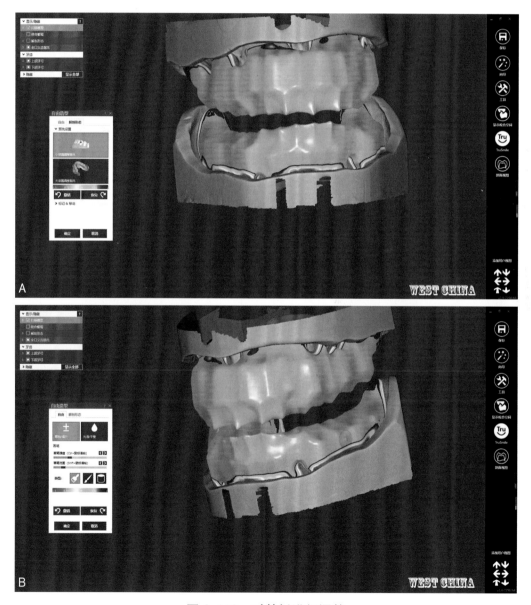

图 6-116　对基托进行调整
A. 基托解剖形态调整　B. 基托自由造型调整

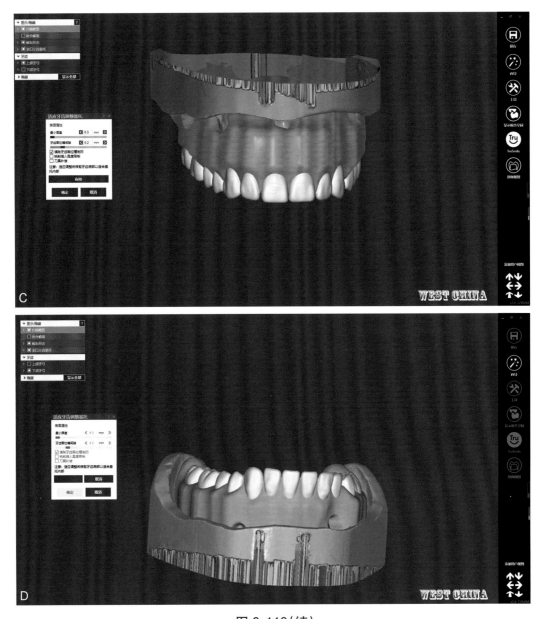

图 6-116（续）

C.上颌基托参数设置　D.下颌基托参数设置

5. 全口义齿的数字化加工　将基托数据导入树脂打印机,进行打印,方法同第五节实验四。若需要进行上部义齿打印,也采用相同的方法。将打印好的基托与成品人工牙或打印的树脂牙进行粘接,完成全口义齿的制作。

【操作要求】

1. 前牙的排列应避免深覆𬌗、深覆盖,以减小功能运动时施加在前牙牙槽嵴上的侧向力。

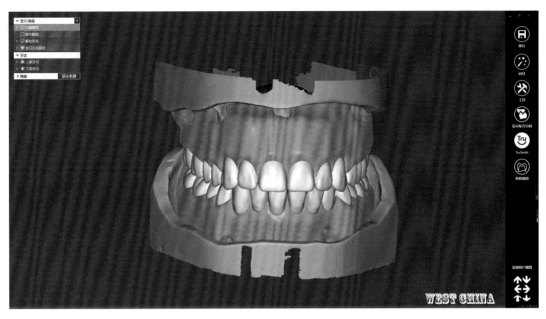

图 6-117 完成全口义齿设计

2. 排牙时应充分考虑髁道斜度、切道斜度、牙尖工作斜面斜度等影响前伸及侧方平衡𬌗的因素。

【思考题】

1. 数字化全口义齿设计对全口义齿模型的要求有哪些?

2. 数字化全口义齿排列人工牙时要点是什么?

第五节 种植义齿相关数字化设计与加工

实验一 种植导板的数字化设计

【目的和要求】

1. 掌握牙支持式种植导板的数字化设计方法。

2. 了解黏膜及混合支持式种植导板的数字化设计方法。

【实验内容】

1. 牙支持式种植导板的数字化设计。

2. 黏膜及混合支持式种植导板的数字化设计(示教)。

【实验用品】

患者口腔 CBCT 数据（DICOM 格式），患者牙列工作模型数据（STL 格式）。

【方法和步骤】

1. **创建订单** 在软件的订单界面中一般需要填写工作的详细信息：医生（或者客户）、患者及技师信息和相关注释等。点击订单牙弓中需要种植的牙位，选择类型为种植规划，生产方法、材料等对设计没有影响，可不选择。修复体邻牙需要标记为邻牙。扫描设置根据牙列工作模型数据的实际情况进行选择，若使用对颌扫描，选择"对颌牙"，至少在修复体的对侧定义一颗对颌牙，并且选择"双侧石膏模型（无咬合架）"模式进行扫描。若无对颌，则选择单颌石膏模型。"保存"后点击"种植规划"，进入下一步（图6-118）。

2. **导入数据** 按照软件提示，分别将牙列工作模型数据和CBCT数据导入软件。注意牙列工作模型数据需要 STL 格式，CBCT 数据需要 DICOM 格式。在 DICOM 控制窗口中，可以对导入的数据进行可视化调整，比如调整表面临界值、切换不同的可视化模式或者对数据集进行剪切（图6-119）。

3. **种植规划设计**

（1）定义软组织、骨骼结构和牙齿的参考值，以便在后续设计中能得到清晰的可视化数据：拖动表面临界值的滑动条，使相应组织类型可视化结果清晰可见，对于每种组织类型单击相应的按钮保存当前数值为此类型的数值。若设置有误，可点击"清除"，重新对组织数值进行设置（图6-120）。

（2）定义患者的轴向和视图方向：点击下一步，定义患者的轴向和视图方向，这个方向会影响稍后生成的全景视图。拖动其中一个箭头来调整方向或 CT 数据剪切平面的高度。通常情况下，两个方向都应该与 CT 扫描仪设备轴正确对齐。切换到骨骼可视化检查方向是否调整正确，可以通过看脊椎方向是否倾斜来判断，点击下一步（图6-121）。

（3）将 CT 数据集与牙列工作模型数据进行对齐：可以通过"三点对齐"方式分别在 CT 数据和牙列工作模型上选择三个大致相同的位置进行拟合，注意三个点要尽量分散，不要在同一直线上。如果三点对齐结果不好，可以删除此结果并重新修改对齐点进行对齐。如果结果满意，则可执行最佳对齐。可通过误差颜色条和着色的模型来评估对齐的结果。需要拟合的硬组织部分对齐效果满意即可。若拟合结果不满意，还可以使用修剪工具，将 CT 数据中不相关的部分去掉。之后还可以标记需要拟合的部分，再进行拟合（图6-122）。

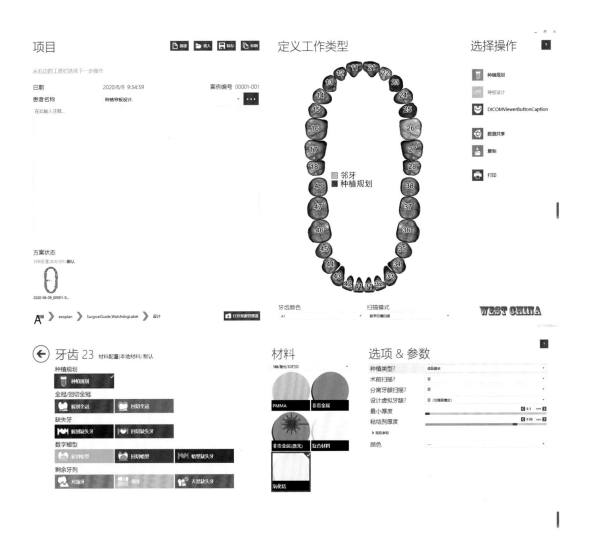

图 6-118　种植导板的订单设置
A. 创建订单　B. 修复类型设置

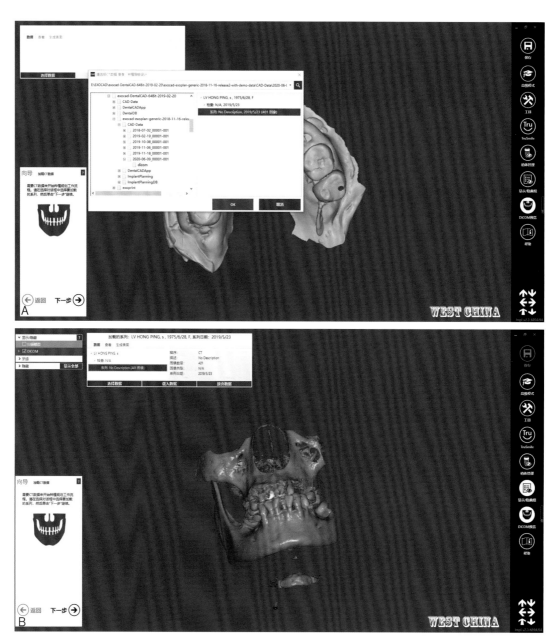

图 6-119　导入数据
A. 导入 DICOM 数据　B. 对数据进行可视化调整

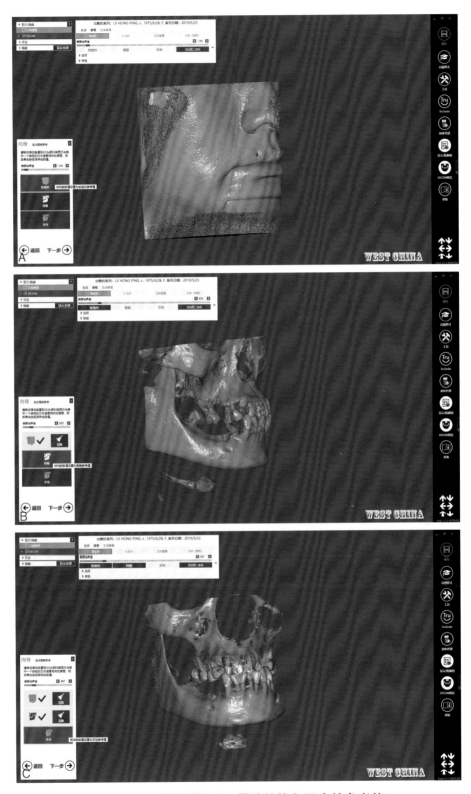

图 6-120　定义软组织、骨骼结构和牙齿的参考值
A.定义软组织参考值　B.定义骨骼参考值　C.定义牙齿参考值

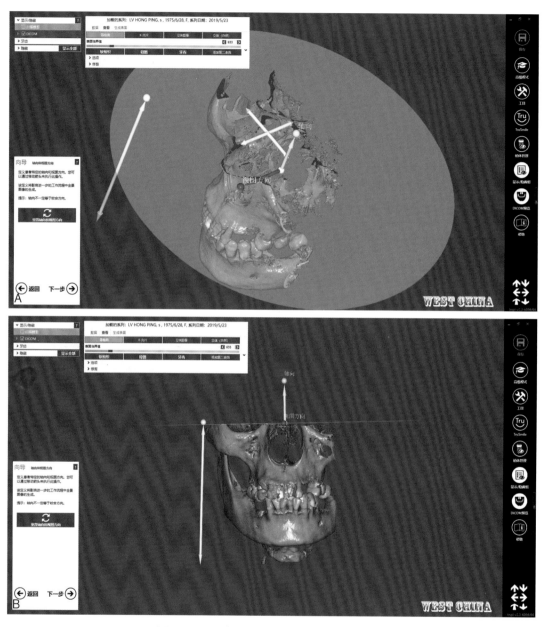

图 6-121　定义患者的轴向和视图方向

A. 垂直面观　　B. 正面观

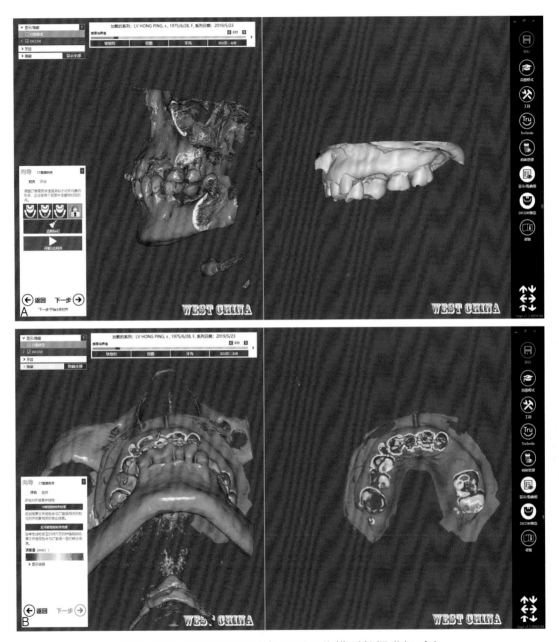

图 6-122　将 CT 数据集与牙列工作模型数据进行对齐

A. 三点拟合　B. 评估拟合的结果

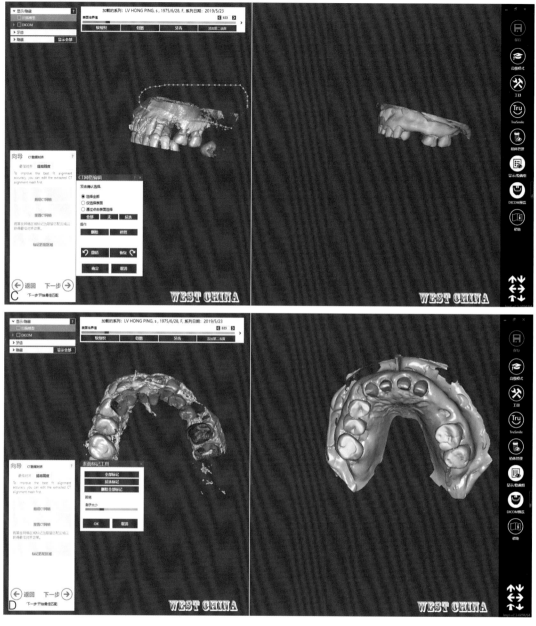

图 6-122（续）

C. 去掉与拟合不相关的部分　D. 标记拟合部分

（4）定义全景曲线:此曲线将用于生产全景视图和其他二维视图。调整全景曲线,将视图设置为种植体应放置在颌骨中的切片位置。通过拖动中心点将整个全景曲线移动到合适的位置,调整控制点使全景曲线形状沿着患者颌骨的中心线。如下颌需要进行种植,还要定义下颌神经管的位置(图 6-123)。

（5）进行后期的种植上部结构牙冠的初步位置和形态大小调整,以指导种

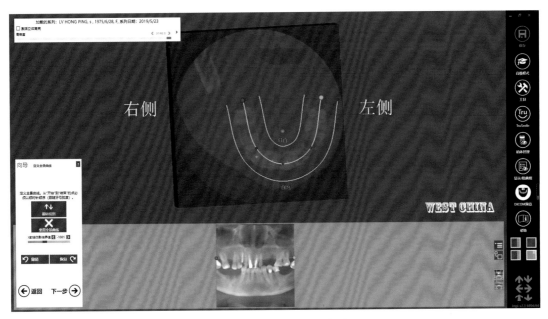

图 6-123 定义全景曲线

植体位置的规划放置:牙齿位置和大小的调整同固定义齿的设计。在牙齿位置调整中,还可以使用辅助视图,工具栏中的"植体管理",使用带有曲线切割和曲线切线的焦点视图,可以参考颌骨对牙齿位置进行精细调整(图 6-124)。

(6)定义可视化区别骨质较硬和较软区域的临界值:颜色可视化将帮助避免将种植体放置在骨密度不足的区域。数值大于所定义的区域显示为蓝色,小于所定义的区域显示为红色。将剪切平面设置为与应放种植体相交的区域,显示添加的牙齿数据将帮助确定剪切平面位置的方向。在每个剪切位置检查调整设定的临界值,蓝色区域只包含骨骼或骨密度较高的区域,红色区域包含较软的区域(图 6-125)。

(7)放置种植体:可以从种植体数据库中选择需要种植的品牌和型号,并选择可用的直径和长度,也可选使用与其兼容的不同直径、角度和高度的成品基台。放置种植体后,会自动出现种植体视图,种植体轴向视图沿着当前种植体轴线移动,种植体交叉视图围绕种植体轴线旋转。种植体交叉视图中可以看到几个轮廓线,牙齿模型和牙冠数据为绿色,基台为粉红色,安全距离为白色。种植体表面的可视化颜色取决于前述步骤中所定义的骨骼临界值。蓝色部分表示种植体在骨骼或骨密质较高的区域,红色部分为种植体在较软的区域。可以对种植体进行移动和旋转。完成一个种植体放置后点击进行下一个种植体放置,两个种植体之间需要一定的安全距离(图 6-126)。

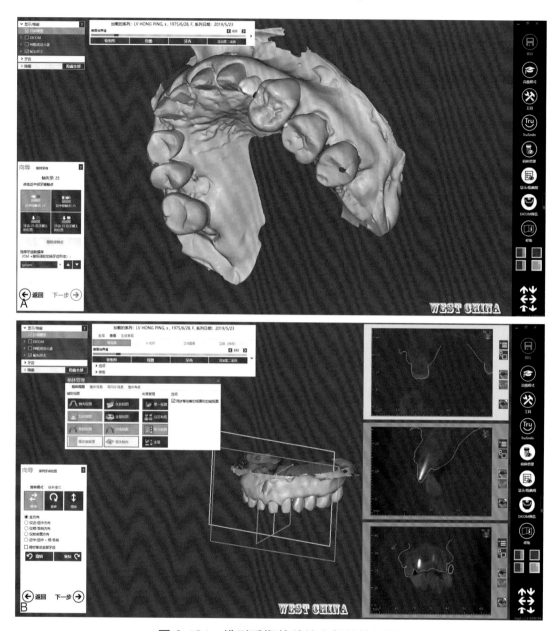

图 6-124　排列后期的种植上部结构牙冠

A. 粗略放置牙齿　B. 对牙齿进行精细调整

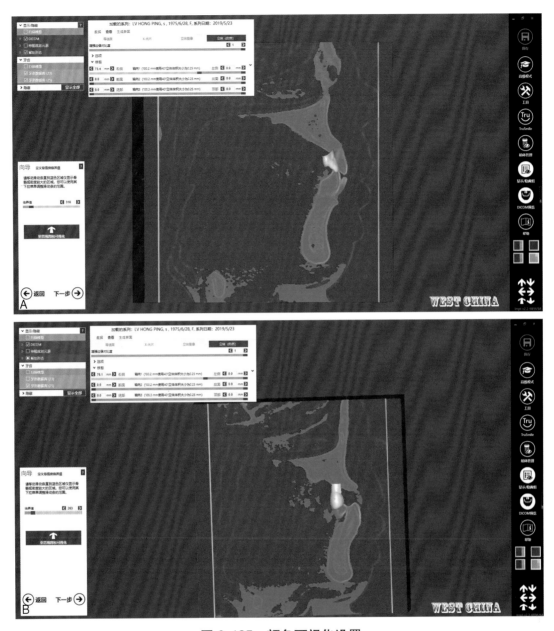

图 6-125　颜色可视化设置
A. 尖牙区域　B. 第二前磨牙区域

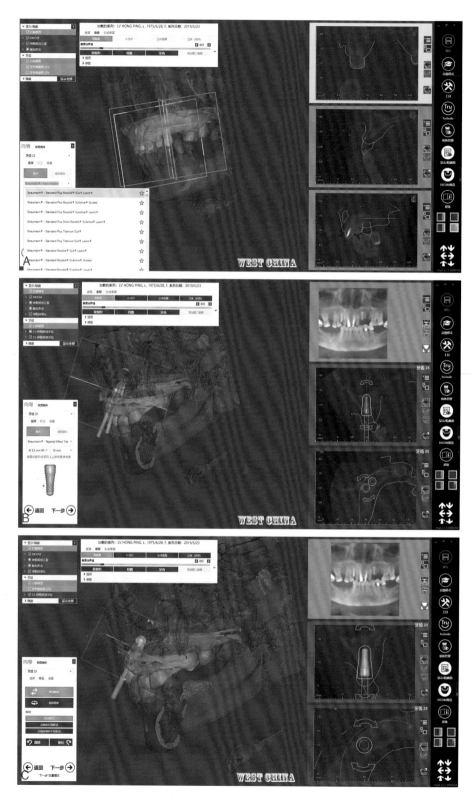

图 6-126 放置种植体

A.选择种植体 B.选择基台类型 C.调整种植体位置

（8）放置导向环：可以从数据库中选择需要导向环的型号。放置导向环后，可以从不同视图方向对其位置进行调整，单击导向环可显示其参数。完成一个导向环放置后点击进行下一个导向环放置，两个之间需要一定的安全距离（图 6-127）。

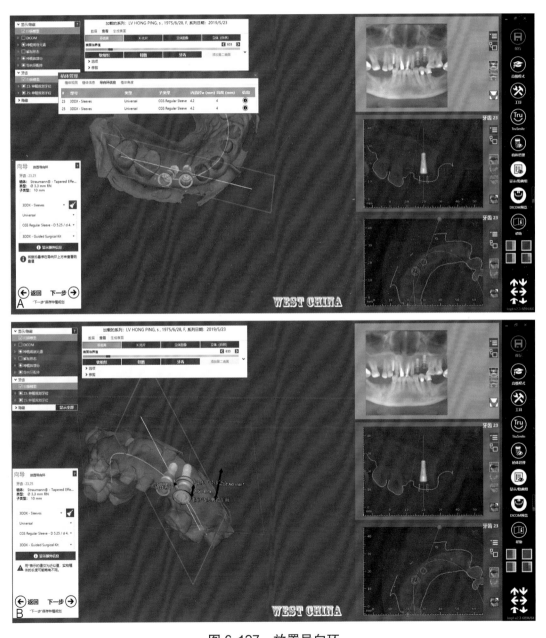

图 6-127　放置导向环
A. 调整导向环位置　B. 显示导向环参数

4. 种植导板设计

（1）设计导向环底座：通过设置导向环底座参数对导向环进行设计，参数包括：①最小厚度：从圆滑的边缘区域开始测量的导向环半径；②额外圆滑过渡；③高度；④上方清空直径：如果导板设计过程中占据了该区域，最后生成导板时，软件自动清空该区域以便钻针进入；⑤导向环径向补偿等参数（图6-128）。

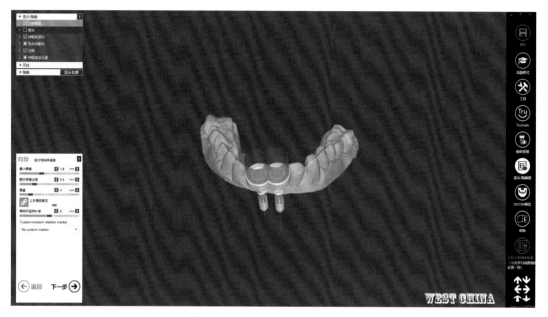

图 6-128　设计导向环底座

（2）设计手术导板组织面：设置就位道方向方法同前，两种方法影响种植导板就位的倒凹，通过参数设置包括倒凹补偿和允许的最大倒凹，也可以通过自由造型进行倒凹或者模型缓冲。还可以设置导板组织面的光滑度，参数越大越光滑（图6-129）。

（3）设计手术导板：单击鼠标左键绘制边缘线，双击完成绘制，拖动边缘线上的点进行调整。设置手术导板的厚度和光滑参数，点击"应用"生成手术导板。如有需要可以在导板上添加窗口、支撑和文本（图6-130）。

（4）手术导板外形和厚度的精细调整：在"自由造型"这步对合并的手术导板外形和厚度进行精细调整，方法同全口义齿基托的自由造型。"解剖形态"模式选择"大范围"或"小范围"对手术导板进行调整。在"自由"模式中"虚拟蜡刀"对基托进行材料的增加/减少，光滑/平整操作，可根据需要调整虚拟蜡刀的强度、大小范围、形状来对基托形态进行自由调整。之后点击下一步完成手术导板设计（图6-131）。

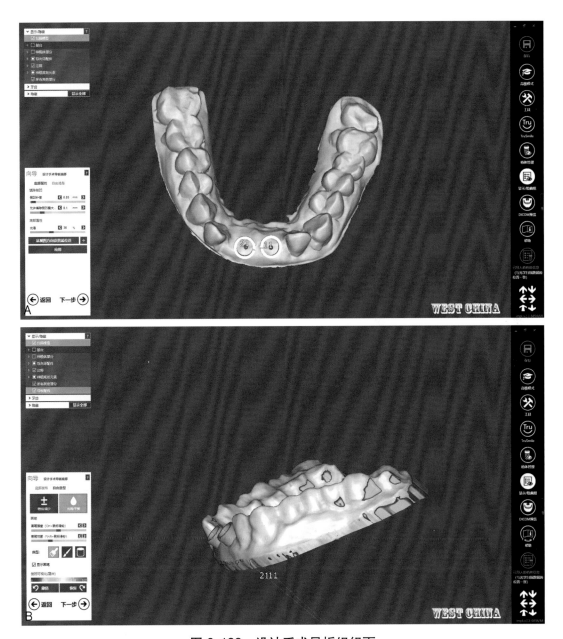

图 6-129 设计手术导板组织面
A. 导板组织面参数设置 B. 导板组织面自由造型

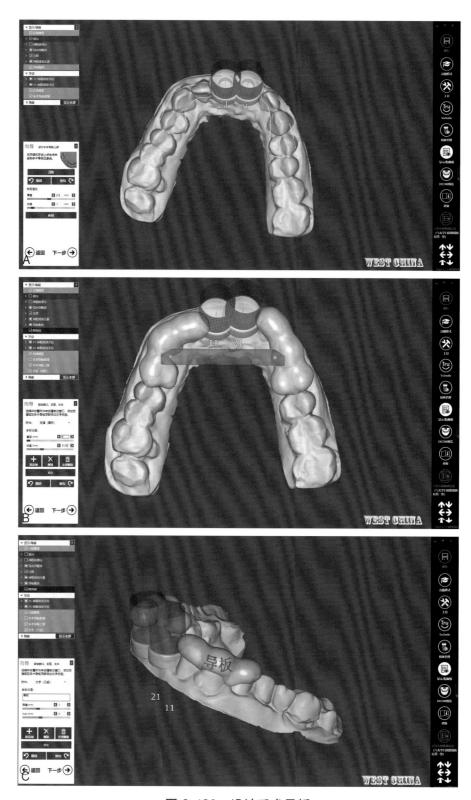

图 6-130　设计手术导板
A. 设计手术导板　　B. 添加支撑杆　　C. 添加文本

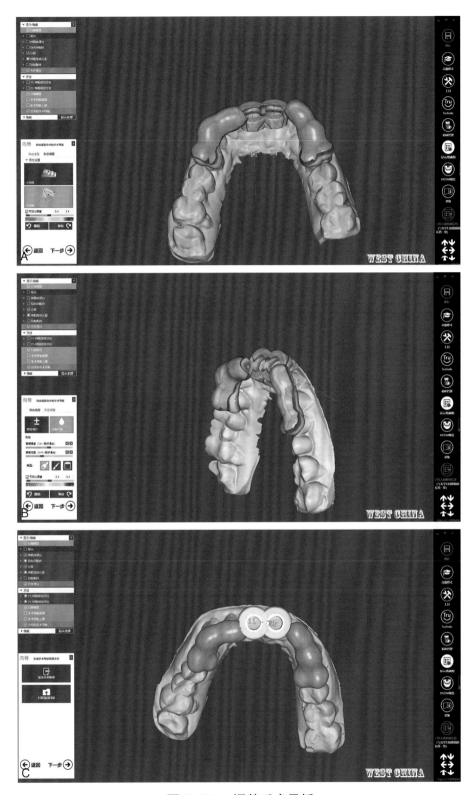

图 6-131　调整手术导板

A. 解剖形态调整手术导板　　B. 自由造型调整手术导板　　C. 完成手术导板设计

【思考题】

1. 常见的种植导板设计软件有哪些,各自的优缺点是什么?

2. 比较各种不同数字化种植导板的设计方法和大致步骤。

实验二 种植固定义齿的数字化设计

【目的和要求】

1. 掌握钛基底种植上部修复体的数字化设计方法。

2. 掌握螺丝固位种植上部修复体的数字化设计方法。

3. 掌握个性化基台的数字化设计方法。

【实验内容】

1. 钛基底种植上部修复体的数字化设计。

2. 螺丝固位种植上部修复体的数字化设计。

3. 个性化基台的数字化设计方法。

【实验用品】

牙列工作模型数据,牙龈扫描数据,扫描杆数据和设计软件。

【方法和步骤】

1. 创建订单 在软件的订单界面中一般需要填写以下信息。

(1)工作的详细信息:医生(或者客户)、患者及技师信息。点击订单牙弓中需要修复的牙位,选择修复体类型,设置方法同固定义齿。钛基底种植上部修复体设计在种植类型一栏中选择"成品基台";螺丝固位种植上部修复体设计在种植类型一栏中选择"螺丝固位";个性化基台设计在种植类型一栏中选择"个性化基台",上部修复体按照后期修复类型进行选择,基台材料和修复体材料可分别进行定义。分离牙龈扫描选择"是";生产方法为 3/4/5 轴;材料为氧化锆。修复体邻牙需要标记为邻牙。

(2)扫描设置:使用对颌扫描,选择"对颌牙"至少在修复体的对侧定义一颗对颌牙,并且选择"A 型咬合架双侧石膏模型"模式进行扫描。

(3)其他信息设置:可以设置牙齿颜色,最小厚度,粘接剂间隙等。

(4)最后进行订单保存,点击操作菜单中"扫描"进入下一步操作(图 6-132)。

2. 设计钛基底种植上部修复体

(1)匹配扫描杆

1)选择种植体型号:可从软件中选择种植体型号和种植体直径,以确保基台与钛基底或种植体接口合适的就位。使用"种类"按钮选择不同种类的种植

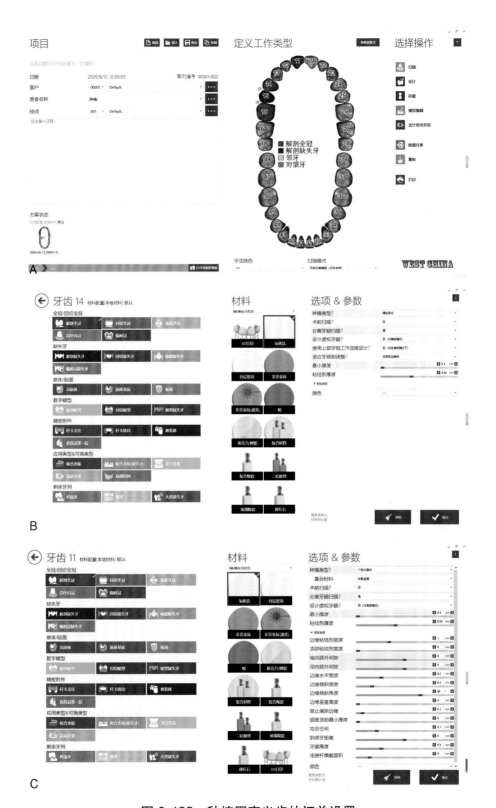

图 6-132　种植固定义齿的订单设置
A. 创建订单　　B. 螺丝固位设置　　C. 个性化基台设置

体设计,如非抗旋或抗旋设计,不同类型的扫描杆等(图6-133)。

2)侦测种植体位置:在模型扫描杆上点击与向导窗口中显示的扫描杆上相同位置的红色匹配点。然后点击"最佳匹配"来正确定位扫描杆方向。点击"最佳匹配"同时按住 ctrl 键可以显示匹配精度,蓝色区域为精确匹配,黄、红或橙色则匹配不好。如果扫描数据不是很理想,且在扫描杆数据下面有很多多余的数据(比如,如果邻牙太靠近扫描杆数据),可通过滑动条去除多余数据后再进行匹配。完成一个种植体匹配后,点击"下一步"继续下一个种植体匹配(图6-134)。

(2)进行穿龈轮廓设计:通过在穿龈部位设置4个点来自动侦测穿龈部外形。在校正/手绘标签下可校正穿龈部外形线。这一步方法同绘制固定义齿的边缘线。完成一个牙位的设计之后点击"下一步"继续进行下一个牙位的设计(图6-135)。

(3)排列牙齿:软件会自动加载牙形数据库中的牙齿并进行牙齿排列,通过移动、旋转和缩放手动优化牙齿排列的位置。也可以通过镜像复制的方法,复制对侧形态较好的同名牙,方法同固定义齿排列牙齿的操作(图6-136)。

(4)修复体自由造型:使用"自由造型"中的"虚拟蜡刀"对牙齿进行材料的增加/减少,光滑/平整操作,可根据需要调整虚拟蜡刀的强度、大小范围及形状来对牙冠形态进行自由调整。使用"解剖形态自由造型"工具可以对需要更

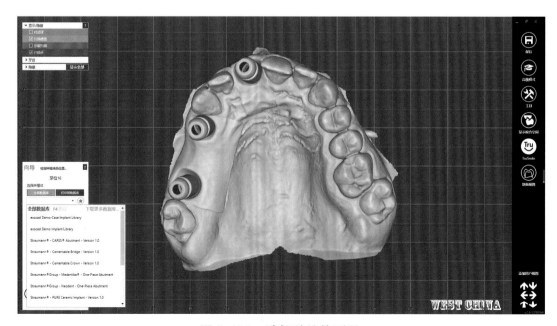

图 6-133 选择种植体型号

改的地方,如牙尖、部分牙齿、整个牙齿、嵴等进行相应的牵拉调整。使用"适应对颌/邻牙调整"来进行咬合关系和邻接关系的调整,在静态咬合状态下对咬合关系进行调整;可设置与对颌牙及邻牙的期望距离。预期修复体保证正中咬合轻接触。使用"适应牙龈调整"来进行桥体组织面与牙龈接触的调整(图6-137)。

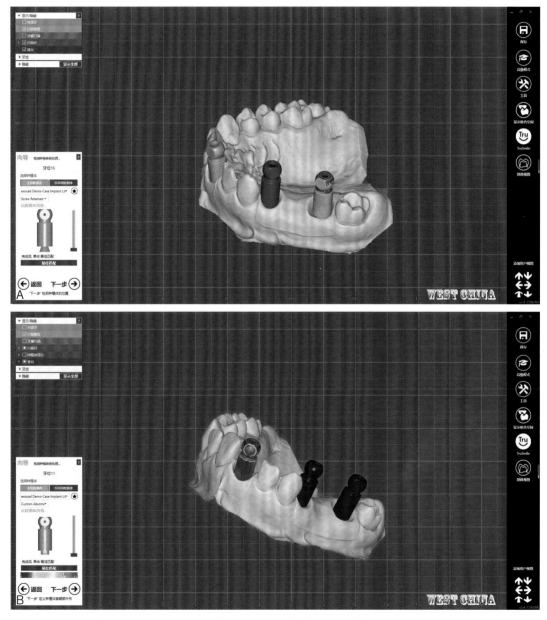

图 6-134　侦测种植体位置
A. 匹配扫描杆　B. 评估扫描杆匹配结果

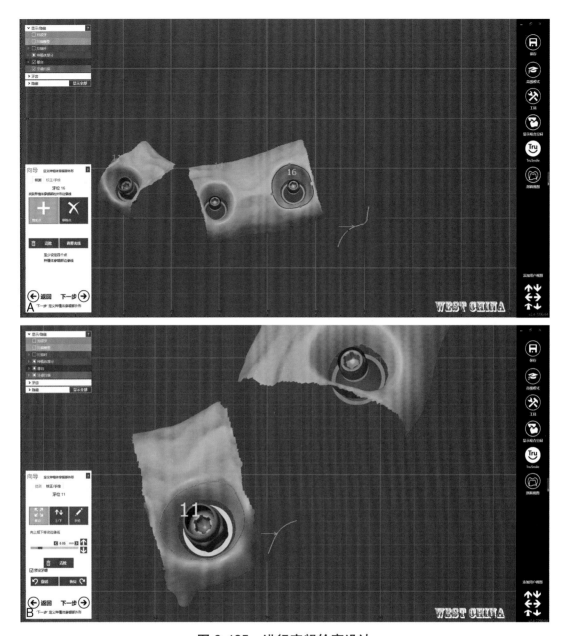

图 6-135　进行穿龈轮廓设计
A. 侦测穿龈轮廓　B. 手动调整穿龈轮廓

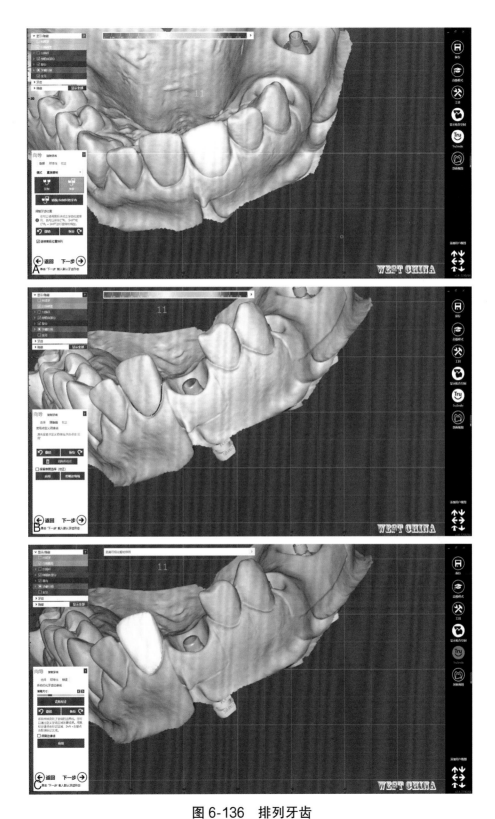

图 6-136 排列牙齿
A. 镜像复制同名牙 B. 侦测同名牙的边缘线 C. 手动调整同名牙的边缘线

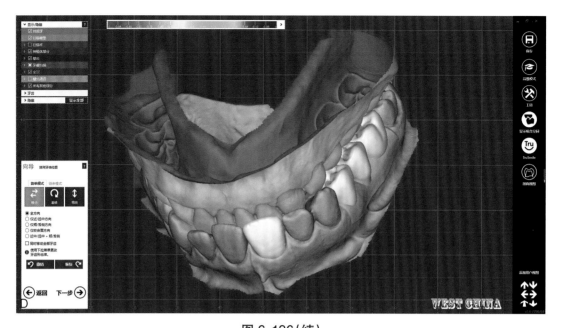

图 6-136（续）

D. 调整复制后牙齿的排列

（5）若修复体有缺失牙还需要进行连接杆设计操作（图 6-138），若修复体为回切牙冠还需要进行回切等操作，方法同固定义齿设计，最后完成修复体设计。

3. 螺丝固位种植上部修复体的数字化设计

（1）匹配扫描杆，方法同钛基底种植上部修复体设计。

（2）进行穿龈轮廓设计，方法同钛基底种植上部修复体设计。

（3）排列牙齿，生成上部修复体牙冠，并对其进行位置和大小调整，方法同钛基底种植上部修复体设计。

（4）生成基台底部，进行基台底部（穿龈部分）设计：使用"上部形态"和"下部形态"，对所有基台底部整体进行调整。基台底部上部形态为凸起形状，下部形态为凹陷形状。使用"自由修改"来修改单个基台，shift 键加左键移除点击部位的材料，ctrl 键加左键是在四周添加材料。"自由修改"可以确保没有明显的突起，且保持外形平滑。勾选"可视化"可观察牙龈与基台穿龈部的接触情况，蓝色表示有间隙，红色表示压迫牙龈。为了确保光滑的穿龈部外形，基台的边缘并不总是按照之前定义的牙龈边缘，可手动对边缘位置和形态进行调整。同时在"种植体高级选项"中"基台边缘高度"是指基台底部和上部之间边缘的高度，可用来避免形成尖锐的边缘。一般情况下"基台接口半径"为 0，确保穿龈部与种

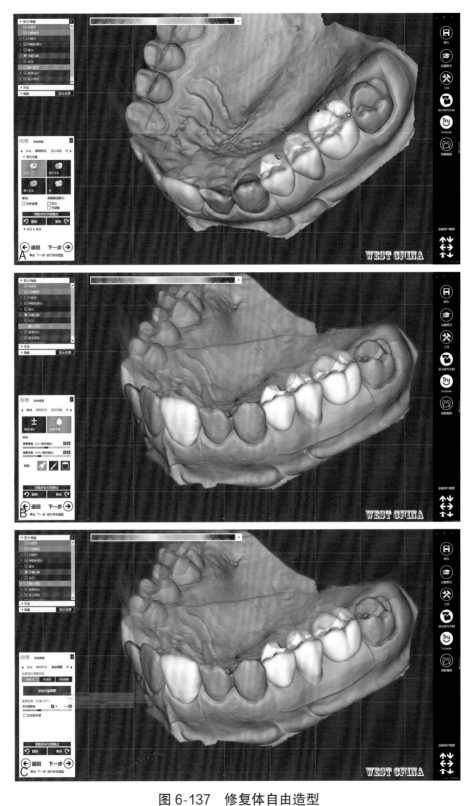

图 6-137 修复体自由造型

A.解剖形态调整　B.自由造型调整　C.适应对颌/牙龈/邻牙调整

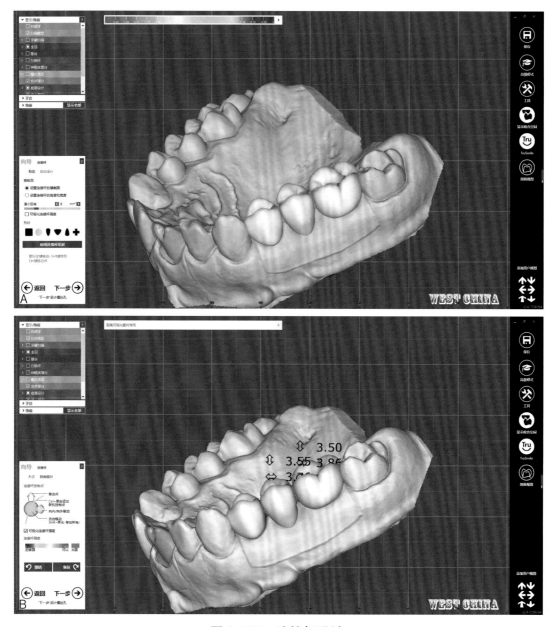

图 6-138　连接杆设计

A. 设置连接体　B. 手动调整连接体

植体之间平滑的过渡（图 6-139）。

（5）调整上部修复体形态，方法同钛基底种植上部修复体设计。

（6）设计螺丝孔，完成修复体设计：可在软件中对每个牙齿的螺丝通道进行"平齐解剖结构"，"回切桥架"或"不生成螺丝通道"选择。对于螺丝固位的牙桥设计，螺丝通道高度高于修复体桥架可以避免瓷粉流入螺丝通道内，并且切削

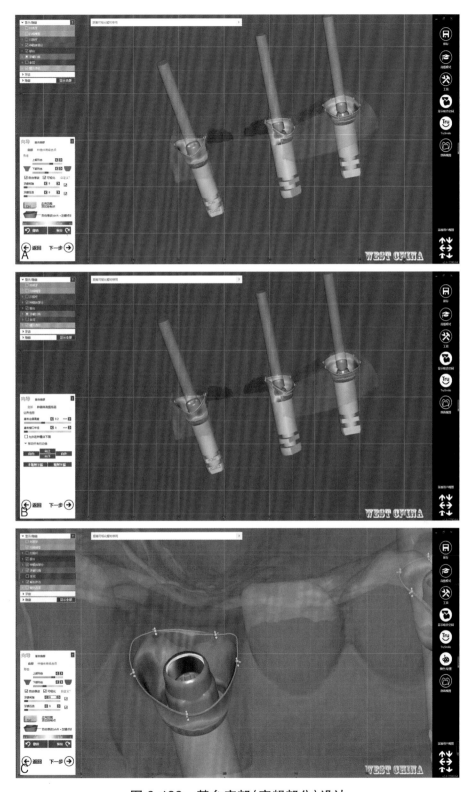

图 6-139　基台底部（穿龈部分）设计

A. 基台底部基本参数设置　B. 基台底部高级参设设置　C. 调整穿龈部边缘

时会降低陶瓷脆裂的风险。螺丝通道的默认参数设置还包括"螺丝孔厚度"和"螺丝孔高度"。螺丝孔高度大于零,则螺丝孔高度高于解剖形态;小于零则螺丝孔高度低于解剖形态。还可以通过螺丝通道上的控制点手动调整螺丝通道,可以改变原来的高度和厚度参数,但螺丝通道的最小厚度将始终保持不变。螺丝通道设计完成后合并设计数据完成修复体设计(图 6-140,图 6-141)。

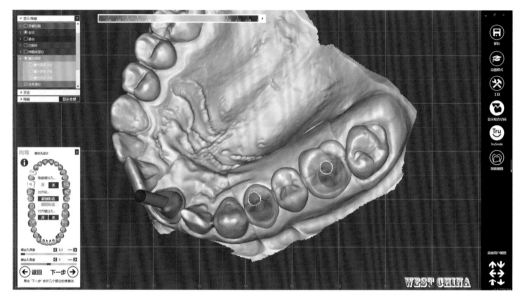

图 6-140　螺丝孔设计

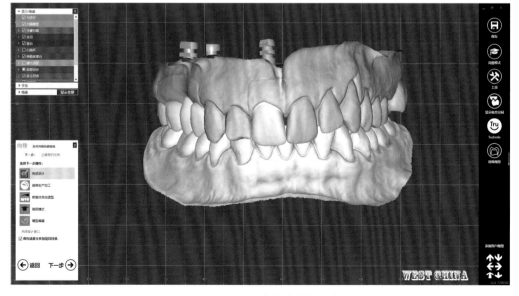

图 6-141　完成修复体设计

4. 个性化基台的数字化设计

（1）匹配扫描杆,方法同钛基底种植上部修复体设计。

（2）进行穿龈轮廓设计,方法同钛基底种植上部修复体设计。

（3）排列牙齿,生成上部修复体牙冠,并对其进行位置和大小的调整,方法同钛基底种植上部修复体设计。

（4）生成基台底部,进行基台底部(穿龈部分)设计:方法同螺丝固位种植上部修复体设计。

（5）调整上部修复体形态,方法同螺丝固位种植上部修复体设计。

（6）设置就位道方向:绝大多数情况下,软件会根据当前视图自动生成就位道方向,并自动计算和显示出倒凹区域。可选择手动、自定义调整就位道方向。方法为旋转视图来更改就位道方向,调整倒凹大小,然后单击"视图方向设置",来设置新的就位道方向。倒凹可视化将会自动更新(图6-142)。

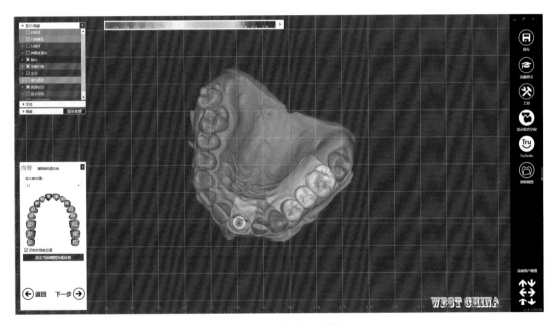

图6-142　设置就位道方向

（7）设计基台上部:可以进行基台聚合角度和上瓷空间等参数设置,这一步如果对前述基台底部的设计不满意,同样可以进行底部参数的调整。还可以手动调整基台上部形态,通过拖动基台上部的控制点对基台进行自由造型,shift键加左键进行同一排三个点的移动,ctrl键加左键进行同一排移动。软件强制执行无倒凹设计限制(图6-143)。

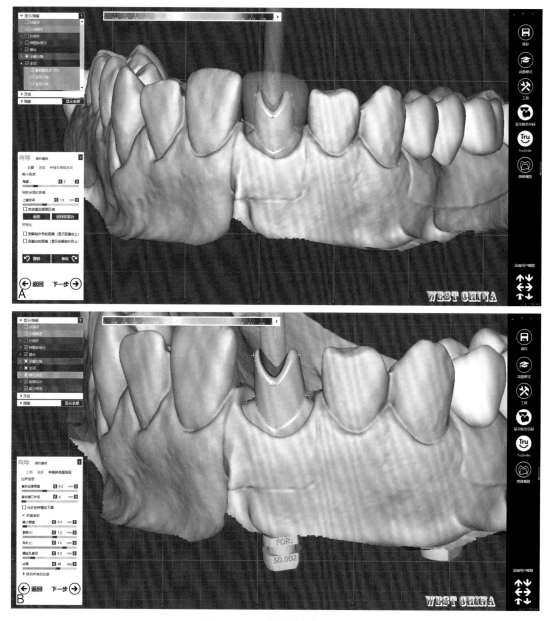

图 6-143　设计基台上部
A. 基台上部参数设置　B. 手动调整基台上部

（8）自由造型基台,完成基台设计:使用"自由造型"的"虚拟蜡刀"和"解剖形态"等工具对基台上部进行需要的修改,方法同固定义齿自由造型。之后完成基台设计。若需要进行修复体设计,则基台设计完成后再进行上部修复体设计(图 6-144)。

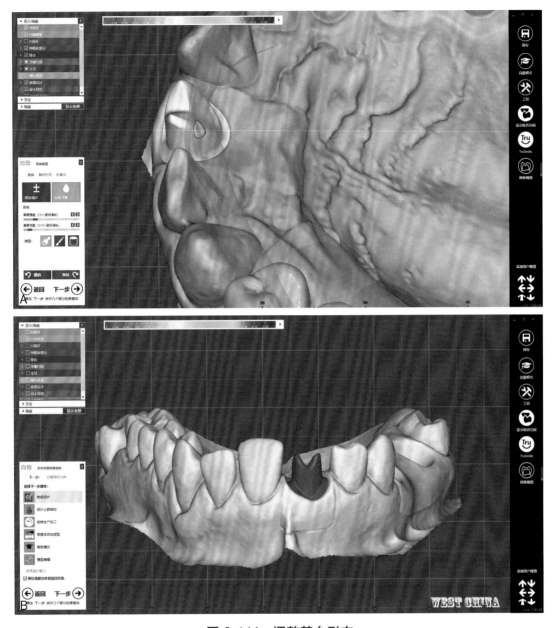

图 6-144　调整基台形态

A. 自由造型调整基台形态　B. 完成基台设计

【思考题】

1. 个性化基台的设计要求是什么？

2. 螺丝固位种植上部修复体设计与粘结固位种植上部修复体设计的区别有哪些？

实验三 种植义齿相关的数字化加工

【目的和要求】

1. 掌握树脂增材制作的数字化加工方法。
2. 熟悉树脂增材制作的防护措施和注意事项。
3. 了解种植上部修复体的数字化加工方法。

【实验内容】

1. 树脂增材制作的排版。
2. 树脂增材制作的打印。
3. 树脂增材制作的后处理。
4. 种植上部修复体的数字化加工。

【实验用品】

种植导板数字化设计 STL 数据,增材制作排版软件、树脂打印机器、后处理机器。

【方法和步骤】

1. 树脂增材制作的排版

（1）打开排版软件,将设计完成的 STL 数据导入 CAM 排版软件中。

（2）对 STL 数据进行排版:调整修复体放置的位置和方向,使一版上各修复体底面到打印基板的高度尽量保持一致,修复体的组织面朝上、磨光面朝下放置,最好能够在不影响打印精度的前提下选择打印时间最少的方向。打印的修复体最好放置在中间位置。

有的树脂打印方式是需要放置支撑杆,支撑材料和修复体材料相同,使修复体牢固地固定在打印基板上,软件会根据不同材料和修复体推荐支撑参数,也可自定义支撑参数。有的树脂打印方式是支撑材料和修复体材料为两种不同的材料,不需要设置支撑杆,支撑材料用于支撑修复体底部和悬空部位,并填充修复体空腔部位（图 6-145）。

（3）若支撑材料和修复体材料相同,使用软件分层功能仔细检查排版数据,逐层预览检查各层切片图像,确保各层之间的材料叠加关系无误后将数据传输到三维打印机,以便下一步打印使用。若支撑材料和修复体材料为两种不同的材料,则将各种参数设置完成后,可预估打印时间和材料消耗,仔细检查各个环节无误后将数据传输到三维打印机。

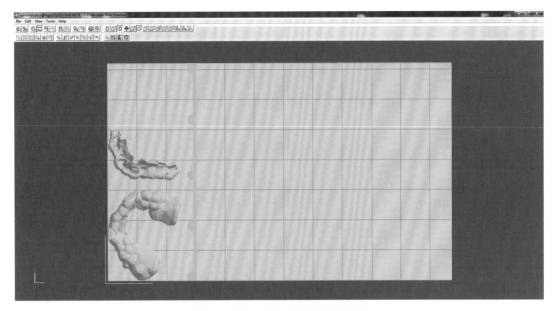

图 6-145　种植导板数据排版

2. 树脂增材制作的打印

（1）打印前的准备：检查并清理干净成形托盘，并且将成形托盘放置在正确的位置。检查模型材料和支撑材料是否足够，并且放置到位。每次打印之前，都要进行喷头的检查和清洁操作，以免堵塞喷头。

（2）进行打印：将排版后的数据传送至树脂打印机，按下开始打印按钮，机器自动进行预热和打印。

（3）打印后的检查：检查成形托盘上的修复体与托盘连接是否完整，有无断裂现象，修复体是否存在加工缺陷和变形。若出现失败现象，必须在分析打印失败的原因后，调整打印工艺并重新加工。

3. 树脂增材制作的后处理　用铲子将打印的修复体从成形托盘上取下。根据材料和成形方式不同，有的支撑材料为水溶性材料，需要通过清水清洗以及专用液浸泡去除支撑材料。有的需要通过一定温度加热融化支撑材料，然后在专用液中浸泡去除支撑材料。

4. 种植上部修复体的数字化加工　根据临床需要，选择减材或增材制作方法，方法同前。

【思考题】

常见的增材制作技术有哪些？

第六节　其他常用的口腔辅助治疗装置的数字化设计

实验　咬合板的数字化设计

【目的和要求】

1. 掌握咬合板的数字化设计方法。

2. 熟悉咬合板的基本分类和适应证。

【实验内容】

咬合板的数字化设计。

【实验用品】

上颌模型及对颌模型,设计软件。

【方法和步骤】

1. **模型检查**　在进行扫描之前,首先应检查模型,具体要求如下:

(1)模型是否完整,有无缺损、断裂现象。

(2)模型是否存在气泡、杂质。

(3)预备体是否就位。

(4)咬合关系是否准确,邻牙磨耗面是否吻合。

2. **创建订单**　在软件的订单界面中一般需要填写以下信息:

(1)工作的详细信息:医生(或者客户)、患者及技师信息。点击订单牙弓中需要修复的牙位,选择修复体类型为咬合夹板。若有缺失牙,在缺牙区位置选择咬合夹板(缺失牙)。

(2)扫描设置:使用对颌扫描,选择"对颌牙",至少在修复体的对侧定义一颗对颌牙,并且选择"双侧石膏模型(无咬合架)"模式进行扫描(图6-146)。

3. **咬合板设计**

(1)设计咬合板组织面:首先进行就位道方向设置,旋转模型到合适的方向,单击"从视图方向设置就位道"来设置就位方向。也可以通过单击并拖动绿色箭头来调整就位方向,深红色的倒凹区将实时更新。设置咬合板组织面参数。

倒凹参数:包括底部间隙:控制咬合夹板和模型之间的间隙;角度:指定与咬合夹板就位方向的角度大小;允许倒凹的高度:为最大的倒凹固位力大小。

咬合板底部属性参数:包括光滑度:控制咬合夹板底部表面的光滑度,参数越大则咬合夹板底部就越平滑;最小厚度和研磨直径,当实际使用1mm工具铣

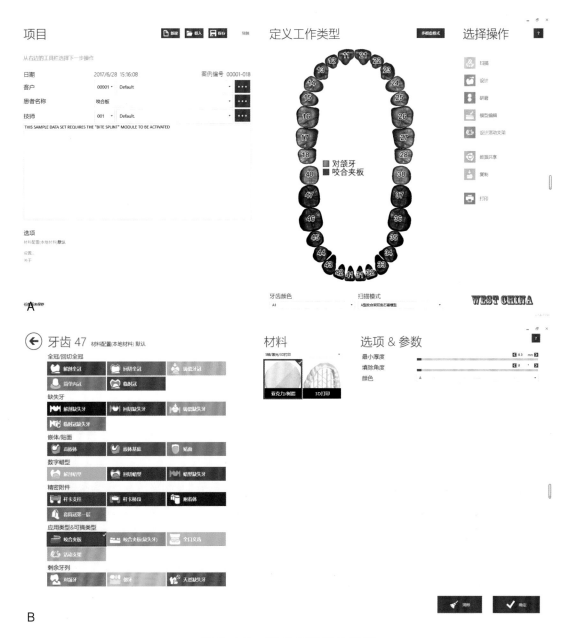

图 6-146　咬合板的订单设置
A. 创建订单　B. 修复类型设置

削时此参数可以选择 1.2mm。

当完成参数和就位方向的设置后点击"应用"（图 6-147）。

对咬合板组织面进行自由造型，点击"倒凹可视化"可显示出倒凹的大小。使用自由造型工具可增加或减少倒凹区，对模型进行缓冲处理等操作。若有咬合关系，则需进行虚拟𬏪架参数设置，方法同前（图 6-148，图 6-149）。

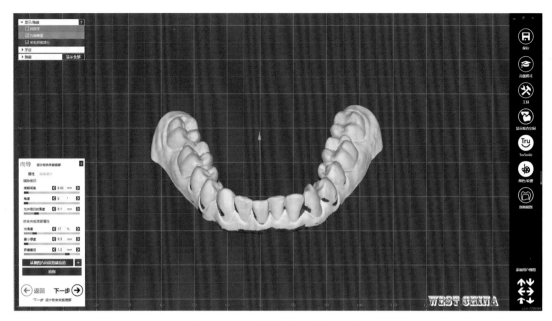

图 6-147　设计咬合板组织面

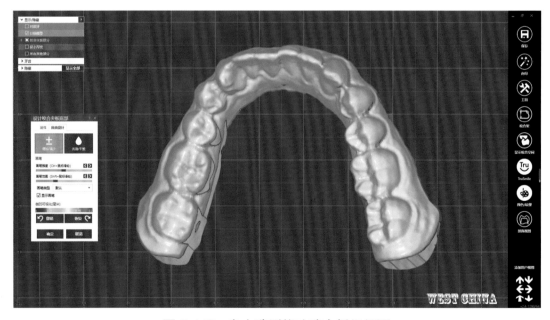

图 6-148　自由造型修改咬合板组织面

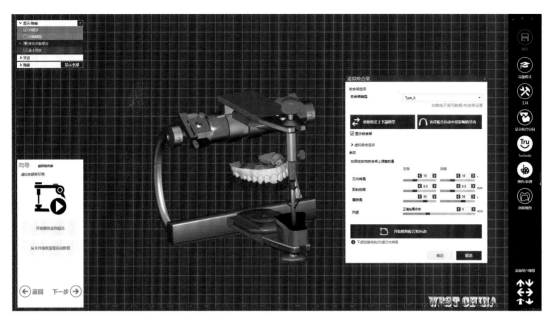

图 6-149　虚拟𬌗架参数设置

（2）设计咬合板：点击鼠标左键绘制咬合板的边缘线，之后对咬合板参数进行设置，定义𬌗面厚度、四周厚度以及咬合夹板外部的光滑度。对于光滑度，此参数越大，咬合夹板上部越平整。设置好后点击"应用"进入下一步（图 6-150）。

自由设计咬合板，使用"自由造型"中的"虚拟蜡刀"和"解剖形态"对咬合板进行外形的自由造型。使用"适应调整"并结合虚拟𬌗架选择适应静态咬合或动态咬合来调整咬合关系。使用静态咬合类型时应当设置比动态咬合稍高的咬合空间参数（图 6-151）。

（3）完成咬合板设计：检查咬合板设计，确认无误后，点击完成咬合板设计（图 6-152）。

【思考题】

简述咬合板的分类和适应证。

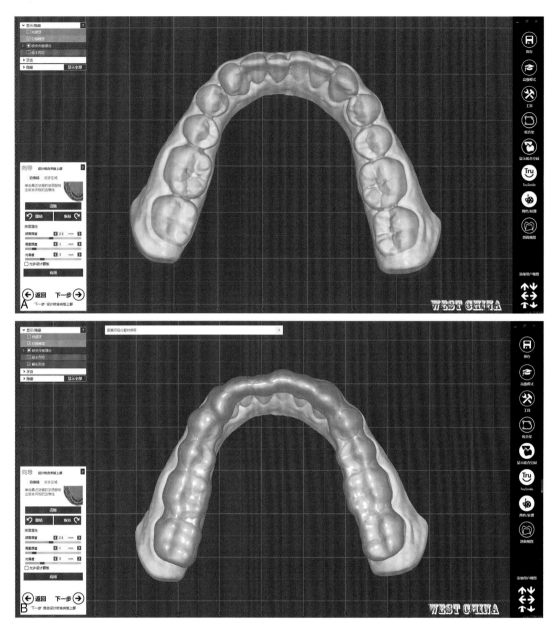

图 6-150 设计咬合板

A. 绘制咬合板边缘线 B. 设置咬合板参数

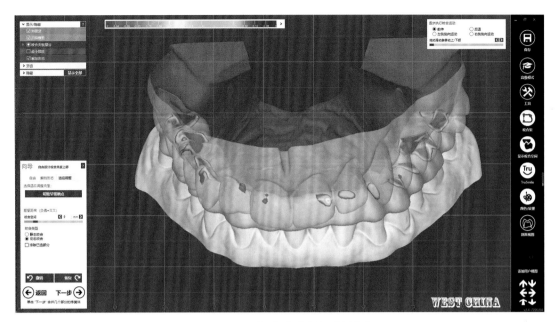

图 6-151　去除咬合板早接触点

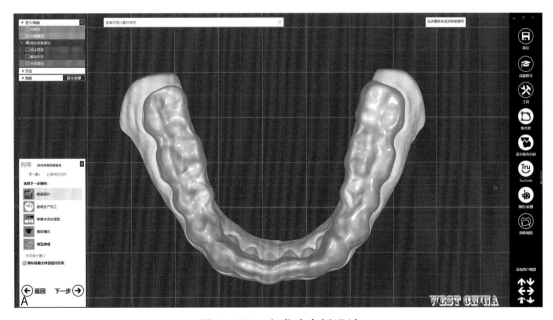

图 6-152　完成咬合板设计

A.𬌗面观

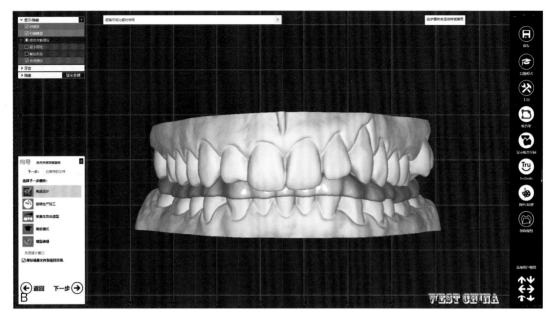

图 6-152(续)

B. 正面观

（张倩倩 董博 岳莉）

第七章　正畸矫治器实验

第一节　模型的制作

实验　模型的制作

【目的和要求】

1. 掌握模型的灌注方法。

2. 掌握模型的修整方法。

【实验用品】

普通石膏、橡皮碗、石膏调拌刀、玻璃板、橡胶底座型盒、石膏模型修整机等。

【方法和步骤】

1. 模型灌注

（1）印模检查：灌注前须检查印模。印模必须完整包括牙、牙弓、移行皱襞、腭穹窿、唇系带等部分，且结构清晰，光滑，不与托盘分离。灌注前对印模进行消毒，将唾液冲洗干净，并吹干印模上牙齿印迹区的水分。

（2）石膏灌注：在盛有适量水的橡皮碗中，慢慢加入石膏，石膏与水的比例约为 2：1（100g 普通石膏加水 50~60mL），用调拌刀搅拌均匀，在振荡器上振动排出空气。然后，左手持托盘柄，放于振荡器上，在托盘内印模材料最高处（一般为腭穹隆顶部）少量放入石膏，边灌石膏边振荡，使其由一处而流至全部。不要将石膏直接倾注到模型低凹部分，以免空气不能逸出而形成气泡（孤立牙可用细火柴棍插入加强）。

（3）加底座：灌注正畸记存模型时需要对底座进行加宽加厚，为底座的修整提供条件。待石膏盛满印模后，将剩余石膏在玻璃板上堆积成 10~15mm 厚的水平底座，然后把印模翻转置于底座上，使托盘底与玻璃板平行，不加压，以免印模受压后变形。迅速用调拌刀由下向上将底座四周石膏修平。模型的底座石膏及厚度应一次成型,且前界应超过切牙前缘 5mm 以上,后界应在最后一颗磨牙后缘 5mm 以上,腭顶或口底最薄处厚度不应少于 10mm。工作模型一般不需要制作底座。静置模型约 30 分钟。

（4）脱模:待石膏发热凝固后,修整托盘周缘覆盖的石膏,轻轻撬动托盘边缘,使印模与模型分离。然后一手拿住模型或底座,一手握托盘柄,顺牙长轴方向,分离模型。如需再灌制第二副模型时,应注意分离模型时不要损伤印模。对一些由于牙长轴倾斜导致倒凹太大者,可先将托盘和印模材料分离,再分段去除印模材料,以保证模型完整,避免分离模型时折断牙冠。

2. 模型修整　模型修整包括工作模型和记存模型的修整。工作模型的修整较简单,脱模后,及时用雕刀修除干扰咬合和影响形态的多余石膏,并用小刀与石膏模型修整机简单磨去多余部分,使模型整洁、解剖形态清楚,以便制作矫治器。为便于观察与保存,记存模型的修整要求甚严,对其规整性和美观度均有较严格的规定。修整一般应在模型干燥后进行。通常有石膏模型修整机修整法和成品橡皮托成型法两种。

（1）模型修整机修整法

1）核对模型咬合关系:根据患者咬合记录,从左右上颌后牙(一般为第一恒磨牙)牙尖垂直画线至下颌牙以标注咬合关系。

2）修整上颌模型底面:用分规量取上颌模型尖牙牙尖至基骨(黏膜转折处)的距离,再增加 1/3~1/2 厚度,作为上颌模型𬌗平面至底座的总高度(约 35mm)。修整后应使上颌模型基底面与后牙𬌗平面基本平行。

3）修整上颌模型底座后壁:使其与模型底面及牙弓中线或腭中缝垂直,注意保留上颌结节。

4）修整上颌模型侧壁:使其与前磨牙和磨牙的颊尖连线基本平行。侧壁厚度以 15mm 左右为宜。两侧壁与后壁形成的夹角大小一致。

5）修整上颌模型前壁(前牙区牙弓段):使之成钝角的尖形,其尖对准上颌模型中线。两前壁与两侧壁形成的夹角大小一致。

6）形成夹轴壁:将上颌模型的后壁与两侧壁所形成的夹角磨去,使之形成夹轴壁,并与原夹角的平分线垂直。

7）将上下颌模型按已核对好的咬合关系对合起来修整,使下颌模型的底面与上颌模型的底面平行。对合后模型总高度等于上颌模型高度的 2 倍,约70mm。

8）修整下颌模型:以上颌模型为基准,修磨下颌模型的后壁、侧壁及夹轴壁,使之与上颌模型一致。下颌前壁(前牙区牙弓段)为一弧形,与牙弓前段外形相似(图7-1)。

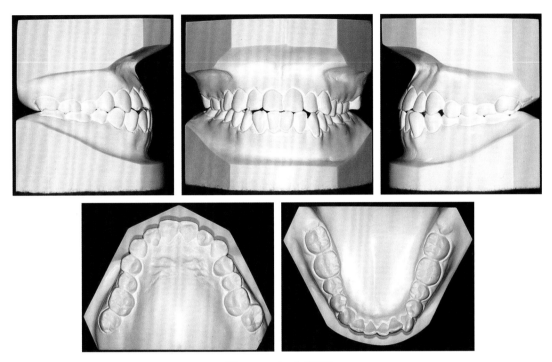

图 7-1 记存模型

(2)成品橡皮托成型法

1)选择橡胶底座型盒:选择大小合适的橡胶底座型盒,将上下颌工作模型在石膏打磨机上进行修整,大小以能放进底座型盒为宜,将模型放入冷水中浸泡。

2)把上颌橡胶底座型盒置于垂直板的底部平板上,后壁紧贴垂直板,底座型盒的中线与垂直板的中线相一致。

3)调拌适量的石膏倒入上颌橡胶底座型盒内,在模型振荡器上振荡,排出气泡。把已浸泡过的上颌模型置于底座型盒内,轻轻加压,使模型𬌗平面与底座型盒平行,前庭沟约与底座型盒边缘平齐,牙列中线或腭中缝与底座型盒中线对齐。

4)待石膏初凝时用雕刀按橡胶底座型盒边缘形态修整模型,削去多余的石膏。用排笔刷平使其光滑。前庭沟及牙龈上附着的石膏应清除,以免影响模型的准确性及美观性。

5)用同法灌制下颌模型:在下颌底座石膏完全凝固前,把上颌模型及底座型盒按咬合关系与下颌模型对合,调整下颌的位置,使底座型盒中线对齐,上下颌底座型盒后壁及两侧壁平齐一致,上颌底座型盒与垂直板底面平行。

6）待石膏完全凝固后,将石膏模型与橡皮托分离。

3. 模型抛光 对修整好的模型上的气泡用同质石膏进行填补,凝固后用砂纸细磨,晾干。模型完全干燥后,用饱和的皂液充分浸泡半小时左右,取出冲洗晾干,最后用棉花进行擦拭抛光。

4. 模型标记 由于在模型的修整过程中咬合关系记录可能不够清晰,模型抛光后应用彩色笔再次画上咬合关系线,然后在上下颌模型后壁上标写患者姓名、性别、年龄以及制取模型的时间和编号等信息。

【思考题】

1. 模型的用途有哪些?
2. 符合正畸学要求的记存模型的主要标准有哪些?

第二节　固定矫治器的制作

实验一　固定式舌弓的制作

【目的和要求】

1. 掌握舌弓的弯制方法。
2. 掌握银焊焊接的方法。

【实验用品】

下颌工作模型、红蓝铅笔、直径 0.8mm 或 0.9mm 不锈钢丝、弓丝、梯形钳、日月钳、切断钳、银焊机、焊银、助熔剂等。

【方法和步骤】

1. 在模型上描绘舌弓的位置。
2. 选用直径 0.8mm 或 0.9mm 不锈钢丝,末端对叠弯成支柱。根据基牙舌侧形态弯制支柱成弧形。
3. 弓丝于基牙的远中和近中侧均向牙颈弯曲,近中侧弓丝再向前弯制以符合前磨牙、前牙颈缘的关系,弯制对侧支抗带环处,也需做同样的弯制做出支柱和弧形。
4. 检查双侧支柱与带环舌侧贴合度以及舌弓与前部牙弓贴合度良好后,固定舌弓。

5. 焊接（银焊）　将舌弓两侧末端支柱与带环进行焊接。也可用半圆形不锈钢丝为支柱,将其一端自平面向圆面磨成 45° 斜面,并将斜面磨成一凹面,以便加大支柱与带环的接触面积,加强固位,防止焊后松脱。其他弯制要求如上述（图 7-2）。

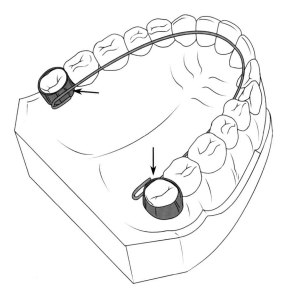

图 7-2　焊接式舌弓

常规焊接方法包括徒手焊接和模型上焊接。

（1）模型上焊接:模型上焊接多用于弓丝与带环装置的连接,或矫正的附加物焊于带环上,尤其在制作舌侧矫治装置中常用。焊接步骤如下。

1）清洁焊接面,去除氧化物、油脂及污物。

2）修整模型,去除带环焊接面内侧石膏。

3）焊接物（弓丝）与带环按预定位置紧密接触。远离焊接处,以石膏,石棉蜡或印模材料固定焊接物（弓丝）。

4）焊接处涂布助熔剂,并放置焊金。

5）以银焊机还原焰高温加热焊接处焊金。当焊金成一均匀且发亮的流动体时,表示焊接已完成,应马上移开火焰,使焊金冷却。

（2）徒手焊接:常用于弓丝与弓丝之间的连接（图 7-3）。焊接步骤如下。

1）清洁焊接面,去除氧化物、油脂及污物。

2）在焊条上涂上助熔剂,并在较粗的弓丝欲焊接处焊上焊金（约 1cm 焊条量）。

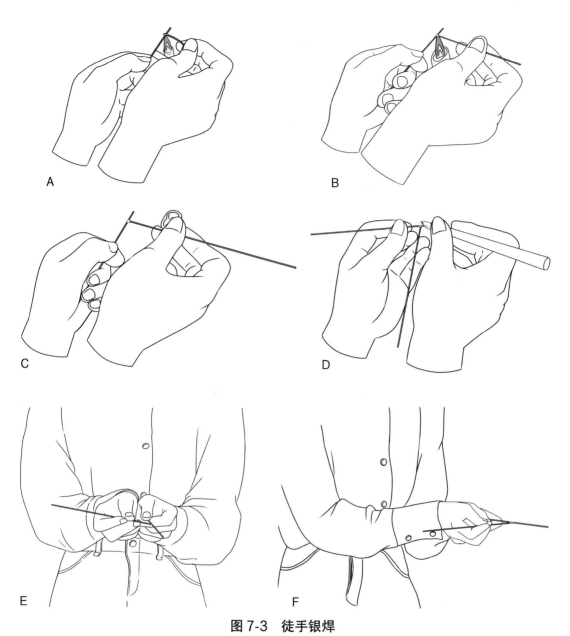

图 7-3　徒手银焊

A.涂布助熔剂　B.火焰外焰焊接　C.焊接完成移出　D.去除焊接处氧化膜　E.焊接手势正面观　F.焊接手势侧面观

3）将较粗弓丝上欲焊接处的焊金清洗干净,去除氧化膜后,再涂上助熔剂。

4）细弓丝欲焊接端涂上助熔剂:以左手拇指及示指持较粗的弓丝,以右手之拇指及示指持较细的弓丝,其他手指则互相靠住以保持两手稳定。两肘轻贴于身体两侧,使两手能维持稳定。

5）身体躯干微向前弯,慢慢地向火焰靠近,将较粗之主弓丝移入火焰。当焊金开始流动时,马上将较细的弓丝,插入已融化的焊金中,并确认细弓丝的角度,方向是否正确。熔化焊金会因毛细现象成山形连接后,即可移动身体将焊接体移出火焰,直到焊金冷却至熔点以下,即可泡入水中使之完全冷却。

【思考题】

银焊焊接的一般原则有哪些?

实验二 固定式多功能腭弓的制作

【目的和要求】

掌握多功能腭弓的弯制方法

【实验用品】

上颌工作模、红蓝铅笔,直径 0.8mm 或 0.9mm 硬不锈钢丝、弓丝、梯形钳、日月钳、切断钳、银焊机、焊银、助熔剂等。

【方法和步骤】

1. 在模型上描绘腭弓的位置。

2. 选用直径 0.8mm 或 0.9mm 硬不锈钢丝,先弯中部"U"形曲,腭弓与上腭间保持 1.0~1.5mm 间隙,以避免压迫腭黏膜。

3. 弯制腭弓双侧末端,使之接触于带环近中舌面角距龈缘 1mm 处,将两端压成片状。

4. 常规银焊法,将腭弓焊接固定于带环上(图 7-4)。

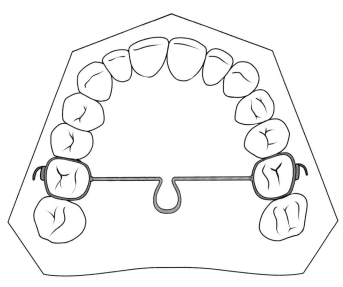

图 7-4 焊接式多用途腭弓

【思考题】

描述腭弓放置的位置。

第三节 活动矫治器的制作

实验一 活动矫治器固位体的制作

【目的和要求】

1. 熟悉活动矫治器的基本结构及各部分的作用。

2. 掌握活动矫治器固位体的弯制方法。

【实验用品】

上颌工作模、红蓝铅笔、雕刀,直径 0.7mm、0.8mm 不锈钢丝,梯形钳、日月钳、切断钳等。

【方法和步骤】

弯制前在模型的组织面涂一层分离剂。

1. 邻间钩 常用于临床牙冠较长,接触点好的前磨牙或磨牙之间,用直径 0.8mm 的不锈钢丝弯制。

用小刀修去基牙邻间隙龈乳突顶部的石膏 0.5~1mm。用梯形钳将钢丝一端弯成略小于 90° 的角,留 0.5mm 做固位钩,多余部分用切断钳剪去,用轮形石磨成三角形斜面,尖端磨圆钝,钩背磨光滑。将此固位钩置于已修整好的邻间隙接触点下,用红蓝铅笔做记号,再用梯形钳或日月钳将钢丝沿颊外展隙、殆外展隙弯至舌侧组织面形成连接体(图 7-5)。

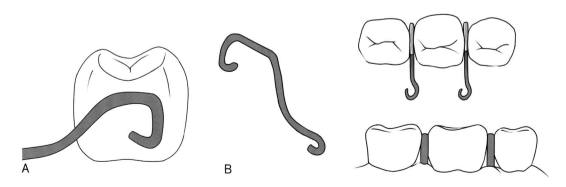

图 7-5 邻间钩示意图
A. 侧面观 B. 正面观及殆面观

2. 改良邻间钩　模型修整后,取一段直径 0.7mm 的不锈钢丝,先用梯形钳将钢丝弯制成略平行的曲,然后夹闭成长方形或三角形,再夹住曲末端长的钩调整末端进入接触点龈方倒凹,与邻面轴角接触。连接体端的钢丝沿颊外展隙,殆外展隙弯至舌侧组织面(图 7-6)。

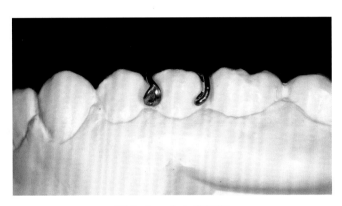

图 7-6　改良邻间钩

3. 改良箭头卡环　常用于磨牙或前磨牙上。

(1)修整模型:在基牙颊面近远中楔状隙相当于牙龈乳突处,用雕刻刀均匀刮除 0.5mm 石膏。

(2)取一段直径 0.8mm 的不锈钢丝捋直。用记号笔在钢丝中段标出两个相距约为基牙近远中径 2/3 宽度的点,用钳子在两标记点处分别将钢丝向下弯成略小于 90° 的角,水平部分形成桥体(箭头卡横梁部)。

(3)在距离角顶 1.5~2mm 处(具体数值由基牙牙冠高度决定),将钢丝反向弯曲 180°,将箭头夹小形成两个小箭头,并用钳子夹住小箭头,转向牙冠近远中面邻间隙方向,使其与桥体成 45°。箭头紧贴于颊面近远中轴角区,与牙长轴成 45°。两个箭头的尖端尽可能尖锐。箭头尖部即为箭头卡环卡抱基牙倒凹产生固位作用的部分。

(4)将桥体放置在基牙颊面中份位置,与牙殆面平行并离开牙面。箭头分别置于基牙近远中倒凹区。在距离箭头尖部 1~1.5mm 处(具体数值由箭头长度决定)将钢丝弯向殆方,形成箭头卡环的弹力臂。注意弹力臂应尽量离开基牙,使箭头能产生更好的卡抱作用。

(5)在钢丝与殆面接触处做一标记,游离端钢丝从颊侧跨过殆外展隙,经舌侧外展隙至舌侧组织面,并离开组织面 0.5~1mm,形成固定在基托内的连接体。

(6)临床上根据需要可以在箭头卡横梁臂上焊接口外弓管等辅助装置(图 7-7)。

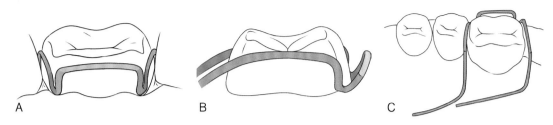

图 7-7　改良箭头卡环

A. 正面观　B. 侧面观　C. 𬌗面观

【思考题】

试述活动矫治器的组成及其优缺点。

实验二　活动矫治器加力簧的制作

【目的和要求】

掌握双曲舌簧、双曲唇弓和分裂簧的弯制方法。

【实验用品】

上颌工作模型、红蓝铅笔、雕刀，直径 0.5mm、0.6mm 不锈钢丝，直径 0.8mm 或 0.9mm 不锈钢丝、梯形钳、日月钳、切断钳等。

【方法和步骤】

1. 双曲舌簧（图 7-8）

（1）前牙选用直径 0.5mm 不锈钢丝，后牙选用直径 0.6mm 不锈钢丝进行弯制，为了获得良好的弹性，也可选用 0.014inch（1inch≈2.54cm）或 0.016inch（1inch≈2.54cm）的澳丝进行弯制。

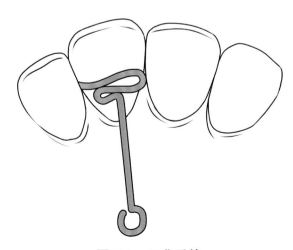

图 7-8　双曲舌簧

（2）以舌侧近远中龈乳头连线处牙冠宽度为参考，从钢丝的游离端开始，顺着牙齿舌侧颈缘外形，弯制出一段弧形，长度略小于牙颈缘的宽度。在远中边缘嵴处做标记点，在此点将钢丝折回，形成第一曲。曲的转角圆钝，曲末端闭合。

（3）在距舌簧游离端内 0.5mm 处，将钢丝再次折回形成第二曲。第二曲与第一曲应在同一平面，形成弹簧平面。

（4）在相当于第一曲中点的位置将第二曲游离端垂直向下弯，形成 90°。弹簧平面置于牙舌侧颈部，靠近龈缘，与牙长轴垂直。钢丝末端顺腭（舌）侧黏膜皱襞外形形成连接体，离开黏膜 0.5~1mm，末端弯成圈形或钩形固位体。

2. 双曲唇弓（图 7-9）

（1）在工作模型上，用铅笔画出双曲唇弓的走行方向。要求：唇弓位于切牙牙冠中份；连接体位于舌侧龈缘下 5.0mm。

（2）通常采用直径 0.8mm 或 0.9mm 的不锈钢丝弯制。在弓丝中段做一标志点作为弓丝中点，并将弓丝中段形成一段弧形（水平部），使弓丝与中切牙、侧切牙、尖牙唇面紧密贴合。弓丝中点位于中切牙之间。

（3）在两侧尖牙近中与中 1/3 交界处做标记，将钢丝折向龈方，与水平部成 90°。在距尖牙龈缘 4~5mm 处，将钢丝弯向𬌗方形成两个 U 形曲。"U"形曲的宽度取决于尖牙的宽度。U 形曲游离端弓丝正对尖牙与第一前磨牙的颊、𬌗外展隙。

（4）调节双侧 U 形曲，离开牙龈约 1mm。U 形曲的远中臂，沿𬌗外展隙、舌外展隙弯向舌侧，形成连接体。将连接体在舌侧龈缘下约 5.0mm 处，向近中弯折。调节连接体离开黏膜表面 1.0mm，双侧连接体在中线处交叉。

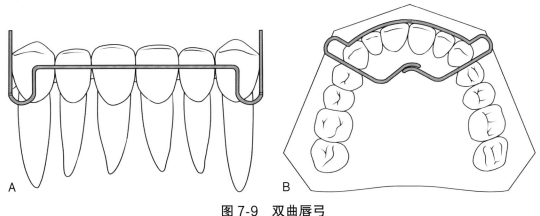

图 7-9　双曲唇弓
A. 正面观　B. 𬌗面观

3. 分裂簧（图 7-10）

（1）按设计要求用铅笔画出扩弓簧在模型上的位置和形状。

（2）取一段直径 0.9mm 的不锈钢丝，用长鼻钳夹紧钢丝的中部，左手拇指在靠近钳子喙的部位推压钢丝，使其对折成 V 形，尖角应圆钝。

（3）根据扩弓簧的大小，在 V 字形两条斜边的相应处做记号，在记号处向内弯曲成两个外突的圆角，形成扩弓簧的菱形曲。菱形曲开口正对腭中缝（或拥挤而需扩大的牙弓段中份）。分裂簧曲部应离开腭黏膜 1mm。

（4）在菱形两条边的延长线交叉点处，将钢丝向外弯曲，形成与腭（舌）侧黏膜面弧度一致的连接体，末端弯成圈形固位体，埋入基托内。分裂簧应充分暴露在基托外，并离开基托 3~4mm，便于调节加力。

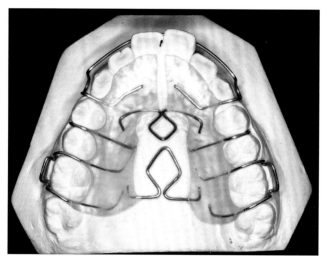

图 7-10　分裂簧

【思考题】

试述各种类型的弹簧分别适用于什么情况。

实验三　船垫式矫治器的制作

【目的和要求】

1. 了解船垫式矫治器的基本结构。

2. 掌握船垫式矫治器的制作。

【实验用品】

藻酸钠分离剂、毛笔、自凝牙托粉、自凝牙托水、调拌刀、雕刀、小蜡刀、大蜡刀、蜡刀架、酒精灯、火柴、红蜡片、殆架、上颌工作模、直径 0.5mm 或 0.7mm 的硬不锈钢丝、梯形钳、日月钳、切断钳、红铅笔等。

【方法和步骤】

1. 固定钢丝部件 将已经弯制好的钢丝部件(双曲舌簧,固位卡环等)用硬蜡或牙胶将其准确、牢固地固定在模型的相应位置。

2. 自凝树脂制作殆垫式矫治器

（1）标记基托范围:基托成稍宽的马蹄形,如固位差可将基托延伸至整个腭顶及颊侧黏膜转折处。用铅笔画出其范围、外形。

（2）模型湿水:将工作模型放入水中浸泡,使其表面润湿。这样可防止因干模型吸收单体,影响自凝树脂基托组织面的光洁度与致密性。

（3）涂分离剂:在石膏模型表面涂藻酸钠分离剂,使其表面形成一层薄膜,防止石膏粘附于基托组织面。

（4）调配树脂:将自凝树脂粉液按 5∶3 比例混合,顺同一方向调拌均匀,加盖使其充分溶涨。

（5）涂塑:树脂进入丝状期后开始涂塑。在后牙殆面形成平面殆垫,厚度以解除前牙锁结为度,形态成前高后低的楔形。殆面形态也可根据临床设计分为解剖式或半解剖式。

（6）形成矫治器基托:矫治器基托的厚度为 1.5~2mm。涂塑基托时应施予一定的压力,使树脂进入钢丝下的组织面,以确保组织面的密合。用大蜡刀蘸牙托水或用玻璃纸蘸冷水将其基托表面抹光,待聚合完全硬固(图 7-11)。

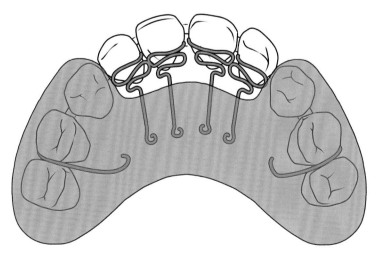

图 7-11 殆垫式矫治器

（7）打磨抛光：从模型上取下矫治器，打磨抛光基托（参见活动义齿的打磨抛光）。

【思考题】

试述𬌗面形态不同的𬌗垫式矫治器分别适用于何种畸形的矫治。

实验四 肌激动器的制作

【目的和要求】

1. 熟悉肌激动器的基本结构。

2. 掌握肌激动器的制作。

【实验用品】

𬌗架、工作模、分离剂、自凝牙托粉、自凝牙托水、调拌刀、玻璃纸、雕刀、小蜡刀、大蜡刀、蜡刀架、酒精灯、火柴、红蜡片、直径 0.8mm 或 0.9mm 不锈钢丝、长鼻钳、日月钳、切断钳、红铅笔等。

【方法和步骤】

1. **上𬌗架** 将上下颌工作模型按重建蜡𬌗记录的关系准确地咬合在一起，用石膏固定在𬌗架上。为了方便后续操作，可将模型的侧方或后方朝向𬌗架正前方固定。

2. 用铅笔在工作模型上画出唇弓的位置。

3. **钢丝弯制** 诱导丝（上颌前牙双曲唇弓）用直径 0.8mm 或 0.9mm 的硬不锈钢丝弯制（参考双曲唇弓的弯制）。需要说明的是根据垂直距离（深覆𬌗或开𬌗）的不同，钢丝放置于切牙唇面的最突点之上或之下。此外根据设计的要求可采用主动唇弓或被动唇弓。被动唇弓不与牙齿接触，作用与颊屏相似。一般主动唇弓选用直径 0.9mm 硬不锈钢丝，被动唇弓用直径 0.8mm 不锈钢丝。

4. **基托的制作**

（1）肌激动器的基托包括上下颌及颌间三部分，通常是采用自凝树脂分区涂塑，然后再在𬌗架上联成一整体。基托的范围：上颌至最后一个磨牙，呈马蹄形，下颌基托止于最后一个磨牙。充胶前应将工作模型在水中浸泡 10~20 分钟，吹干后，涂分离剂。

（2）固定上下唇弓。

（3）涂塑上颌腭侧基托及后牙𬌗面，𬌗面高度应小于打开的间隙，并覆盖后牙牙尖。

（4）涂塑下颌舌侧基托，并伸展至下颌前牙舌面，覆盖下颌切牙及尖牙唇面切缘下 2mm,并在下颌后牙殆面涂塑薄薄一层。

（5）将上下颌咬合在一起,在后牙余留间隙处,用自凝胶连为一体,并使表面光滑。

5. 树脂固化后进行粗磨、抛光(图 7-12)。

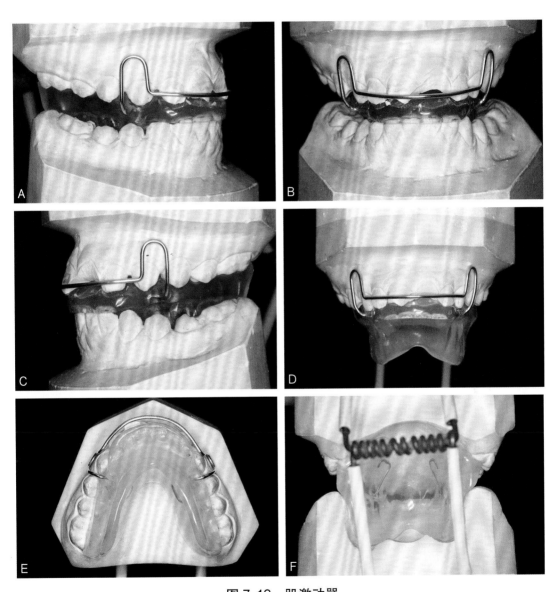

图 7-12 肌激动器
A.右侧面观   B.正面观   C.左侧面观   D.上颌正面观   E.殆面观   F.舌侧向观

【思考题】
肌激动器殆重建和上殆架的要点有哪些?

实验五 Frankel Ⅰ型功能调节器的制作

【目的要求】

1. 观看标本,了解 Frankel Ⅰ型功能调节器的基本结构以及各部分的作用。

2. 掌握 Frankel Ⅰ型功能调节器的制作。

【实习用品】

上下颌工作模型、雕刀、红铅笔,直径 0.8mm、0.9mm、1.0mm、1.2mm 硬不锈钢丝、红蜡片、酒精灯、大蜡刀、蜡刀架、𬌗架、长鼻钳,大、小日月钳,切断钳、记号笔、火柴、自凝牙托粉、自凝牙托水、玻璃纸、调拌刀、调拌杯、酒精灯等。

【方法和步骤】

Frankel Ⅰ(FR-Ⅰ)型功能调节器的结构包括树脂部分和钢丝部件。树脂部分包括两侧颊屏,下唇挡、舌侧基托。钢丝部件包括上颌唇弓、腭弓、𬌗支托、舌侧丝(或前腭弓)、尖牙唇侧卡、下颌支持丝,下颌舌侧丝和唇挡连接丝等。制作步骤如下:

1. 模型准备

(1)模型检查:工作模型要求必须准确反映口腔内软组织的形态,模型范围包括全牙列、牙槽突、黏膜皱襞的整个前庭区以及唇、颊、舌系带和上颌结节。模型可用人造石或超硬石膏灌注,并应有足够的厚度,以利于模型修整和上𬌗架。将咬合重建记录置于上下颌模型上,检查模型后端是否平齐,如不平齐,应在石膏模型修整机上磨齐。矫治器制作完成后,可放回模型检查是否严格按照重建的咬合关系进行制作的。

(2)上𬌗架:将上下颌模型按咬合重建记录准确地上于简单𬌗架上,由于 FR-Ⅰ型功能调节器的舌侧仅有一较小的舌托,模型可以常规上𬌗架。同时应保管好咬合记录至矫治器制作完成,以便随时检查咬合重建关系是否准确、稳定。

(3)模型标记:用红铅笔标出两侧颊屏、下唇挡处树脂部分的形状、位置。用黑色铅笔标出上颌唇弓丝、尖牙卡、腭弓丝(舌侧丝)、腭弓、𬌗支托的位置、形状及连接体走向。用铅笔画出下颌舌侧丝、下颌支持丝、下颌唇挡丝的形态、位置及连接体走向。

(4)模型修整(图 7-13)。

1)上颌模型颊屏区的修整:沿上颌前庭沟处画线,按牙槽的方向往下刻 3~4mm 为颊屏伸展的深度。一般前庭沟的深度应距离上颌后牙龈缘 10~12mm,

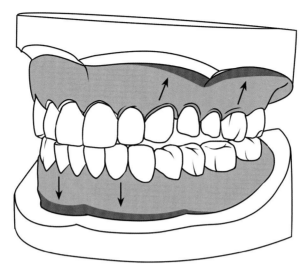

图 7-13　FR-Ⅰ型功能调节器模型修整

可将颊屏区延伸到尖牙牙根区。许多安氏Ⅱ类1分类患者此区牙弓较狭窄,所以颊屏区的范围,前缘起于尖牙牙根区止于上颌结节处。靠近上颌结节处不要求进行模型修整。

2)下颌唇挡区的修整:由于软组织的影响,取模时,印模材料不易达到唇挡所需伸展的深度,模型修整时必须从下牙槽最凹处向下刻5mm,或下颌切牙龈缘下12mm。这样可以使下颌前庭处的黏膜受到牵张而取得良好的治疗效果。同时可避免黏膜进入唇挡未覆盖区或进入唇挡与牙槽黏膜之间。不正确的唇挡位置和相应的模型修整会使软组织受到损伤。

(5)铺隔离蜡:为了达到牙弓和牙槽扩大的目的,颊屏必须离开牙齿和牙槽突,因此需要铺隔离蜡,铺蜡的厚薄根据个体牙弓需要扩展的多少,由医生给出具体的数字。一般情况下,上颌后牙及牙槽区铺蜡,牙冠部厚4mm,逐渐移行至黏膜转折处厚度减低至2~3mm。下颌后牙及牙槽区铺蜡,厚度从牙冠部4mm逐渐移行至黏膜转折处减低至0.5~1mm。下颌唇挡区铺蜡1mm,以去除牙槽区倒凹为度,最后检查上下颌铺蜡基本在同一平面。此外许多Ⅱ类1分类患者第一前磨牙区牙弓最为狭窄,可适当增加铺蜡的厚度,而Ⅱ类下颌唇挡区原则上可不铺蜡,但如牙槽区倒凹明显,可铺少许,以免矫治器取戴时唇挡磨伤黏膜。上下颌模型可分别铺蜡,在完成钢丝弯制后再在颌间连在一起(图7-14)。

2. 钢丝部件的弯制

(1)上颌唇弓:上颌唇弓用直径0.9mm的不锈钢丝弯制。弯制方法与普通活动矫治器唇弓相似。不同点在于:两侧由侧切牙的远中向龈方形成"U"形曲,

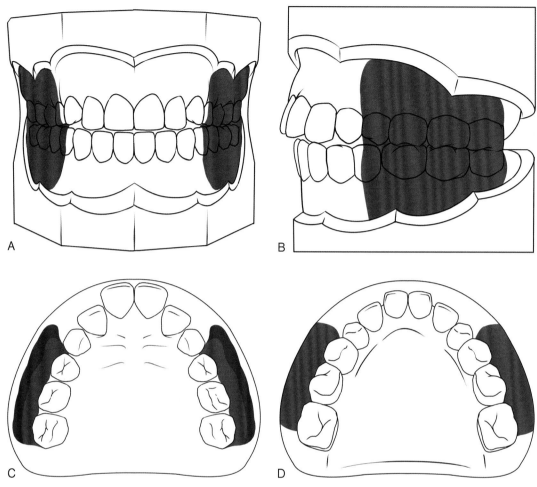

图 7-14　FR-Ⅰ型功能调节器模型铺隔离蜡
A. 正面观　B. 侧面观　C. 上颌𬌗面观　D. 下颌𬌗面观

离开黏膜 2mm。曲顶部位于尖牙牙根的中部,要求有足够的宽度以不妨碍尖牙的萌出为原则。其连接体进入颊面的颊屏树脂内(图 7-15)。

（2）腭弓:用直径 1.0mm 或 1.2mm 的粗不锈钢丝弯制。取长度足够的钢丝拉直后,在钢丝中部弯制"U"形曲,开口向前。将钢丝弯成与腭部两侧外形弧度一致的腭弓。腭弓应离开黏膜 1~1.5mm。钢丝分别从第二乳磨牙远中所磨的槽沟或第一前磨牙和第一恒磨牙之间分牙处贴紧跨过,进入颊屏区后垂直向上,后再转向下形成长 6~7mm,宽约 5mm 的"U"形曲,并离开铺蜡面 1mm 以方便充胶。钢丝于上颌第一恒磨牙颊沟处形成𬌗支托,末端止于中央窝。两侧𬌗支托必须平行,便于牙弓向两侧开展(图 7-16)。

（3）尖牙卡:用直径 0.8mm 或 0.9mm 不锈钢丝弯制,尖牙卡唇面不接触,卡

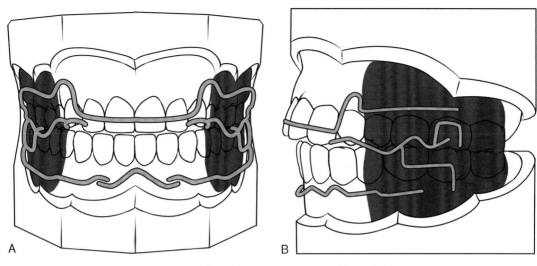

图 7-15　功能调节器的上唇弓丝与下唇挡丝的弯制及固定
A. 正面观　B. 侧面观

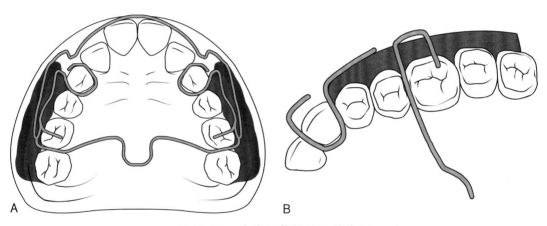

图 7-16　功能调节器腭弓的弯制
A. 𬌗面观　B. 腭弓及尖牙卡

臂位于乳尖牙或恒尖牙的唇面,须离开牙面约 2mm,卡体由侧切牙的远中越过绕尖牙的舌侧龈下 1~2mm,再经过尖牙远中的颊屏末端和侧切牙之间弯向唇侧,末端向尖牙牙尖。

（4）上颌舌侧弓（或前腭弓）：用直径 0.8mm 不锈钢丝弯制。将舌侧弓的中部沿上颌前牙舌面形成一弧形,放置于舌隆突上,然后两侧钢丝从侧切牙远中围绕尖牙舌面弯成"U"形,曲的远中沿上颌尖牙和第一乳磨牙槽沟或第一前磨牙𬌗面之间通过,离铺蜡 1mm,形成 90° 弯曲向后进入颊屏。

（5）下颌支持丝：用直径 1.2mm 不锈钢丝弯制。两侧各弯一个横跨钢丝,在第一乳磨牙与第二乳磨牙之间或第一前磨牙与第二前磨牙之间𬌗面跨过。离开上下颌牙的𬌗面,末端形成 90° 钝弯进入颊屏,离开铺蜡面 1mm 以上,位于颊屏的两侧末端与𬌗平面平行。

支持丝中段的水平部应与下颌牙槽舌侧黏膜弧度一致,并位于下颌切牙舌侧龈缘下 3~4mm,离开黏膜 1~2mm,不要妨碍舌系带的活动。

（6）舌侧丝:用直径 0.8mm 不锈钢丝,沿下颌前牙的舌侧弯制成左、右两个,游离端向远中的形似单曲簧的舌侧丝,位于下颌前牙舌隆突上,切缘下 3mm 处（图 7-17）。

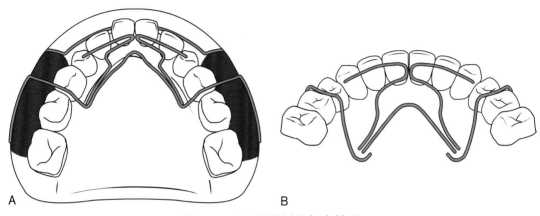

图 7-17 下颌舌侧丝与支持丝
A.𬌗面观   B.舌侧向观

（7）下唇挡连接丝:用直径 0.9mm 不锈钢丝,分三段弯制。两侧的钢丝与下颌前牙槽黏膜处曲线一致,距离下颌前牙龈缘约 7mm,并离开颊、唇侧组织面1.0mm,以保证唇挡有适当的厚度。中段部分的连接体弯成"∧"形,避开唇系带。两侧的钢丝与中段成钩状连接,末端相互平行,进入两侧的颊屏。下唇挡连接丝也可使用一段连续钢丝弯制。

所有的金属部件完成后,用黏蜡将它们准确地固定于工作模型的相应位置,保证充胶时钢丝不发生移动。所有进入颊屏的钢丝均应离开隔离蜡面 1.0mm,便于树脂将其完全包裹。位于组织面的钢丝部分应离开黏膜 1mm,以免损伤软组织。

3. 树脂部分的制作

（1）下颌舌托的制作:由于矫治器完成后,舌托部分的打磨抛光极为困难,所以应先形成舌托。舌托的范围,两侧后缘止于第二乳磨牙或第二前磨牙远中,上缘应离开牙龈缘2~3mm，以免影响后牙的萌出，下缘至口底，注意避开舌系带。舌托不接触下颌牙，仅与舌侧黏膜相接触。在舌侧支持丝处，由于充胶范围狭小，此处树脂可以稍厚一些，3~4mm，充胶后，待舌托硬固打磨抛光后，固定于模型的正确位置上（图7-18）。

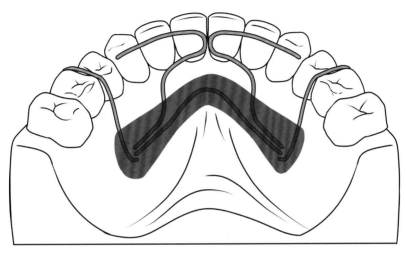

图 7-18 下颌舌托

（2）下唇挡的制作：下唇挡的外形似一平行的斜方形，上缘离开龈缘4~5mm，其远中边缘不超过尖牙唇侧龈组织的隆突，下缘应深入前庭沟底。将其在工作模型的相应处涂上分离剂后，用自凝树脂形成。唇挡的厚度2.5~3mm，横截面呈泪滴状。

（3）颊屏的制作：将制作打磨完成的舌托和唇挡用蜡固定于模型的正确位置，然后将上下颌颊侧的隔离蜡用蜡条连接在一起，并使蜡表面光滑。再检查上颌唇弓、舌侧丝（前腭弓）、腭杆的位置是否正确牢固，确定钢丝部件准确无误后，用自凝胶涂塑颊屏成形。等树脂固化后，将其用热水浸泡，去除隔离蜡，取下矫治器，进行粗磨抛光。

4. 打磨抛光 由于FR-Ⅰ型功能调节器结构复杂，打磨抛光时应注意不要磨到钢丝或使钢丝变形，所有边缘均应光滑、圆钝。最后应将功能调节器戴回工作模型（图7-19）。

【思考题】

1. Frankel Ⅰ型功能调节器常用于矫治何类错𬌗畸形？

2. 制作 Frankel Ⅰ型功能调节器的下唇挡之前是否需要铺蜡，为什么？

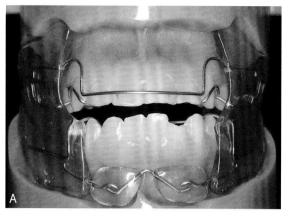

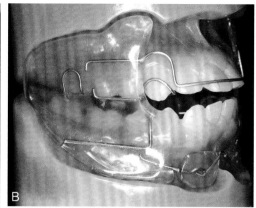

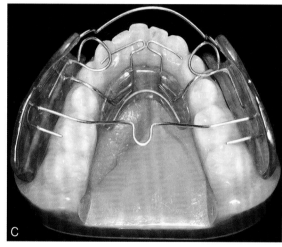

图 7-19　Frankl Ⅰ型功能调节器打磨抛光完成

A. 正面观　B. 侧面观　C. 殆面观

第四节　保持器的制作

实验一　Hawley 保持器的制作

【目的和要求】

1. 了解保持器的作用。

2. 掌握 Hawley 保持器的制作。

【实验用品】

上颌工作模、直径 0.8mm 或 0.9mm 硬质不锈钢丝、毛笔、藻酸钠分离剂、雕刀、酒精灯、大蜡刀、蜡刀架、红蜡片、自凝牙托粉、自凝牙托水、调拌刀、记号笔、压膜器等。

【方法和步骤】

Hawley 保持器由腭侧基托,双曲唇弓和一对磨牙单臂卡环组成。

(1)模型修整及卡环固位体牙体预备(参见单臂卡环牙体预备)。

(2)画线,标记钢丝位置及基托范围。

(3)涂分离剂:在石膏模型上欲制作基托的部位涂上分离剂。

(4)功能部件制作:用直径 0.8mm 不锈钢丝弯制双曲唇弓。唇弓与前牙唇面接触而无压力,一般位于牙冠唇面中 1/3 处。在尖牙与前磨牙之间的殆外展隙处转向舌侧包埋在基托内。

(5)固位装置制作:用直径 0.8mm 或 0.9mm 不锈钢丝弯制单臂卡环。

(6)保持器的形成:用蜡将双曲唇弓、单臂卡环固定于模型上,连接体离开组织面 0.5mm,调拌自凝树脂于丝状后期涂塑。

(7)打磨抛光:待自凝树脂完全固化后取下保持器,打磨抛光,完成保持器制作(图 7-20)。

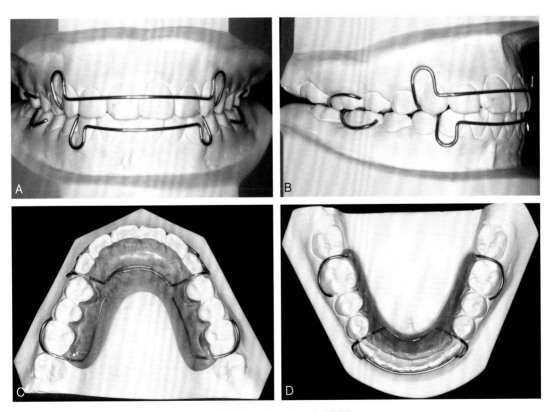

图 7-20 Hawley 保持器

A. 正面观　B. 侧面观　C. 上颌殆面观　D. 下颌殆面观

【思考题】

正畸治疗完成后为什么要戴用保持器？

实验二 压膜保持器的制作

【目的和要求】

1. 了解压膜保持器的作用。

2. 掌握压膜保持器的制作。

【实验用品】

上颌工作模型、雕刀、压膜片等。

【方法和步骤】

负压压膜保持器

（1）模型修整与安置：去除模型牙齿龈缘和𬌗面石膏瘤子。用石膏充填牙与牙之间颊舌侧和邻间隙处的倒凹，便于保持器成形后从石膏模型上取出。为保持膜片的透明性，需要将石膏模型浸水处理。石膏模型修整机将模型的底部修平整，底座距牙龈缘 5~10mm，呈马蹄形。

模型放置于压膜机模型基底座上。前牙唇面与基底座不要形成过大倒凹。将模型底座与前庭沟部分埋入金属颗粒中，只暴露牙列和部分牙龈。

（2）负压压膜：保持器膜片置于膜片支架上加热，待其均匀变软，平滑后迅速将其压于模型上，使其与模型完全紧密贴合。冷却后减压放气，从模型上取下压膜完成的保持器。

（3）打磨抛光：用剪刀修整保持器的边缘，唇颊侧颈缘处离开牙龈约 0.5mm，舌腭侧覆盖牙龈 3~5mm。边缘打磨抛光（图 7-21）。

【思考题】

比较 Hawley 保持器和压膜保持器的优缺点。

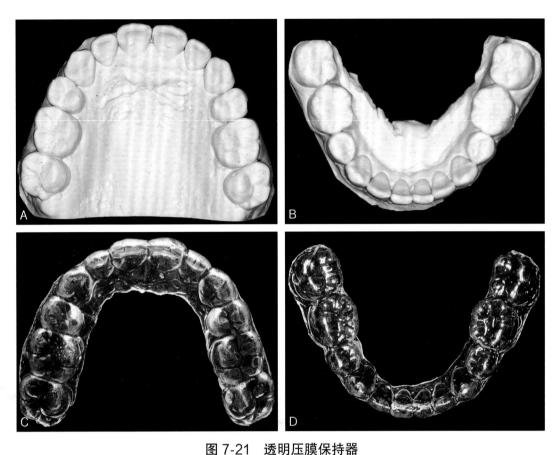

图 7-21　透明压膜保持器
A. 上颌模型　B. 下颌模型　C. 上颌透明压膜保持器　D. 下颌透明压膜保持器

实验三　间隙保持器的制作

【目的和要求】

掌握丝圈式间隙保持器的制作方法。

【实验用品】

下颌工作模型、红蓝铅笔,直径 0.8mm 或 0.9mm 硬不锈钢丝、梯形钳、日月钳、切断钳等。

【方法和步骤】

丝圈式间隙保持器常用于维持早失牙间隙。

1. 选用直径 0.8mm 或 0.9mm 硬不锈钢丝,根据间隙近中牙远中邻面形态弯制成弧形,紧贴牙冠中份最突处。

2. 弧形弓丝于基牙的远中和远中轴角向远中弯曲,延伸至间隙远中带环外侧。根据带环形态,弯制弧形,与带环中份贴合。

3. 检查钢丝与间隙近中牙邻面、带环颊舌侧贴合度后固定。

4. 常规银焊法,将钢丝两侧末端与带环进行焊接(图 7-22)。

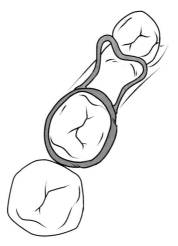

图 7-22　丝圈式间隙保持器

【思考题】

间隙保持器的用途有哪些?

（陈建伟　陈阳平）

参考文献

1. 赵铱民. 口腔修复学. 8 版. 北京: 人民卫生出版社, 2020

2. 赵志河. 口腔正畸学. 7 版. 北京: 人民卫生出版社, 2020

3. 岳莉. 口腔修复工艺学实验教程. 成都: 四川大学出版社, 2017

4. 于海洋. 美学修复的临床设计与路径. 北京: 人民卫生出版社, 2014

5. 于海洋. 口腔固定修复工艺学. 2 版. 北京: 人民卫生出版社, 2014

6. 于海洋. 口腔活动修复工艺学. 北京: 人民卫生出版社, 2014

7. 于海洋. 口腔微距摄影速成. 北京: 人民卫生出版社, 2014

8. 于海洋. 口腔修复工. 北京: 人民军医出版社, 2007

9. 于海洋. 现代牙科技师手册. 北京: 科学技术文献出版社, 2007

10. 于海洋. 口腔修复工艺学. 北京: 人民卫生出版社, 2006

11. PASCETTA R, DAINESE D. 口腔修复工艺图谱. 罗云, 王敏, 黄敏. 北京: 人民军医出版社, 2015

12. 十河厚志. 面向青年牙科医师、技师的种植修复、技工工艺快速入门. 甘云娜. 北京: 人民军医出版社, 2014

13. 阿部二郎, 小久保京子, 佐藤幸司. 下颌吸附性义齿和 BPS 临床指南. 骆小平. 北京: 人民军医出版社, 2014

14. MASSIRONI D. 口腔精密美学修复: 临床与工艺制作. 刘荣森, 曹均凯. 北京: 人民军医出版社, 2011

15. CAESAR H H. 牙科技术工艺学. 林文元. 北京: 北京大学医学出版社, 2005

16. 横塚繁雄. 固定修复学. 赵军, 张宁宁, 钟伟. 上海: 上海教育出版社, 2003

17. 权田悦通, 杉上圭三. 全口义齿. 赵军, 张宁宁. 上海: 上海教育出版社, 2002

18. 奥野善彦, 大番敏行. 可摘局部义齿学. 赵军, 张宁宁, 钟伟. 上海: 上海教育出版社, 2002